Les parcours de soins en psychiatrie au prisme d'une analyse sociologique

Logiques sociales

Collection dirigée par Bruno Péquignot

En réunissant des chercheurs, des praticiens et des essayistes, même si la dominante reste universitaire, la collection « Logiques Sociales » entend favoriser les liens entre la recherche non finalisée et l'action sociale.

En laissant toute liberté théorique aux auteurs, elle cherche à promouvoir les recherches qui partent d'un terrain, d'une enquête ou d'une expérience qui augmentent la connaissance empirique des phénomènes sociaux ou qui proposent une innovation méthodologique ou théorique, voire une réévaluation de méthodes ou de systèmes conceptuels classiques.

Dernières parutions

Nicole LUCAS et Danielle OHANA, *Ces Françaises venues de l'Est*, 2019.

Régis LAURENT, *Du traumatisme des camps à la naissance d'une nouvelle institution. Idéologies, minoritaires et pentecôtisme tsigane en Bretagne tome I*, 2019.

Régis LAURENT, *Les usages sociaux des pentecôtistes tsiganes. Idéologies, minoritaires et pentecôtisme tsigane en Bretagne tome II*, 2019

Suzie GUTH, Roland PFEFFERKORN (dir.), *Strasbourg, creuset des sociologies allemandes et françaises*, 2019.

Séverine COLINET (dir.), *Soin, éducation et formation au prisme des cultures*, 2019.

Claude GIRAUD, *Consentir, adhérer, s'opposer. Contribution à une sociologie de l'engagement*, 2019.

Lucie France DAGENAIS, *L'art à Vienne et l'unité de l'empire (1897 à 1905)*, 2019.

Janina GLAESER, *Politiques du* care *en France et en Allemagne. Parcours des assistantes et assistants maternels issus de l'immigration*, 2019.

Paul GRELL, *Les modes de débrouillardise des jeunes chômeurs, Chômeurs pendant la crise des années 80,* 2019.

Sous la coordination de
François SICOT

LES PARCOURS DE SOINS EN PSYCHIATRIE AU PRISME D'UNE ANALYSE SOCIOLOGIQUE

L'Harmattan

5-7, rue de l'École-Polytechnique ; 75005 Paris
http://www.editions-harmattan.fr
ISBN : 978-2-343-18177-6
EAN : 9782343181776

Sommaire

Liste des sigles

AAES : Agence d'Audit des Etablissement de Santé
AAH : Allocation Adultes Handicapés
ANAP l'Agence Nationale d'Appui à la Performance
ANO : numéro Anonyme (dans le RIM-P)
ANPAA : Association Nationale de Prévention en Alcoologie et Addictlologie
ARH : Agence Régionale de l'Hospitalisation
ARS : Agence Régionale de Santé
ATIH : Agence Technique de l'Information sur l'Hospitalisation
ATM : Activités Thérapeutiques Médiatisées
AUP : accueil des urgences psychiatriques
AVQ : Actes de la vie quotidienne
CATTP : Centres d'Activité Thérapeutique à Temps Partiel
CCAA : centre de cure ambulatoire en alcoologie
CCAS : Centre Communal d'Action Sociale
CHS : Centre Hospitalier Spécialisé
CHU : Centre Hospitalier Universitaire
CIM : classification internationale des maladies
CME : Commission Médicale d'Etablissement
CMP : Centre Médico-Psychologique
CMU-C : Couverture Maladie Universelle Complémentaire
CNIL : Commission nationale de l'informatique et des libertés
CPOM : Contrats Pluriannuels d'Objectifs et de Moyens
CSAPA : Centre de Soins, d'Accompagnement et de Prévention en Addictologie
CSST : Centre de soins spécialisés en toxicomanie
DAF : Dotation Annuelle de Financement
DHOS : Direction de l'Hospitalisation et de l'Organisation des Soins
DIM : Direction d'Information Médicale
DPI : Dossier Patient Informatisé

DREES : Direction Régionale de l'Evaluation et des Etudes Statistiques
DRG : Diagnosis Related Groups
DSM : manuel diagnostique et statistique des troubles mentaux
EDGAR : Entretien, Démarche, Groupe, Accompagnement, Réunion
EHPAD : Etablissement d'Hébergement pour Personnes Âgées Dépendantes
ELSA : Equipe de Liaison et de Soins en Addictologie
EMIC : Equipe Mobile d'Intervention et de Crise
ENC : Etudes nationale de coûts
ESAT : Etablissement et service d'aide par le travail
ESPIC : Etablissements de Santé Privés d'Intérêt Collectif
FHP : Fédération de l'Hospitalisation Privée
GCS : Groupement de Coopération Sanitaire
GEM : Groupe d'Entraide Mutuelle
GHJ : Groupes homogènes de journées
GHM : Groupes Homogènes de Malades
HAD : Hospitalisation A Domicile
HDT : Hospitalisation à la Demande d'un Tiers
HJ : Hôpital de jour
HL : Hospitalisation Libre
HO : Hospitalisation d'Office
HPST : Hôpital, patients, santé et territoire
IDE : Infirmier Diplômé d'Etat
IDS : Idées Suicidaires
IGAS : Inspection Générale des Affaires Sociales
IMV : Intoxication Médicamenteuse Volontaire
IOA : Infirmier Organisateur de l'Accueil
IPP : Identifiant Permanent du Patient (dans le RIM-P)
ITEP : Institut Thérapeutique Educatif et Pédagogique
MCO : Médecine chirurgie Obstétrique
MECS : Maison d'Enfants à Caractère Social
MILDECA : Mission Interministérielle de lutte contre les drogues et conduites addictives.
MNASM : Mission Nationale d'Appui en Santé Mentale
ONDAM : Objectif National des Dépenses d'Assurance Maladie
OQN : Objectif Quantifié National

PAJA : Pavillon d'Admission pour Jeunes Adultes
PMSI : Programme de Médicalisation des Système d'Information
PMSI MCO : Programme de Médicalisation des Système d'Information de l'hospitalisation en Médecine, Chirurgie, Obstétrique
RAPSY : Rapports d'activité en psychiatrie
RECAP : Recueil Commun sur les Addictions et les Prises en charge
RIM-P : Recueil d'informations médicalisé en psychiatrie
RTMS : Repetitive Transcranial Magnetic Stimulation
SAE : Statistique annuelle des établissements de santé
SAMU : Service Médical d'Aide Urgente
SAUP : Service d'Accueil des Urgences Psychiatriques
SDT : Soins à la Demande d'un Tiers
SPDT : soins psychiatriques à la demande d'un tiers
SPDTU : Soins Psychiatriques à la Demande d'un Tiers en Urgence
SPPI : Soins Psychiatriques pour Péril Imminent
SROS : Schéma Régional d'Organisation des Soins
SSR : Soins de Suite et de Réadaptation
SSRA : soins de suite et de réadaptation en addictologie
STATISS : STATistiques et Indicateurs de la Santé et du Social
T2A : Tarification à l'activité
TCC : Thérapies cognitives et Comportementales
TIM : Techniciens d'Information Médicale
UCHA : Unité de Crise et d'Hospitalisation pour Adolescents
UHCD : Unité d'Hospitalisation de Courte Durée
UMD : Unité pour Malades Difficiles
UNAFAM : Union Nationale de Familles et Amis de personnes Malades et/ou handicapées psychiques
UNCPSY : Union Nationale des Cliniques Psychiatriques
VAP : Valorisation de l'Activité en Psychiatrie

INTRODUCTION GÉNÉRALE

Depuis le début des années 2000, un nouveau référentiel d'action publique a progressivement été promu dans les politiques publiques à destination des personnes vulnérables qui bénéficient de prises en charge et de suivis au long cours : le parcours. Dans les secteurs sociaux, médico-sociaux, de la santé, les prises en charge doivent désormais s'enchaîner de manière fluide, sans rupture et selon les bonnes pratiques édictées dans des recommandations, diffusées dans des guides. Les guides en question présentent aux professionnels et aux usagers les bonnes pratiques, les conduites à tenir, le rôle et la place de chacun des intervenants, les modalités de leur coordination, le juste enchaînement des actions.

Le référentiel du parcours concerne toutes les personnes durablement vulnérables. Il prétend substituer au libre arbitre plus ou moins éclairé des acteurs - celui des personnes concernées, de leurs proches, des professionnels – une régulation, un encadrement, une prédétermination de l'ensemble des interventions et de leur enchaînement tout au long de la vie, en se référant à des normes de bonnes pratiques. Il explique ce qui doit être fait en amont et en aval des soins. Il encastre les parcours de soins dans des parcours de santé et des parcours de vie. Il s'adosse au modèle biopsychosocial de la maladie en tenant compte des interrelations entre ses aspects biologiques, psychologiques et sociaux.

Le parcours se présente aussi comme un principe de réorganisation de l'offre sanitaire, sociale et médico-sociale sur les territoires. Au cœur des nouvelles politiques publiques se trouve l'idée que la puissance publique, en l'occurrence l'Etat *via* ses agences (ARS, HAS, ANESM, ...), les collectivités territoriales, l'assurance maladie doivent organiser l'offre à l'échelle des territoires et en fonction des besoins de leur population. Ainsi les Agences Régionales de Santé (ARS) ont-elles désormais pour mission d'organiser sur les territoires, « des parcours de soins, de santé et de vie ».

Le référentiel du parcours constitue une brique supplémentaire dans l'ensemble des réformes qui visent la « rationalisation » de l'organisation des soins [1], aux côtés de la réorganisation des structures de soins – le *New Public Management* - et de celle des dépenses.

Comme tout référentiel d'action publique, il désigne des problèmes à résoudre, il propose une interprétation du réel, il privilégie des causalités et définit un modèle normatif d'action [2].

Ce faisant, il part du principe que les actions à mener pour améliorer la prise en charge des patients chroniques et des personnes vulnérables s'inscrit dans « un contexte de budget contraint ». Dès lors, ce sont « les dépenses mal orientées ou inadéquates » qui devront être visées. Toutes les justifications du référentiel partent de ce principe.

Mais comme il ne s'agit pas de réduire les dépenses au détriment de la qualité de soins, les rapports officiels, les plans d'organisation, les textes de lois pointent les parcours chaotiques, les ruptures de soins, les hospitalisations inadéquates, le cloisonnement des interventions [3].

Le référentiel est ambitieux dans la mesure où il prétend améliorer la qualité des prises en charge et, en même temps, « optimiser les dépenses de santé » ; cadrer les pratiques en les référant à des normes et, en même temps, donner lieu à des programmes personnalisés.

Le nouveau référentiel est présenté comme un changement d'échelle par rapport aux tentatives de coordination des professionnels réalisées auparavant (Bloch, Hénaut, 2014). Il

---

[1] *Informatisation, mise en place des pôles, évaluations et audits,* New Public Management (Demailly, 2013).

[2] Muller, 2000.

[3] Pour ne prendre que l'exemple de la maladie mentale, les témoignages abondent effectivement en ce sens. L'Union Nationale des Familles de Malades mentaux (UNAFAM) en particulier s'en fait le relais.

ambitionne d'inverser le rapport des structures et des professionnels aux usagers : non plus adapter les interventions aux organisations mais partir des besoins des personnes. La connaissance des besoins sur les territoires doit ainsi aboutir à une réorganisation de l'offre locale.

Enfin, le référentiel s'inscrit dans un contexte structurel particulier : d'une part le vieillissement de la population et d'autre part la transition épidémiologique [4], c'est-à-dire la prédominance contemporaine des problèmes posés par les maladies chroniques sur les maladies infectieuses. Tous ces éléments justifient une transformation radicale des modes d'organisation des prises en charge des personnes qualifiées de vulnérables, dont les malades chroniques.

Afin de le mettre en œuvre, les autorités publiques se sont dotées d'instruments *ad hoc* ou ont intégré des instruments élaborés initialement avec d'autres objectifs [5] : les recommandations de bonnes pratiques se sont multipliées dans tous les domaines ; des *Guides* de parcours ont été rédigés et diffusés à l'attention des professionnels et des patients ; l'éducation thérapeutique du patient et du citoyen a été développée ; l'offre de prise en charge sur les territoires est réorganisée avec en particulier les schémas régionaux d'organisation sanitaire (SROS) de troisième génération ; les patients [6], les professionnels [7] et les structures [8] se sont vu imposer ou proposer des incitations financières.

---

[4] Borgès Da Silva, 2015.

[5] C'est par exemple le cas du programme de médicalisation des systèmes d'information (PMSI) qui a été conçu avec l'objectif de financer les établissements selon leur activité.

[6] Remboursement du seul parcours de soins coordonnés.

[7] L'encadrement conventionnel vise désormais à conditionner la rémunération des médecins au respect des RBP. Il a également introduit une « rémunération à la performance » (Rolland, Sicot, 2012). Dans son discours de 2013 relatif à la réforme structurelle du système de santé, le premier ministre de l'époque considérait qu'il fallait « revoir nos modes de financement pour inciter au travail collectif suivant les orientations du Haut Conseil pour l'avenir de l'assurance-maladie ».

Enfin, les pouvoirs publics cherchent à mieux connaître les parcours avec la réalisation de diagnostics de territoires qui doivent aboutir à définir des parcours de soins [9], avec la création de bases de données sur les consommations de soins [10] et l'activité des structures et des professionnels [11] ou encore avec des méthodologies innovantes d'analyse des parcours par les professionnels eux-mêmes [12].

Cet ouvrage se propose d'explorer certains des aspects du référentiel au travers d'enquêtes sociologiques sur des parcours en établissements de psychiatrie. Le référentiel est trop récent pour qu'il soit possible d'en connaître les effets sur l'enchaînement et l'articulation des prises en charge. Il fallait donc procéder autrement.

D'abord en mettant en regard de la volonté régulatrice de la puissance publique les déterminants actuels des pratiques d'orientation des professionnels et des patients au sein de l'offre dans sa diversité. Quels sont, dans les faits, les parcours des patients en psychiatrie ? Débute-t-on une prise en charge avec un médecin généraliste puis un psychiatre libéral avant de connaître une succession d'hospitalisations ? Peut-on effectivement repérer des ruptures dans les prises en charge et comment les expliquer ? Certaines pathologies sont-elles soignées uniquement en ambulatoire, dans un Centre Médico-

---

[8] "Nous devons passer à un dispositif qui n'est ni le budget global ni le tout T2A. C'est une tarification au parcours qui l'emportera", a-t-elle déclaré. M.-S. Touraine, Dépêche APM mars 2013.

[9] Le décret de 2016 relatif au traitement de données à caractère personnel dénommé « système national des données de santé » est instauré « afin de contribuer… à la définition, à la mise en œuvre et à l'évaluation des politiques de santé et de protection sociale, en favorisant l'identification des parcours de soins des patients, le suivi et l'évaluation de leur état de santé et de leur consommation de soins… ».

[10] Le système national d'information inter-régimes de l'Assurance Maladie (Sniiram) constitue une base de données complète et détaillée sur le parcours des patients et l'organisation du système de soins.

[11] Les PMSI en Médecine Chirurgie et Obstétrique (MCO), en Soins de Suite et de Réadaptation (SSR) et en psychiatrie.

[12] Méthode du patient traceur développée par l'HAS.

psychologique (CMP), un hôpital de jour ou chez un psychiatre libéral ?

La symptomatologie et le cours d'une dépression chronique ne sont pas identiques à ceux d'une psychose et on pourrait s'attendre à ce que les parcours reflètent au moins en partie ces spécificités morbides. D'un autre côté, nous savons que globalement, selon leur situation sociale, leurs ressources économiques, leur capital culturel, les individus ont des pratiques et des recours au système, aux professionnels et aux structures de soins différenciés. Les parcours sont-ils déterminés par la pathologie ou la situation sociale des patients ? Comment et pourquoi est-on hospitalisé en psychiatrie en urgence ? A-t-on affaire à de « vrais besoins » ou à de « fausses urgences » comme il a pu être dit à propos des urgences générales et de leur encombrement permanent depuis quelques années [13]. Les patients des Urgences sont-ils des personnes déjà connues de la psychiatrie où les urgences constituent-elles un mode d'entrée en psychiatrie ?

Il s'agit d'interroger ou de mettre à l'épreuve certains des principes et des postulats qui sont au fondement du référentiel. Premièrement ; l'offre déterminant en partie les parcours de soins, on postule qu'il faudrait organiser l'offre sur les territoires pour répondre au mieux aux besoins des populations. Pour autant, même si les politiques publiques organisent l'offre de soins sur des territoires, il est tout à fait loisible à la population de se déplacer et de trouver une clinique ou un psychiatre libéral hors de son territoire de résidence. Dès lors, comment comprendre la variabilité des prises en charge sur les territoires : par l'organisation de l'offre, les caractéristiques socio-démographiques et économiques des territoires ou par l'hétérogénéité des besoins ?

Deuxièmement : si les parcours sont chaotiques, discontinus, ce serait en partie parce que les professionnels ne travaillent pas suffisamment en partenariat et que leurs actions sont cloisonnées.

---

[13] Pour une analyse critique de cette idée, voir les travaux de J. Peneff et de JM Belorgey.

Troisièmement : au sein des établissements de santé et des services de soin, le problème de la cohérence et de la qualité des parcours serait avant tout un problème d'organisation et celle-ci pourrait être améliorée en recourant à la mesure de l'activité, de la performance et par une amélioration du pilotage et de la gestion.

Enfin, depuis l'ordonnance du 24 avril 1996, portant réforme de l'hospitalisation publique et privée qui avait créé les groupements de coopération sanitaire (GCS), plusieurs rapports officiels ou textes de lois ont défendu une coopération des secteurs privé et public, au nom de leur complémentarité sur des missions communes. Quelle est aujourd'hui la part du public et du privé dans la prise en charge des troubles psychiques ? Les parcours des patients s'effectuent-ils uniquement dans l'un ou l'autre secteur ou passe-t-on de l'un à l'autre et selon quelle logique ? Les cliniques psychiatriques accueillent-elles une patientèle aux revenus confortables et aux pathologies mineures tandis que les pathologies lourdes et les patients démunis sont délaissés aux hôpitaux publics ? [14] Qu'en est-il effectivement de la complémentarité entre professionnels et structures du public et du privé ?

Parcours de soins en psychiatrie et système local de prise en charge

Tandis que trajectoire et carrière sont des concepts bien identifiés par la sociologie, ce n'est pas le cas du parcours qui apparaît comme une catégorie de l'action publique, un référentiel d'action restrictif et normatif : à la fois un enchaînement de prises en charge (activités de soins,

[14] L'accusation est portée par les Fédérations d'établissements publics, rejetée par celles des établissements privés. Elle est portée par des médecins tels que A Grimaldi ou A Gori. Des recherches sociologiques sur le tri des patients abordent la question : Lachenal, Lefève, Vinh-Kim, 2014. Elle est débattue dans des controverses scientifiques par sociologues, politistes et économistes de la santé depuis le début des années 80 et la convergence des tarifs applicables aux secteurs hospitaliers public et privé.

traitements, professionnels et structures impliqués) [15] au sein d'une offre et ce qu'il faut produire pour le bien du malade et du système de santé. Le parcours est conçu non comme ce qui a été mais ce qui doit advenir.

Les sociologues ont, depuis de très nombreuses années, mené des travaux sur les trajectoires ou les carrières de malades chroniques [16], en particulier de malades mentaux [17]. Ils ont étudié les effets de la maladie sur la vie sociale, les recompositions identitaires, la gestion de la maladie, les rapports de la personne malade avec l'institution médicale, les négociations autour des soins (Drulhe, Sicot, 2011). D'autres perspectives ont mis l'accent sur les déterminants structuraux des recours et des prises en charge, soit du côté du système de soins, son accessibilité, le rôle de la couverture maladie dans le recours, soit du côté des dispositions des acteurs, de la connaissance ou des représentations tant de la santé et de la maladie que du système de soins [18]. En sociologie les trajectoires ne se réduisent pas à l'enchaînement des prises en charge institutionnelles parce que le soin ne s'y réduit pas et parce que la trajectoire de maladie est nécessairement une trajectoire sociale : elle impacte toutes les autres sphères de la vie sociale et intime des individus et en dépend.

De manière intuitive mais restrictive, l'offre de soins peut être approchée par des chiffres : un nombre d'établissements et de structures, de praticiens, des taux d'équipement, des dotations. Par ailleurs, de manière tout aussi intuitive, on peut être tenté de relier l'utilisation des services de soins et cette offre. En l'absence de psychiatres, il serait difficile de bénéficier d'une prise en charge pour des troubles psychiques. Les parcours dépendraient donc de l'offre et de sa répartition sur les territoires.

---

[15] Dans l'ouvrage, la notion de prise en charge renverra de manière indistincte aux soins, traitements, professionnels et structures impliquées.
[16] Strauss, 1992.
[17] Goffman, 1968 ; Bungener, 1995.
[18] Il s'agit ici en particulier des travaux sur les inégalités sociales de santé. On pourra se référer à l'ouvrage de référence : Leclerc, Fassin, *et al.*,2000.

Le système local de prise en charge est bien, à la base, constitué d'une offre : un nombre de structures, de professionnels, de lits, leur répartition sur le territoire... L'offre est également répartie d'une certaine manière sur le territoire. Le territoire est plus ou moins maillé par l'offre. Mais les patients et leurs proches ne se tournent pas vers un service de santé simplement parce qu'il est proche [19]. Ni la sectorisation psychiatrique ni aucun autre découpage administratif ni la distance géographique n'ont jamais constitué pour les patients et leurs familles, voire les professionnels, des limites irréductibles empêchant de recourir à une « offre » qu'ils ont pu être amenés à connaître.

On ne peut donc postuler qu'il y a une relation parfaite entre l'offre et la demande : dans des régions bien équipées en structures et en personnel, des logiques d'acteurs et une offre historiquement structurée vont produire des parcours qui ne s'expliqueront pas seulement par cette richesse *versus* rareté. Par ailleurs, l'offre de soins en santé mentale est difficilement cernable. Y participent des médecins généralistes et tout un ensemble de « psy ». Dans quelle mesure l'offre explique-t-elle les parcours à côté de l'ensemble des autres déterminants et des processus participant aux décisions de recours ?

Les recours et les parcours sont des phénomènes complexes et leur lien avec l'offre requiert un modèle explicatif.

Sur le premier point, le statut social des troubles psychiques, la floraison des intervenants psy [20] empêchent de circonscrire *a priori* les lieux ou les praticiens susceptibles de les prendre en charge. On sait que les médecins généralistes sont les praticiens de première ligne, voire qu'ils peuvent rester les seuls soignants pour des troubles psychiques ou psychiatriques [21]. Les psychologues et, en pratique, toute une panoplie de « psy » sont

---

[19] Barlet, Collin, Bigard, Levy, 2012.
[20] Castel 1981 ; Otero 2005 ; Champion 2008.
[21] Haxaire, Genest, Bail, Gallais, 2014.

susceptibles d'intervenir [22]. Une abondance d'orthophonistes peut par exemple pallier la rareté de pédopsychiatres. Tous : psychiatries, médecins généralistes et « psy » interviennent en outre de manière permanente ou par vacations dans des établissements sociaux, médico-sociaux, de médecine générale, ou encore dans des associations.

La prise en charge des troubles psychiatriques se caractérise par une extension de la définition de ce qu'est un soin, une prise en charge. Ce qui fait soin dans l'ordre des pathologies psychiques déborde largement les seuls actes de psychiatres et/ou réalisés en établissements psychiatriques. Il faut donc définir précisément l'offre en question, que les politiques publiques se proposent d'organiser, en vue de produire des parcours de soins.

Les parcours étudiés dans cet ouvrage le sont de manière très partielle. Nous n'avons étudié que cette partie des parcours qui est assurée par des établissements de soins psychiatriques. Sont donc exclus les professionnels d'exercice libéral, généralistes ou spécialistes, le secteur médico-social. Or le clivage entre la médecine de ville et l'hôpital constitue une partie du problème de la continuité des parcours des personnes ayant des troubles psychiques. Le choix a été fait de mettre la focale sur les parcours au sein des établissements psychiatriques dans leur diversité en raison de la disponibilité d'une base de données récente – le PMSI psychiatrique – censée fournir justement des informations sur cette partie des parcours.

Nous avions esquissé une première fois une analyse en termes de *Système local de prise en charge* en travaillant sur les urgences pédopsychiatriques d'une grande ville (Sicot, 2009) [23]. Au cours de cette recherche, il nous est apparu que le recours aux urgences n'était pas seulement lié aux difficultés des mineurs mais également à l'organisation de l'offre sur le territoire. Plus précisément le recours s'inscrit dans un système

[22] F. Chapireau montre l'importance des caractéristiques socio-démographiques des consultants de tel ou tel spécialiste de santé mentale. Chapireau, 2006.
[23] Sicot, 2009.

des relations entre les professionnels concernés par cette population. Il dépend en partie de l'existence ou non d'une offre « alternative » – capacité d'une structure à prendre en charge lesdites difficultés, présence ou non d'une permanence des soins, de relais soignants... – et du fonctionnement des structures concernées, qu'elles soient médicales, sociales ou médico-sociales : leur capacité d'accueil, leur liste d'attente, leur projet médical, leurs critères d'admission... Autrement dit, le recours aux urgences n'est-il pas d'abord explicable par le fonctionnement du système local de prise en charge ?

Surtout, les professionnels et les structures participent d'un système : lorsque l'un modifie des pratiques – par exemple en ne travaillant plus avec un type de population mais un autre – ou un fonctionnement – en supprimant les vacations du psychiatre, des lits, en créant un nouveau dispositif... - cela a des conséquences sur tous les autres. Enfin, nous avions montré que ce système était hiérarchisé : tous les acteurs d'une prise en charge, d'un parcours, n'ont pas la même capacité à faire valoir leur définition de leurs missions et des populations qu'ils souhaitent prendre en charge.

Dans une autre recherche (Dassieu, 2015) [24] portant sur la prise en charge de la dépendance aux opiacés en médecine générale, les systèmes locaux de prise en charge ont été approchés en tant qu'ensembles d'acteurs interdépendants mettant en œuvre une même politique publique (la dispensation des traitements de substitution aux opiacés), sur un même territoire (une ville). En abordant le système local de prise en charge à travers la focale d'un des groupes d'acteurs impliqués, les médecins généralistes, nous avons montré que ces agencements locaux de soignants sont le support de pratiques de tri des patients : certains médecins mettent en place des critères de sélection de leurs patients toxicodépendants bénéficiant d'un traitement de substitution, en s'appuyant sur d'autres acteurs auxquels ils adressent ceux qu'ils jugent « indésirables ». Les professionnels qui trient leurs patients ne peuvent le faire que dans la mesure où d'autres pourront réceptionner les personnes

---

[24] Dassieu, 2015.

qu'ils refusent. En particulier, sur ce terrain, des acteurs généralistes orientent des patients vers des acteurs spécialisés, perçus comme disposant de davantage de moyens techniques pour prendre en charge les cas jugés « lourds » ou « complexes ».

Le système local de prise en charge peut ainsi être défini comme la superposition des « carnets d'adresses », des adressages des professionnels, qui va régir la circulation des patients entre les différents médecins et institutions d'un niveau local. Le territoire est ici appréhendé en tant qu'espace d'interdépendances entre des acteurs qui n'entrent pas forcément en interaction directe, mais où chacun est forcé de tenir compte des pratiques de ses confrères ou est impacté par celles-ci. Cette recherche a également montré comment les systèmes locaux de prise en charge produisent des trajectoires et des populations de patients : en particulier, elle s'est intéressée aux possibilités qui s'offrent aux patients ne correspondant pas aux critères de tri de la majorité des médecins généralistes : ces derniers se retrouvent relégués à des prises en charge d'exception (suivi très contraignant en centre de soins spécialisé, prise en charge se résumant à la prescription, ou encore recours au marché noir des médicaments de substitution) [25].

Une problématique en termes de système local de prise en charge paraît d'autant plus pertinente qu'en matière de troubles mentaux les patients sont loin d'être toujours demandeurs de soins : ils sont institutionnellement et professionnellement dépendants. Sans nier l'importance du mécanisme de régulation par l'offre et la demande, la partition professionnelle et institutionnelle du système joue, pour les troubles mentaux, un rôle crucial. Ce qui ne signifie pas que les patients et leurs proches ne jouent aucune part dans la construction du système. Ils participent bien à sa structuration. Ce sont eux qui recourent à l'offre, développent des stratégies d'évitement, de substitution, qualifient ou disqualifient les professionnels et les structures. Leur usage même de l'offre participe à lui donner

[25] Dassieu, 2014.

son sens pratique. Ainsi par exemple une structure accréditée pour une population, un type de pathologie ou de soins peut-elle être appropriée par des patients ou leur famille de manière décalée. Un établissement peut être évité par une partie de la population ce qui, de manière *systémique*, constitue en partie sa patientèle.

Pour décrire un système local de prise en charge, il faut prendre en compte les caractéristiques des acteurs de ce système : leurs missions, les accréditations, les zones géographiques qu'ils couvrent, leurs modes de financement… Mais le système, ce sont surtout des pratiques relationnelles : il s'agit dès lors moins de l'offre *stricto sensu* que des usages de l'offre par l'ensemble des acteurs. Ce sont des conventions, des accords informels, des habitudes de travail en commun, des concurrences, des pratiques d'adressage, de sélection et de tri des patients ; un « systèmes d'échanges », de don/contre-don, des réputations, des réseaux d'interconnaissance…

Le système local de prise en charge peut comprendre des réseaux ou des filières de soins informels ou au sens des Codes de la santé publique et de la Sécurité sociale mais dans tous les cas, il ne s'y réduit pas.

Le système ne préexiste pas aux pratiques. Ce sont les pratiques relationnelles entre les acteurs qui en circonscrivent les contours. Un acteur ou une structure peut être présent sur un territoire mais jouer un rôle périphérique dans la prise en charge d'une population ou d'une pathologie. Au contraire, un acteur éloigné géographiquement d'un territoire de référence (un département, un secteur, un bassin de santé…) peut jouer un rôle central dans le système.

Un système est nécessairement local. Ce qui ne signifie pas, bien au contraire, que ses limites sont celles d'un découpage administratif. Mais comme il résulte des usages de l'offre sur un territoire, il en découpe des contours, il en trace des limites plus ou moins diffuses. Il est local au sens où il dépend des usages du territoire par les acteurs, mais aussi, potentiellement, de ses caractéristiques géographiques, des axes de circulation, d'une histoire et d'une offre. Le système local de prise en charge redessine en partie les frontières d'un territoire, s'éloignant donc des découpages administratifs), à partir des pratiques, réseaux, interdépendances entre acteurs et établissements qui le traversent.

Dans cet ouvrage, les parcours sont ainsi considérés comme s'inscrivant dans un *système local de prise en charge*. Centrée sur l'analyse des relations systémiques entre les professionnels, et leurs usages pratiques des ressources territoriales, cette perspective s'inscrit donc en contrepoint des analyses qui entendent lier l'offre et les parcours, déterminer les seconds par la première.

L'offre et les besoins

Le référentiel du parcours prétend mieux prendre en compte que précédemment les besoins des personnes et des populations. La rhétorique des besoins y est omniprésente. Pour les patients, le programme personnalisé de soins (PPS) joue de ce point de vue un rôle central car il doit permettre d'adapter le parcours standard aux caractéristiques de la personne, de personnaliser son accompagnement, de prendre en compte sa demande, son projet de vie, « favoriser l'implication du patient et l'expression de ses préférences pour lui permettre d'être acteur de sa prise en charge sur la durée » (HAS). Le patient est dit « au centre » et les structures comme les professionnels doivent s'y adapter. « La médecine de parcours amène à un changement de paradigme profond : l'adaptation de la prise en charge, des relations entre professionnels, des structures et des moyens autour des malades, de leur entourage et de leurs besoins… et non plus l'inverse » (Ministère de la santé).

Concernant les populations, il s'agit d'adapter l'offre aux besoins des territoires. Les rapports officiels sur l'état de la psychiatrie et de la prise en charge de la santé mentale, les plans de santé mentale, les schémas d'organisation régionaux évoquent systématiquement dans leurs prémisses la nécessité de « répondre aux besoins en santé mentale ». Pour autant, aucun de ces documents ne définit ce que seraient des « besoins en santé mentale » [26]. Aucun ne fournit par exemple de données épidémiologiques sur ce qui pourrait en constituer une approximation telle qu'une enquête épidémiologique en population générale. Les enquêtes de ce type sont extrêmement rares, elles ne sont ni exploitées ni mentionnées [27]. Quand bien même ces enquêtes seraient disponibles, il y a d'autres manières, profanes, de prendre en charge les troubles ou les souffrances, sans nécessairement recourir au système de soins et à ses spécialistes. La maladie et ses conséquences peuvent être gérées par l'individu, les groupes auxquels il appartient sans qu'il n'y ait de besoin de prise en charge par la médecine.

On peut parfaitement le comprendre si l'on imagine le cas de figure suivant : une personne est évaluée comme ayant une pathologie au cours d'une enquête épidémiologique. Elle ne présente pas de risques, ni pour elle-même ni pour autrui. Elle peut avoir, pour un professionnel donné, des besoins de soins. Mais la personne concernée ne se considère pas comme malade, ne pense pas avoir besoin d'être soignée. De quels besoins parle-t-on lorsqu'on affirme vouloir déployer une offre qui corresponde aux besoins de la population ?

Dans leurs schémas d'organisation (SROS), les ARS évoquent les attentes des représentants de patients ou celles des professionnels. Dans d'autres cas, c'est la file active qui fournirait des indications sur lesdits besoins [28]. Mais le recours est un processus complexe dans lequel l'existence d'un besoin n'est ni nécessaire ni suffisant. Les recours informent peu et mal

---

[26] C'est sans doute le rapport Cléry-Mélin Kovess de 2003 qui pousse le plus loin la réflexion sur les besoins. En particulier en distinguant divers états souvent confondus : la détresse psycho-sociale, la santé mentale, la souffrance psychique, la pathologie et en soulignant la nécessité d'enquêtes pour planifier les ressources. Ce rapport distingue également demande et besoins : « Dans le domaine de la santé mentale, plus que dans les autres disciplines médicales, la « demande » peut être très différente du « besoin » (2003, 11).

[27] On en trouve une présentation synthétique et partielle dans Leroux, 2006.

[28] Ainsi le rapport Robiliard (2013), à propos des besoins relève que « la direction de la recherche, des études, de l'évaluation et des statistiques (DREES) du ministère des affaires sociales et de la santé a constaté, de 1991 à 2003, une augmentation de 62 % de cette file active pour les adultes en psychiatrie générale ».

sur les besoins. Implicitement, on comprend également que les « besoins de la population » sont évoqués pour signifier la nécessité d'une palette diversifiée de dispositifs hospitaliers et ambulatoires, médicaux, médico-sociaux et sociaux. C'est dans le même sens qu'on parle de besoins d'hébergement : on sait qu'une des conditions de la vie du malade dans la Cité est l'existence de formes d'hébergement adaptées [29]. Paradoxalement, l'existence de listes d'attente ou de délais de rendez-vous importants pour accéder à tel spécialiste ou dispositif ne sont guère mentionnés comme révélateurs de besoins. Ils sont plutôt considérés comme des indicateurs de mauvaise organisation des services ou des territoires :

« [...] Les besoins de santé sont parfois assimilés à la demande effective de soins, c'est-à-dire à une consommation de soins révélée et solvabilisée. On procède alors, de fait, à une double assimilation : celle des besoins de santé aux besoins de soins et celle des besoins de soins aux recours effectifs de soins. Cette méthode paraît contestable quant à son principe, car elle peut conduire, à l'extrême, à n'estimer des besoins que là où il y a ensuite une offre, ou bien à oublier les besoins des populations qui ne recourraient pas aux soins pour des raisons de précarité financière ou sociale. Dans la pratique, c'est pourtant la méthode la plus fréquemment utilisée » [30].

On peut se demander d'ailleurs en poursuivant le raisonnement si l'offre ne « crée » pas des « besoins » ou si, selon la même logique, l'absence d'offre n'a pas pour conséquence logique une faible file active, les besoins ne trouvant pas à s'exprimer. Si une file active augmente, n'est-ce pas parce que la psychiatrie a été élargie à la santé mentale ou que l'intolérance de la société aux troubles mentaux s'est accrue ? Et que doit-on conclure d'une file active qui n'augmente pas sur un territoire malgré une population générale en augmentation constante : que les besoins sont stables ou que

[29] Pour une définition pragmatique en vue de répartir l'offre de soins sur des territoires ; Estellat, 2004.
[30] Cases, Baubeau, 2004.

le système est déjà tellement engorgé que de nouveaux patients ne peuvent être soignés malgré leurs « besoins » ?

Dans leur travail sur les séjours longs, des auteurs mettent en relation la variabilité des séjours longs entre territoires avec leur offre psychiatrique et médico-sociale (Coldefy, Nestrigue, 2014). La conclusion est conforme à l'intuition : « Dans un territoire où les capacités d'hospitalisation en psychiatrie sont plus réduites, les équipes soignantes vont avoir tout intérêt à favoriser la fluidité des parcours et à éviter les séjours prolongés en organisant la sortie d'hospitalisation des patients » (QES, 6).

Ce type d'affirmation est tout à fait essentiel sur le plan politique et pas seulement théorique. L'offre – par exemple des lits d'hospitalisation – permet ou produit le recours (prolongé). Sans hôpitaux, il n'y a pas d'hospitalisation. Mais qu'en est-il alors des besoins ? Qui peut dire que l'offre dans ce cas ne répond pas ou répond à un besoin ? De manière cynique on pourrait considérer qu'il suffit de réduire les capacités d'hospitalisation pour réduire les séjours longs. On voit que l'angle mort des politiques qui mettent en lien une offre et des besoins est l'impossibilité d'estimer si les recours correspondent bien ou pas à des besoins.

Comment prendre en compte des besoins qui ne s'expriment pas par un recours ? Le faut-il même ? Le pédopsychiatre B. Falissard (2010) défend l'idée que le malade est celui qui sonne à la porte du médecin, qui exprime une demande. « L'histoire a malheureusement montré à plusieurs reprises que décider de l'existence d'un trouble mental alors que le sujet concerné n'émet aucune plainte pouvait conduire à des dérives dramatiques. »

Pour poursuivre, les structures et les spécialistes étant extrêmement nombreux et divers à pouvoir prendre en charge, d'une manière ou d'une autre, la mauvaise santé mentale et les troubles mentaux, lorsque les besoins ne sont pas satisfaits par une offre, ils peuvent se réorienter vers une autre. Ainsi une étude sur *Les disparités territoriales d'offre et d'organisation des soins en psychiatrie en France* nous apprend-elle que : « Dans ces territoires majoritairement urbains à l'offre privée hospitalière et de ville importante, le taux de recours à la psychiatrie en établissement de santé apparaît inférieur à la moyenne (23 *versus* 30 pour 1000 habitants), étant compensé en partie par un recours à la psychiatrie de ville plus important (30 *versus* 23 pour 1000) » (Coldefy, Le Neindre, 2014, 78). Autrement dit, les besoins s'expriment en fonction d'une offre qui doit elle-même être envisagée de manière systémique.

Les besoins de santé constituent une fiction d'institution [31]. Les parcours n'étant pas organisés sur les territoires à partir d'une connaissance de besoins objectifs et indépendante de l'offre, nous faisons l'hypothèse qu'ils le sont par le système local de prise en charge.

Quel découpage territorial pour organiser les parcours en psychiatrie ?

Depuis la circulaire du 15 mars 1960, l'organisation des prises en charge était organisée selon les principes de la sectorisation psychiatrique. Au-delà du simple découpage territorial, le texte promouvait une certaine conception de la continuité des soins depuis la prévention jusqu'à la postcure, en confiant « à la même équipe médico-sociale la charge du malade en cure hospitalière et en pré- et postcure ». La sectorisation se donnait comme objectif d'« éviter la désadaptation qu'entraîne l'éloignement du malade de son milieu naturel » en favorisant le traitement sans hospitalisation tant qu'il était possible. A relire ce texte, on pourrait croire que la sectorisation psychiatrique remplit toutes les conditions pour une organisation territoriale optimale – hormis, il est vrai, la

[31] « Il ne serait pas très difficile de montrer que les décisions prises dans le domaine de la santé sont loin d'être déterminées par une analyse « objective » des besoins de santé de la population et que la référence à ces besoins permet souvent d'habiller des décisions prises suivant d'autres considérations. De manière plus intrigante, de nombreux agents de l'État ou experts proches de l'administration ont déjà souligné, de manière répétée et convergente, qu'il est très difficile d'identifier et de quantifier les besoins de santé de la population et les moyens à mettre en œuvre pour les satisfaire » (Déplaude, 2009, 255).

préoccupation pour l'optimisation des dépenses – de parcours coordonnées de prise en charge.

Mais plans d'organisation après rapports d'évaluation, le secteur est déclaré en échec et les constats de rupture, d'hospitalisations inadéquates, d'absence de coordination entre les professionnels du soin, du social et du médico-social sont répétés.

A partir du début des années 2000, le choix de la bonne organisation territoriale fluctue au gré des rapports sur l'organisation de la psychiatrie, des lois de santé des gouvernements qui se succèdent et de la mobilisation des professionnels.

Le rapport Cléry-Mélin [32] de 2003 plaide pour une nouvelle organisation qui assure une meilleure coordination des prises en charge, entre le public et le privé, entre le sanitaire, le médico-social et le social. Plusieurs textes à la suite proposent un « secteur rénové » voire une « sectorisation décloisonnée » mais en ont des visions différentes. La loi HPST de 2009 semble signer l'arrêt de mort de la sectorisation [33] en considérant que toutes les pathologies chroniques relèvent de trois niveaux de recours correspondant à trois découpages territoriaux : les bassins de santé, les « territoires de santé » proprement dits et le niveau régional voire interrégional pour les spécialités pointues [34]. Le plan psychiatrie et santé mentale de 2015 revient sur la

---

[32] Plan d'actions pour le développement de la psychiatrie et la promotion de la santé mentale.

[33] A la suite de la loi Hôpital, patients, santé et territoires (HPST) du 21 juillet 2009, la suppression par l'ordonnance n° 2010-137 du 23 février 2010, (l'article L. 3221-1 du code de la santé publique), de la phrase « exercent leurs missions dans le cadre des circonscriptions géographiques appelées secteurs psychiatriques, les établissements assurant le service public hospitalier, les services dépendant de l'Etat ainsi que toute personne de droit public ou privé ayant passé avec l'Etat une convention précisant les objectifs poursuivis, les catégories de bénéficiaires, les moyens [etc.] » a constitué l'aboutissement récent d'une remise en cause initiée bien antérieurement » Cour des Comptes 2011.

[34] Le rapport de la Cour des Comptes sur l'organisation de la psychiatrie de 2011 parle de « cadre juridique devenu incohérent ». Le rapport Robiliard de 2013 considère que la loi HPST « introduit une ambiguïté quant à son [la

question du territoire pertinent en déclarant qu'il « convient d'interroger l'ensemble des acteurs sanitaires et médico-sociaux sur les territorialisations utiles dans une logique de mutualisation articulant modalités sectorielles, intersectorielles et non-sectorisées de soin et d'accompagnement ». *Last but not least*, le rapport Laforcade de 2016 prétend à nouveau rénover le secteur, cette fois-ci « dans le cadre du projet territorial de santé mentale », et inscrit ses propositions « dans la ligne des circulaires fondatrices du 15 mars 1960 » mais multiplie la formule invitant à mettre en œuvre des organisations et des dispositifs « sectoriels ou intersectoriels ». A ce jour, en Région, la sectorisation psychiatrique est articulée par les SROS avec cinq niveaux de prise en charge : de proximité, intermédiaire, de recours, régional et interrégional.

La continuité des soins organisée par la sectorisation psychiatrique a été remise en cause par une autre innovation : les pôles. La loi HPST a instauré une nouvelle gouvernance hospitalière, confortant l'organisation des hôpitaux en pôles d'activité [35] regroupant de grandes fonctions de soins, de rééducation ou de gestion. Dans les hôpitaux psychiatriques, les pôles vont pouvoir regrouper des secteurs, en tenant compte ou pas des bassins de santé. Dans les hôpitaux généraux, la psychiatrie peut être regroupée avec d'autres spécialités. De fait, la coupure entre équipes exerçant en intra et en extrahospitalier qui pouvait déjà exister malgré les principes du Secteur va être renforcée. Une des fonctions des pôles étant de permettre une nouvelle gestion des personnels, ceux-ci ne relèvent plus seulement ou totalement de l'ancienne organisation – le secteur psychiatrique, le service – mais du pôle. Alors que le principe poursuivi par le secteur était la

---

sectorisation] devenir ». A son propos, il affirme que « cette organisation des soins conserve toute son actualité » et « réaffirme la légitimité et l'actualité des secteurs en fixant par la loi leurs missions communes ». La loi de modernisation du système de santé du 26 janvier 2016 revient sur la sectorisation, mais en l'intégrant dans une organisation générale fondée sur des territoires de santé mentale de plus grande dimension.

[35] L'ordonnance n° 2005-406 du 2 mai 2005 simplifiant le régime juridique des établissements de santé avait fondé la réforme dite de la nouvelle gouvernance hospitalière dont la création de « pôles d'activité ».

continuité de la prise en charge grâce à la présence des équipes en intra et en extrahospitalier, le but poursuivi par les pôles est tout différent : mutualiser les postes, permettre aux personnels de travailler sur l'ensemble du pôle, sans exclusive de service ou de secteur. Avec quelles conséquences sur la continuité des soins ?

Entre pôles et secteur rénové, les parcours en psychiatrie se construisent aujourd'hui dans un contexte particulier d'indétermination. Plusieurs modes d'organisation différents prétendant assurer la cohérence des interventions, la disponibilité de l'offre, la continuité des soins. Il peut donc être intéressant d'étudier sur le terrain comment effectivement tel mode d'organisation plutôt que tel autre structure les parcours. Sans oublier qu'à ce jour, quel que soit le mode d'organisation, le libre choix du patient prévaut et que, d'autre part, tous les établissements n'ont pas les mêmes obligations de participation au service public. Etudier les parcours en psychiatrie, c'est essayer de comprendre dans quelle mesure ou pour quels types de patients le secteur est encore ou non opératoire. Les parcours sont-ils organisés en fonction et en vertu de la sectorisation, de la loi HPST, des schémas des ARS ou en vertu d'autres principes ?

Terrains et méthodes

Dans cet ouvrage, les parcours sont étudiés essentiellement sur un territoire : l'agglomération d'une grande ville française, sur laquelle se trouve des services de psychiatrie implantés dans deux hôpitaux publics (un CHU et un Centre Hospitalisé Spécialisé) et douze cliniques psychiatriques privées, à but lucratif ou non. Il est représentatif d'une situation qui se retrouve ailleurs en France. Dans une recherche sur la diversité de l'organisation de l'offre psychiatrique, les auteurs distinguaient en effet cinq profils de territoire [36] : Des territoires faiblement dotés en personnels et en équipements

[36] La recherche de Coldefy Le Neindre (2014) identifie au total six types ou classes de territoire en fonction de l'organisation de leur offre.

psychiatriques, souvent implantés à l'hôpital général ; des territoires où s'exercent les missions d'intérêt général de la psychiatrie publique spécialisée, ouverte vers son environnement, mais aux ressources concentrées sur l'intra-hospitalier ; des territoires bien dotés en équipements et en personnels, où domine une psychiatrie publique spécialisée à l'approche « totale » ; des territoires à dominante rurale qui combinent une offre sanitaire et médicosociale importante ; des territoires majoritairement urbains à l'offre privée importante et une organisation adaptée aux pratiques urbaines. L'*Agglomération* étudiée relève de ce dernier profil.

Une enquête a également été réalisée sur un département rural limitrophe et les différents chapitres de l'ouvrage pourront s'y référer [37].

Les méthodes choisies constituent un compromis entre ce qui paraissait pertinent et les possibilités octroyées par les terrains. En effet, chaque terrain a ses exigences. S'il peut être possible d'observer des réunions d'équipe, d'être présents lors de consultations, d'assister au travail réalisé par les soignants, ce n'est pas toujours le cas. L'objet de la recherche et la problématique nous ont conduit d'abord vers les établissements de soins, leurs directions et les professionnels dans leur diversité (soignants, assistantes sociales, services de l'information médicale). Le terrain a été réalisé dans les deux Centres Hospitaliers de l'*Agglomération*, six cliniques et plusieurs structures ambulatoires. Au total, cent vingt entretiens individuels ont été réalisés avec des professionnels auxquels s'ajoutent des focus group et une vingtaine d'entretiens avec des patients. La démarche d'enquête adoptée nous a conduit à passer du temps dans les structures et donc à y conduire également des entretiens informels.

Des observations ont été réalisées, soit de manière intensive comme dans un service d'Urgences ou en suivant une équipe de

---

[37]. Le département de l'Ariège qui est un désert médical et correspond à un des profils d'organisation qui se retrouve ailleurs en France. Cette partie de l'enquête n'a pas pu être présentée dans l'ouvrage mais il y est fait référence à plusieurs reprises sous la dénomination *le Département rural*.

liaison en addictologie dans un CHS, soit de manière ponctuelle avec les réunions d'équipe, soit encore de manière plus diffuse lors d'entretiens, de consultations ou pour analyser les conditions d'enregistrement des données du Recueil d'Information Médicalisé en Psychiatrie (RIM-P).

Nous avons étudié des dossiers anonymisés de patients et nous nous sommes appuyés sur les rapports d'activité de services. Enfin, nous avons exploité les données du RIM-P de 2010 à 2013 pour les quinze établissements de l'échantillon : quatorze sur une même agglomération et un Centre Hospitalier sur un département voisin.

Chaque chapitre portant sur des terrains spécifiques débute par une présentation plus circonstanciée de la méthode utilisée.

Plan de l'ouvrage

L'ouvrage ne prétend pas étudier tous les parcours en établissements de psychiatrie mais, au travers de quelques-uns, illustrer l'apport d'une analyse en termes de système local de prise en charge et aborder des problématiques qui débordent la seule psychiatrie pour mettre à l'épreuve certains des principes et des postulats qui sont au fondement du référentiel du parcours.

Le premier chapitre porte sur les cliniques privées. Dans un contexte de politiques publiques où les établissements de santé publics et privés sont censés coopérer à l'offre territoriale de soins, qu'en est-il précisément ? Est-il possible de mettre fin aux débats sur la sélection des patients par les cliniques ? Ancré sur une enquête menée sur un territoire où l'offre de cliniques privées à but lucratif est abondante, le chapitre montre qu'elles constituent un ensemble d'établissements hétérogènes. Les cliniques ont des pratiques de recrutement et de sélection hétérogènes, elles coopèrent plus ou moins avec les autres établissements du territoire. En montrant les contraintes de positionnement sur le marché de l'hospitalisation psychiatrique dans lesquelles elles sont prises, le chapitre discute à nouveau de l'articulation entre l'offre et les besoins de soins.

Le deuxième chapitre porte sur un service d'urgences psychiatriques et sur la constitution des parcours sur son territoire d'intervention. Il aborde le phénomène si controversé de la saturation des urgences en l'expliquant moins par l'existence de « fausses urgences » ou de problèmes d'organisation du travail dans les services ou les établissements que par le rôle que lui font jouer les acteurs locaux de la psychiatrie. L'observation des pratiques du Bed manager, innovation managériale créée pour désencombrer les urgences – permet de comprendre les contraintes auxquelles se heurte son action sur un territoire où les établissements de psychiatrie s'efforcent de garder un certain contrôle sur leur patientèle. Si le travail du Bed manager permet d'obtenir une « fluidification des parcours » il accroît également, d'un autre côté, les phénomènes de discontinuité des soins et de nomadisme institutionnel.

Le troisième chapitre porte sur les patients de psychiatrie ayant des comorbidités addictives. Historiquement, l'organisation de la prise en charge des consommations de drogues et d'alcool s'est construite en dehors, voire en réaction à la psychiatrie. Or les deux champs d'intervention vont récemment se rapprocher, en particulier sous l'égide du paradigme des addictions. Dans quelle mesure ce rapprochement a-t-il conduit à un changement des pratiques de prise en charge des patients de psychiatrie consommateurs de produits psychoactifs ? Pour répondre à cette question, le chapitre discute d'abord de l'association entre addictions et troubles mentaux et de la manière dont les incertitudes scientifiques et les différences d'interprétation de cette association se traduisent dans les pratiques des soignants de psychiatrie. Puis le chapitre analyse trois étapes des parcours des patients de psychiatrie : la période pré-hospitalisation, avec une interrogation sur les conditions dans lesquelles ces patients arrivent à l'hôpital psychiatrique public ; la période d'hospitalisation : comment les addictions sont-elles prises en charge lors d'une hospitalisation au CHS ? Quelles difficultés éventuelles posent-elles aux soignants ? Et enfin le devenir des prises en charge après l'hospitalisation.

Enfin le dernier chapitre avait pour ambition de décrire les parcours en établissements de psychiatrie en exploitant une base de données statistiques : le RIM-P. L'enquête menée dans les établissements sur les conditions de production de l'information ainsi qu'une esquisse de sociogenèse de l'instrument amène à douter à la fois de la fiabilité et de la validité du RIM-P. *In fine*, il apparaît que les objectifs de financement de l'activité en psychiatrie et de connaissance épidémiologiques ne sont pas compatibles. Si le RIM-P permet d'apporter quelques éclairages sur la durée et l'articulation des prises en charge, il ne comble pas le déficit de connaissances statistiques en psychiatrie souligné de longue date dans les rapports officiels.

CHAPITRE I

LES EFFETS DU LEADERSHIP D'UN SECTEUR PRIVE LUCRATIF SUR LE SYSTEME LOCAL D'HOSPITALISATION EN PSYCHIATRIE

Pascale Manuello

Introduction

Malgré un succès relatif d'activité en France [38], l'hospitalisation privée à but lucratif, en l'occurrence « la clinique », demeure un objet encore peu exploré. Du côté de la sociologie, les travaux portant sur l'activité médicale privée se sont surtout intéressés à la médecine libérale de ville (Hassenteufel, 2008, Bloy, Schweyer, 2010), bien moins à la médecine libérale hospitalière. Le plus souvent, l'hospitalisation privée est analysée sous le prisme de ses rapports avec le secteur hospitalier public et les politiques successives qui ont visé à réformer le système de santé tels que les enjeux de la convergence tarifaire de l'hospitalisation publique et privée instaurée à la suite de la réforme de la Tarification à l'Activité (Juven, 2016) ou parce que la clinique deviendrait « le modèle à suivre » (Pierru, 2012). Or, en accord avec les historiens Olivier Faure et Daniel Dessertine, nous faisons l'hypothèse que « le monopole de travaux concentrés sur l'hôpital public entache toute analyse générale du système hospitalier d'un biais fondamental du fait de l'occultation d'un acteur pourtant essentiel aux caractéristiques singulières : les cliniques privées » [39].

Les analyses menées sur la psychiatrie ne font pas exception : les acteurs privés de cette activité restent en France des acteurs de soins méconnus (Lavaud, Mauras, Cléry-Melin, 2014) et les sociologues n'ont étudié les prises en charge et les

[38] Claveranne, Pascal, Piovesan, 2003.
[39] Faure, Dessertine, 2012.

soins qu'au sein du secteur hospitalier public. Pourtant, depuis 2003, le secteur public n'est plus désigné comme l'acteur exclusif des missions de prévention, de diagnostic, de soins et de réinsertion sociale. Les établissements publics sont appelés à contribuer avec les établissements de santé privés non sectorisés à la lutte contre les maladies mentales au sein des territoires de santé. Depuis la loi Hôpital Patients Santé Territoires de 2009, l'objectif affiché par les politiques publiques est de « dépasser les logiques de concurrence entre secteurs » (public/privé, ville/hôpital, sanitaire/médico-social) et « de favoriser les complémentarités entre professionnels, établissements ou structures ». Les Groupements de Coopération Sanitaire (GCS) constituent un des outils privilégiés des coopérations public/privé encouragés par les pouvoirs publics. En France en 2011, sur 99 territoires de santé au sens de la loi HPST, l'offre privée lucrative d'hospitalisation en psychiatrie était absente sur 45. En revanche, le secteur lucratif domine dans onze territoires de santé dont celui de l'Agglomération où porte la recherche [40]. Toutefois, nous verrons que les cliniques peuvent constituer une alternative importante pour les patients résidant sur des territoires où l'offre est réduite, en particulier les déserts médicaux, lorsqu'ils sont limitrophes de territoires mieux équipés. Les douze établissements privés [41] disposaient en 2016 de 76% de la totalité des lits adultes du département. Il ne s'agit pas d'une exception mais d'un des types d'organisation de l'offre que l'on retrouve sur 29 des 99 territoires de santé français en 2011. Ce type d'organisation est constitué « de territoires majoritairement urbains à l'offre privée importante et une organisation adaptée aux pratiques urbaines » (Coldefy, 2014) [42].Quels sont les parcours des patients sur les territoires disposant d'une offre privée abondante ? Quelles sont les

[40] Coldefy, Le Neindre, 2014, 23.

[41] Neuf cliniques à but lucratif - dont trois cliniques indépendantes et six appartenant à des groupes- et trois établissements de statut ESPIC (deux associations de postcure et de réhabilitation sociale et un hôpital de jour).

[42] Le rapport de M. Coldefy et Le Neindre sur les disparités de l'offre en psychiatrie (2014) présente une typologie en cinq classes. La classe qui nous concerne est celle où l'on trouve le plus de cliniques.

coopérations ou les concurrences avec le secteur public ? Les uns sont-ils complémentaires des autres et en quel sens ?

Quatre cliniques de groupe et une clinique indépendante ont accepté le principe de la recherche ce qui nous a permis de rencontrer les professionnels de ces établissements : médecins psychiatres, IDE, assistantes sociales, Directeurs d'Information Médicale (DIM) ou Techniciens d'Information Médicale (TIM), cadres de santé, coordinateurs d'hôpitaux de jour. Une quarantaine de professionnels au total ont été interviewés dont un médecin de l'ARS en charge du suivi des établissements psychiatriques privés de la région et des infirmiers libéraux spécialisés dans les soins psychiatriques à domicile travaillant pour ces cliniques et le secteur public. L'investigation a été complétée par les entretiens de patients et de proches recrutés via l'UNAFAM [43] du département et des Groupes d'Entraide Mutuelle. Un seul établissement nous a permis de rencontrer des patients en hospitalisation complète dans un service d'alcoologie qui a également fait l'objet d'une observation. D'autres entretiens de patients rencontrés ponctuellement au Centre Hospitalier Spécialisé (CHS) du département sont venus compléter les données.

Les parcours institutionnels en psychiatrie se réalisent au confluent de l'action de quatre types d'acteurs. Les patients eux-mêmes d'abord qui peuvent être plus ou moins acteurs de leur prise en charge en fonction des ressources – psychiques, économiques, sociales – dont ils disposent. Les patients qui sont hospitalisés en psychiatrie peuvent exercer un choix entre le secteur public et le secteur privé et, au sein de ce dernier, entre les cliniques existantes. Les médecins libéraux et parmi eux les psychiatres qui exercent en ville jouent un rôle déterminant dans l'orientation de leurs patients vers tel ou tel établissement. Lorsque les patients ou leurs proches exercent leur choix, ils vont s'informer sur la notoriété à la fois médicale mais aussi hôtelière des cliniques et sur le coût de l'hospitalisation. Les conventions passées entre cliniques et assurances privées

[43] Union Nationale des Familles et Amis des personnes Malades et/ou handicapées psychiques.

déterminent également un certain nombre d'orientations. Le CHS fait le plus souvent figure de repoussoir, considéré sur le territoire de l'Agglomération comme le lieu d'internement des fous et comme le lieu d'accueil d'un public économiquement et socialement démuni. Aux exceptions près, l'hospitalisation au CHS n'est pas choisie, elle est subie, depuis les urgences psychiatriques du CHU ou dans le cadre d'une hospitalisation sous contrainte.

Le deuxième ensemble d'acteurs qui va jouer un rôle dans la configuration des parcours est constitué des professionnels qui travaillent dans les cliniques de l'Agglomération : notamment les psychiatres qui exercent également en ville et les assistantes sociales qui sont les chevilles ouvrières de la continuité des prises en charge à la sortie des hospitalisations complètes pour les patients moins dotés en ressources sociales et économiques.

En raison de leurs différences de statuts, de taille, leurs projets, leurs stratégies, les établissements apparaissent comme un troisième ensemble d'acteurs hétérogène.

Enfin, les tutelles, en particulier l'ARS, constituent un dernier ensemble d'acteurs du système local de prise en charge. Les ARS font signer aux établissements des Contrats Pluriannuels d'Objectifs et de Moyens (CPOM) et organisent la planification de l'offre au travers des Schémas Régionaux d'Organisation des Soins (SROS), donnent des agréments, des autorisations d'ouverture ou d'activités et fixent certains tarifs de rémunération des cliniques. L'enjeu financier vis-à-vis des ARS est d'autant plus prégnant pour les cliniques indépendantes qui doivent se maintenir sur un marché convoité par des groupes financiers.

La première partie (1. « La montée en charge du secteur privé lucratif : un phénomène local et national ») présente certaines des caractéristiques de l'hospitalisation privée ainsi que le mode de financement spécifique dont relèvent les cliniques à but lucratif puisque celles-ci ne sont pas financées sur le même mode que le secteur public. En psychiatrie, contrairement aux établissements de Médecine Chirurgie Obstétrique (MCO), les cliniques perçoivent une rémunération au prix de journée, le secteur de l'hospitalisation publique reçoit une dotation Annuelle de Financement. Une seconde caractéristique essentielle de l'hospitalisation privée à but lucratif est son éclatement entre cliniques de groupes et cliniques indépendantes. Les cliniques ont des projets d'établissement, une offre de soins qui dépend en partie de leur statut juridique et de leur appartenance ou non à un groupe. Il ne convient donc pas de compter des cliniques sur un territoire ou de calculer un ratio de lits et places dans le public et dans le privé pour comprendre la manière dont s'effectuent les parcours institutionnels. Il est nécessaire de préciser le type de cliniques implantées sur les territoires.

Les parties suivantes exposent les pratiques de positionnement des cliniques sur le marché de l'hospitalisation (2. « Etendre le marché de l'hospitalisation psychiatrique et se positionner ») et leurs critères de sélection de la clientèle (3. « Peut-on parler de sélection des patients par les cliniques ? ») Enfin, la dernière partie distingue trois types de cliniques et leur participation au système local de prise en charge (4. « Des logiques d'action spécifiques : trois types d'établissements dans le secteur privé local »).

Partie 1 – La montée en charge du secteur privé lucratif : un phénomène local et national

A suivre les historiens Faure et Dessertine, l'activité du secteur privé de l'hospitalisation en France serait d'abord le résultat d'un « compromis historique entre un syndicalisme unifié et actif des établissements privés et un Etat favorable à la concurrence entre le public et le privé » selon l'idée « qu'une dualité public-privé du système puisse être un facteur favorable au progrès technique et médical » (Faure, Dessertine, 2012). Ainsi la Loi Debré de 1958 autorise les cliniques privées à pratiquer les mêmes activités de soin que le secteur d'hospitalisation publique, légitimant la mise en concurrence des deux secteurs. Cinquante ans plus tard, qu'en est-il des répartitions de l'offre d'hospitalisation entre les deux secteurs ?

Aujourd'hui, le secteur privé lucratif, toutes spécialités confondues, n'est pas majoritaire en nombre d'établissements en France. En 2013, on comptait 1022 entités dans le secteur privé lucratif et 1458 entités dans le secteur public [44]. Mais le nombre de lits du privé ne cesse de progresser depuis les années 2000 [45]. La psychiatrie ne dépare pas de cette dynamique générale. En 2011, « les 53 407 lits d'hospitalisation à temps plein en psychiatrie générale des établissements de santé métropolitains se répartissaient à hauteur de 64,4 % dans le secteur public, de 13,5 % dans les Etablissements de Santé Privés d'Intérêt Collectif (ESPIC) et de 22,1 % dans le secteur privé à but lucratif » [46]. Les capacités en lits pour l'hospitalisation complète du secteur privé lucratif ont connu une augmentation de 11% entre 2007 et 2011. Le nombre de journées d'hospitalisation complète a augmenté de plus de 17% entre 2006 et 2012, alors que dans le même temps, le nombre total produit par l'ensemble des établissements publics et privés n'a augmenté que de 6% [47]. Le rapport d'activité hospitalière de 2014 produit par l'Agence Technique de l'Information dur l'Hospitalisation (ATIH) concernant la psychiatrie, montre qu'entre 2013 et 2014, le nombre de journées en hospitalisation complète réalisées dans les établissements privés lucratifs évolue légèrement à la hausse (+0.8%), alors que celui des établissements publics et ESPIC baisse légèrement (-0.3%). En ce qui concerne l'hospitalisation à temps partiel en psychiatrie, le nombre de journées en hospitalisation partielle [48] augmente dans le secteur privé lucratif (+6,5%) entre 2013 et 2014.

---

[44] *Les établissements de santé*, 2014, DREES, Edition 2016.

[45] IRDES, 2013, données en ligne : http://www.irdes.fr/enseignement/chiffres-et-graphiques/hopital/nombre-de-lits-journees-et-durees-moyennes-de-sejour.html.

[46] Coldefy, Le Neindre, *op.cit.* p. 23.

[47] Clery Melin, Lavaud, Mauras, 2014.

[48] « Le temps partiel correspond à une prise en charge qui peut être discontinue au cours d'une séquence (par exemple, n'avoir lieu que le lundi et le jeudi de chaque semaine) ou la venue d'un patient dans le cadre d'une prise en charge limitée à une journée (voire des demi-journées et des nuitées dans le

Les données STATISS [49] produites par le Ministère des Affaires sociales et de la Santé jusqu'en permettent d'obtenir une représentation plus nette des évolutions en cours en psychiatrie. Globalement, le nombre de lits recule très sensiblement – de 60000 lits en 2002 à 53700 lits en 2016 - alors même que la population française augmente. Mais le nombre de lits dans le privé a augmenté sur la période (+ 4%). C'est le nombre de lits dans le secteur public qui a chuté (-17,3%). Alors qu'en 2002 la part des lits privés était de 32%, elle est passée à 37% en 2016. En 2002, 20% des places étaient offertes par le secteur privé, ce pourcentage passe à 26% en 2016.

Sur les pourtours de l'Agglomération de l'enquête, on trouve aux côtés du CHU et du CHS douze cliniques dont neuf à but lucratif. L'ensemble de l'offre se répartit en 1058 lits adultes d'hospitalisation à temps plein pour le privé pour 328 lits pour le public [50]. Les cliniques privées détiennent 121 places d'hospitalisation partielle pour 144 dans le public. Au total, le ratio est de 2,5 lits et places dans le privé contre 1 lit et place dans le public. L'évolution dans le temps est tout à fait semblable sur ce territoire à ce qu'elle est en France : globalement le nombre de lits diminue entre 2002 et 2016 mais le secteur privé gagne des lits (+2%) tandis que le secteur public en perd (-20%). La prédominance de l'offre du secteur privé se traduit dans la répartition des files actives entre les secteurs. En 2013, pour les seules hospitalisations, 76% des patients ont été pris en charge dans le secteur privé (source RIM-P). Enfin, entre 2010 et 2013, 70% des usagers qui n'ont jamais connu de prise en charge ambulatoire ont été exclusivement hospitalisés dans le secteur privé ce qui tend à montrer un rapport endogène des patients du privé envers ce secteur. Il faut par ailleurs rappeler que le secteur privé de l'hospitalisation psychiatrique

---

secteur public) ou à la venue d'un patient de manière habituellement itérative. » Cf. Guide méthodologique de production de recueil d'information médicalisée, ATIH, 2016.

[49] Statistiques et Indicateurs de la Santé et du Social de 2002 à 2016.

[50] Auxquels il faut ajouter 40 lits dans le secteur pénitentiaire.

n'offre logiquement pas de prise en charge ambulatoire au sens institutionnel puisque ce sont les psychiatres exerçant en libéral en cabinet qui fournissent cette offre [51]. Concernant les patients qui ont eu des parcours pluri-établissements au cours de cette même période, 46% n'ont fréquenté que du privé et 50 % ont fréquenté du public (y compris en CMP) et du privé.

L'aperçu des chiffres de l'hospitalisation privée en France doit être complété par la compréhension de ses spécificités économiques et juridiques. Du point de vue économique, l'analyse est à rapporter à un double mouvement : d'abord, un mouvement de concentration qui fait chuter le nombre des établissements – avec la fusion de cliniques et la constitution de groupes hospitaliers privés qui se font et se défont à la faveur de mouvements de rachat – ; ensuite un mouvement de dynamisation financière portée par des méthodes capitalistiques. Sur le plan juridique, l'hospitalisation privée à but lucratif ne correspond pas à un champ unifié du fait d'une configuration hétérogène d'établissements, partagée pour l'essentiel entre cliniques indépendantes et cliniques de groupes.

Les cliniques indépendantes peuvent être de deux natures juridiques et organisationnelles, selon qu'il s'agisse d'une « clinique artisanale » ou d'une « clinique-lego » pour reprendre la classification faite par Claveranne, Pascal et Piovesan (2003). Le plus souvent fondée par un médecin autour d'une seule activité et gérée par un actionnariat médical regroupé, la clinique artisanale fonctionne comme une PME où les cadres dirigeants ne sont pas distincts des propriétaires. Les médecins propriétaires y sont aussi chefs d'entreprise. La clinique artisanale peut aussi prendre la forme d'une organisation de type familial, l'établissement étant repris par les membres de la famille du fondateur pour en assurer le fonctionnement. La clinique-lego peut faire suite à une restructuration organisationnelle de la clinique artisanale avec la venue de nouveaux médecins. Elle se caractérise par une complexification de la gestion de l'établissement qui nécessite

[51] En revanche, le secteur privé de l'hospitalisation en psychiatrie offre des prises en charge à temps partiel avec une offre d'hôpital de jour ou de Centres d'Activité Thérapeutique à Temps Partiel (CATTP).

la venue d'un gestionnaire d'établissement qui n'est pas nécessairement médecin. La métaphore du lego s'applique à ce type d'établissement « parce qu'il peut faire l'objet de montages juridiques et financiers plus ou moins complexes où viennent se rajouter progressivement, selon les montages, des sociétés d'exploitation de plateaux techniques, des sociétés civiles professionnelles, des sociétés de fait ou encore des sociétés d'exercice libéral, chaque montage pouvant se complexifier quasiment à l'infini puisque par exemple, chaque extension architecturale peut donner lieu à la création d'une société d'exploitation et d'une société civile immobilière en sus des sociétés déjà existantes » (Claveranne *et al.*, 2003). La clinique-lego ne relève pas tant d'un modèle particulier de PME aux lignes hiérarchiques courtes comme dans la clinique de nature artisanale, que d'un modèle construit par un réseau informel de médecins libéraux qui peuvent circuler d'un établissement à l'autre avec leurs patientèles.

Les cliniques de groupe, quant à elles, sont le plus souvent détenues par des sociétés holding gestionnaires de plusieurs sociétés d'exploitation. Si, il y a quelques années, le paysage de l'hospitalisation privée à but lucratif français était surtout représenté par le modèle de la clinique indépendante, celles-ci sont devenues aujourd'hui minoritaires du fait de groupes qui les rachètent « au gré des opportunités » (Cléry Melin *et al.*, 2014). Des groupes s'organisent à partir de plans stratégiques sur des bassins territoriaux, par la recherche de synergies inter-établissements sur des pôles d'activités médicalement cohérents, par exemple en rachetant des cliniques et des structures de soins de suite sur plusieurs départements d'une même région. Enfin, cette dernière décennie, les groupes ont accru leur activité capitalistique par leur introduction en bourse, la réalisation de fusions, des acquisitions par d'autres groupes nationaux ou internationaux, des financements par des fonds d'investissements français ou étrangers, et un ensemble de mouvements qui font très largement passer le soin et l'hospitalisation dans le paysage des activités financières internationales. Une analyse des actionnariats de plusieurs de ces groupes (Boyer, 2008) montre en effet que s'ils peuvent être détenus par des médecins, une personne physique dirigeante ou un groupe familial indépendant et fondateur, ils sont majoritairement constitués par des fonds d'investissements nationaux et étrangers voire des investisseurs institutionnels tels que des mutuelles.

Là encore, le territoire étudié est représentatif de cette segmentation avec un nombre majoritaire d'établissements de groupes. Sur les neuf cliniques privées de l'Agglomération, seulement deux sont des établissements indépendants. Le développement de cette offre privée s'explique principalement par des raisons historiques. En effet, Toulouse a été un des lieux d'exercice de médecins emblématiques de la naissance de l'organisation de la psychiatrie française avec la loi de 1838 obligeant chaque département à se doter d'un hôpital spécialisé. Ces médecins ont œuvré pour une humanisation du traitement des malades mentaux en créant des établissements qui puissent leur être spécifiquement dédiés. Des médecins formés dans cette tradition ont racheté des bastides ou des châteaux pouvant faire office de maison de santé dans la proche périphérie du centre urbain, soit l'Agglomération actuelle. Ces maisons de santé sont, par la suite, devenues des cliniques dans le cadre de transmissions familiales. La plus ancienne maison de santé du territoire, devenue clinique psychiatrique, a été fondée en 1924 mais les premiers patients reçus dans une maison familiale rachetée par un autre médecin datent de 1918. D'autres cliniques ont été créées bien plus tardivement à partir des années soixante et gérées par des médecins.

A partir des années 2000, des modifications ont reconfiguré le secteur privé sur le territoire, avec des rachats d'établissements jusque-là indépendants par des groupes privés. Dès 2000, un premier groupe d'envergure internationale acquiert une clinique considérée comme l'un des plus importants hôpitaux privés de France. Celle-ci est dotée d'une activité de médecine, de chirurgie et d'obstétrique ainsi que de 125 lits de psychiatrie. Le groupe rachète peu de temps après une seconde clinique psychiatrique sur le territoire, d'une capacité de 165 lits. Le groupe qui compte une soixantaine d'établissements à travers l'Europe est un acteur important de l'hospitalisation privée sur le plan international et se caractérise par un projet centré sur la « médecine moderne » comme axe stratégique. Pour ses représentants, la médecine moderne se définit surtout par « la récupération rapide du patient après chirurgie et l'innovation technologique par une offre de pointe » (Direction régionale du groupe). Une autre particularité du groupe est liée à sa vision du marché de la santé. Au lieu de s'engager dans la voie de la concurrence traditionnelle, il a en effet choisi de collaborer avec les systèmes de santé publics « afin d'améliorer l'efficacité du système de santé dans son ensemble » [52].

Dès 2012, un groupe concurrent s'implante dans le marché privé de l'hospitalisation psychiatrique du territoire. Avec son slogan « La vie continue avec nous », il est un des principaux acteurs français implanté dans le champ de la dépendance et des soins de suite. Quatre cliniques indépendantes sont rachetées par ce groupe entre 2012 et 2015, soit environ 400 lits sur les 1058 lits d'hospitalisation privée que compte l'Agglomération.

1.1. Le mode de rémunération des cliniques psychiatriques

L'hospitalisation en psychiatrie et les soins de suite et de réadaptation (SSR) ne sont pas rémunérés selon le modèle de la Tarification à l'activité (T2A) [53]. En psychiatrie, les établissements publics et les établissements de santé privés d'intérêt collectif (ESPIC [54]) sont toujours rémunérés par une Dotation Annuelle de Financement (DAF) [55]. Cette dotation est rattachée à l'Objectif National des Dépenses d'Assurance Maladie (ONDAM). De leur côté, les cliniques psychiatriques

[52] Boyer, 2008.

[53] Les SSR sont passés à une dotation modulée à l'activité en 2017.

[54] Les Etablissements de Santé Privés d'Intérêt Collectif (ESPIC) ont été créés par la Loi HPST en remplacement des établissements Participant au Service Public Hospitalier (PSPH), Par ailleurs, le terme de « service public hospitalier » a été implicitement supprimé dans la loi HPST et remplacé par « missions de services publics ».

[55] Depuis 2014 toutefois, les ARS modulent les dotations mais de manière diverse et encore très marginalement.

sont rémunérées sur la base de tarifs journaliers fixés dans le cadre d'avenants tarifaires signés avec les ARS. Chaque ARS peut définir le montant de ces tarifs, ce qui explique qu'il puisse y avoir une variation de tarif d'une région à l'autre. Les tarifs demeurent encadrés par un Objectif Quantifié National (OQN) qui détermine une enveloppe budgétaire fermée. Les coûts de l'hôpital public et des ESPIC intègrent les salaires des praticiens, contrairement aux établissements privés où les honoraires médicaux font l'objet d'une facturation directe à l'Assurance Maladie.

L'évolution du prix de journée constitue pour les cliniques qui doivent faire face à l'évolution des prix et des salaires une préoccupation majeure. Entre 2010 et 2013 sa hausse moyenne a été inférieure à 1% chaque année. Depuis 2013, ils sont revenus à leur niveau de 2006. Dans un rapport de 2012, les inspecteurs de l'IGAS notaient que :

« Dans le contexte de la diminution de la rentabilité économique des cliniques depuis 2006 et de la progression ralentie de l'ONDAM, la concurrence entre établissements de santé s'est intensifiée (concurrence autour de l'activité, des ressources médicales, des autorisations, des financements publics et des partenariats) et les évolutions tarifaires exigent des gains d'efficience récurrents. Tout au long de la décennie 2000, les stratégies des établissements du secteur se sont donc profondément renouvelées, avec l'accélération de la consolidation financière du secteur, soutenue par l'intervention des fonds d'investissement. » [56].

Dans ce contexte tarifaire, les cliniques sont très favorables à un mode de financement à l'activité, dans le sillage de leurs homologues en MCO :

« Pour faire simple on a un financement qui est autour de 122 euros pour la prise en charge à la journée et notre coût de revient est à 160. Donc on a un tel gap qu'on considère que tout ce qui peut être mis en œuvre pour la valorisation à l'activité ou

[56] IGAS, 2012, 4.

un financement à l'activité, on l'attend » (Direction clinique indépendante).

Les directions des cliniques expliquent que leur implication précoce dans les travaux menés autour de la mise en œuvre d'un Recueil d'Information Médicalisée en Psychiatrie (RIM-P) avait pour but « d'aboutir à terme à un lien entre financement et RIM-P » dans la logique de ce qui s'est produit avec la T2A en MCO. C'est sur cet enjeu du financement que les directions ont tenté de mobiliser les équipes pour participer aux cotations de l'activité. Près d'un quart de siècle après le début des travaux d'experts et des négociations qui n'ont pas encore abouti à une Valorisation de l'Activité en Psychiatrie (VAP), la désillusion est cependant patente et le RIM-P n'est plus guère considéré :

« Même s'il y a des DIM [Département d'Information Médicale] dédiés, tant que ce n'est pas tarifant, il y a un impact qui est moindre que pour la médecine et la chirurgie où le tarif en découle. » (Direction d'une clinique de groupe).

Dans l'attente de la VAP, les cliniques investissent des outils d'évaluation des coûts et de l'activité [57], dont le RIM-P, pour objectiver auprès des tutelles leurs revendications tarifaires :

« L'idée est de faire avancer le modèle à partir de cet outil [le RIM-P] pour être prêt à faire une expérimentation de ce que pourrait être une forme de valorisation à l'activité. On pourrait alors dire à l'ARS : on sait que pour un patient bipolaire, puisque chez nous on a quand même un tiers de nos patients qui sont bipolaires, on sait que ça coûte en moyenne 165 euros la journée alors qu'un patient psychotique coûte 158 euros. Donc il faut le prendre en compte. » (Direction clinique indépendante).

Pour les directions des cliniques rencontrées, le mode et le niveau de financement actuels sont inadaptés et insuffisants, ils constituent une contrainte forte à l'intérieur de laquelle ils doivent inscrire leurs actions.

[57] Les évaluations de l'activité menées par les directions des cliniques ont également pour but de faire du benchmarking et de se positionner sur le marché local de l'hospitalisation psychiatrique.

« 125 euros par jour et par patient, ça c'est mon prix de journée aujourd'hui. Avec ça je paye mes infirmières, je donne à manger à mes patients, je les loge, parce qu'il faut compter l'entretien du bâtiment aussi, je leur donne leurs médicaments … » (Direction clinique de groupe).

L'insuffisance du prix de journée octroyé comparé au coût total de l'activité justifie les tarifs pratiqués autour des services hôteliers et autres services complémentaires.

« Actuellement, le prix moyen de remboursement des soins à la charge de l'assurance-maladie reste inférieur à 120 €, situation qui pèse injustement sur les salaires des personnels du secteur. Quant à l'équilibre financier des établissements, il est assuré par les recettes de chambres individuelles ce qui conduit à faire payer une partie des soins de certains patients par ceux d'entre eux qui acceptent ou demandent cette prestation supplémentaire. Ce reste à charge devient incompatible avec le principe d'égalité et très lourd pour des patients souvent en grande difficulté économique. » (Blog de l'Union Nationale des Cliniques Psychiatriques (UNCPSY).

De fait, sur le territoire étudié, les cliniques proposent toute une gamme de services de confort qui peuvent représenter un reste à charge important pour le patient. Ces services étant plus ou moins onéreux et développés selon les cliniques, ils ont un effet certain sur la structuration de l'offre sur le territoire par la sélection de la patientèle.

Partie 2 – Etendre le marché de l'hospitalisation psychiatrique et se positionner

Le territoire d'action des cliniques n'est pas un territoire géographiquement ou administrativement délimité tel qu'un bassin de santé ou un secteur psychiatrique. Les patients des territoires limitrophes peuvent se rendre sur les cliniques de l'Agglomération parce que le temps de parcours depuis leur résidence vers ces structures est le plus court. Les parcours des patients sont inscrits dans des territoires vécus, des pratiques de mobilité anciennes, des axes de circulation qui débordent largement les délimitations de la planification sanitaire. L'attractivité des cliniques de l'Agglomération n'est qu'un des éléments d'une attractivité bien plus générale de l'Agglomération pour toutes les activités des habitants du département et des départements limitrophes : loisirs, travail, consommations ou soins. Les déplacements s'inscrivent d'ailleurs dans des axes de circulation et il peut être plus rapide de consulter un spécialiste ou de se rendre dans une clinique située à quatre-vingts qu'à quarante kilomètres de son lieu de résidence. Les cliniques constituent également une offre alternative lorsqu'on réside sur un territoire où l'offre médicale est très réduite. C'est le cas du Département rural limitrophe étudié qui ne comporte qu'un hôpital psychiatrique (public) ; 1,74 psychiatre pour 10 000 habitants contre 2,08 en moyenne en France et 2,93 sur le département où est implantée l'Agglomération ; un taux d'équipement en psychiatrie (lits et places) de 1,1 pour 1000 habitants de plus de seize ans contre 1,5 au niveau national et 1,6 sur l'Agglomération[58].

Deux cliniques de l'Agglomération ne recrutent ainsi qu'un tiers de leurs patients sur leur bassin de santé ; deux autres autour de la moitié ; trois seulement les trois quarts ou plus. Trois cliniques recrutent autour de 10% ou plus (jusqu'à 16%) dans le Département rural voisin. Le marché de l'hospitalisation ne correspond donc pas aux bassins de santé du Schéma Régional d'Organisation Sanitaire, rendant ainsi la planification de l'offre en vue de satisfaire les besoins de la population d'autant plus difficile à réaliser.

Les patients des départements limitrophes qui se rendent dans les cliniques de l'Agglomération sont les moins démunis en ressources économiques, ils sont aussi les plus mobiles ou ont les moyens de se déplacer. Les cantons du nord du Département rural limitrophe sont les plus proches de l'Agglomération, ils sont rattachés à un bassin de santé où la

[58] Tous ces chiffres pour l'année 2016 sont issus de STATISS.

population est relativement plus dotée économiquement que dans le reste du département. Les axes de circulation de ces cantons sont mieux reliés à l'Agglomération qu'au CHS du département. De fait, la population issue de ces cantons ne représente que 30 % de la population hospitalisée dans leur CHS, le reste des hospitalisations étant dirigé vers les cliniques de l'Agglomération. Mais la proximité, au sens d'accessibilité géographique, n'explique pas tout : à l'est du Département rural, un canton hospitalise pour 65 % au CHS, malgré son éloignement conséquent du CHS et l'absence de transports publics. En revanche, les indicateurs sociaux de ce canton sont parmi les plus défavorables du Département. La proximité géographique n'est donc pas le seul facteur explicatif de la mobilité vers le département voisin, les ressources économiques constituant un facteur supplémentaire d'explication. Si l'on ajoute que les Centres Hospitaliers de l'Agglomération ne recrutent qu'exceptionnellement hors de leur territoire, on comprend que, pour ceux qui ont des ressources économiques suffisantes, les cliniques offrent une alternative au CHS et un moyen d'obtenir un lit ou une place bien plus rapidement que sur leur département de résidence. On voit ainsi se dessiner une première forme de parcours institutionnel en clinique privée de psychiatrie et certaines des raisons de tels parcours.

Outre leur disponibilité, les cliniques offrent à la population des services de soins diversifiés et innovants. Les offres de thérapies rares constituent un facteur supplémentaire d'attractivité des cliniques pour les populations hors territoires. Communiquer autour de ces spécificités est un des axes stratégiques des cliniques pour conquérir de nouveaux patients, « faire savoir que chez nous ça se fait » (direction de clinique). Une clinique propose par exemple depuis peu des soins en RTMS (*Repetitive Transcranial Magnetic Stimulation)* ou stimulation magnétique transcrânienne répétée pouvant être indiquée pour des patients psychotiques. L'offre est clairement présentée comme une stratégie de marché :

« Mais quel est l'intérêt pour vous ce RTMS ? - Là je vais vous dire l'intérêt il n'est que marketing pour nous. Ça permet de dire : nous on a ça. Le patient vient dans la journée faire sa séance et après il rentre chez lui. » (Direction d'une clinique).

Les soins d'électro-convulsivothérapie ou sismothérapie relèvent aussi de cette catégorie d'offres techniques rares. Sur l'Agglomération, mis à part le CHU, plusieurs cliniques proposent des soins de sismothérapie à condition que l'établissement dispose d'un plateau technique et d'un médecin anesthésiste. Une infirmière présente la manière avec laquelle sa clinique organise les prises en charge de sismothérapie, un « service qui se développe beaucoup ».

« On a maintenant trois séances de sismo par semaine et ils tournent entre 8 et 10 patients par séance. – Les patients ne viennent que pour ça ? Oui et ça se fait aussi en ambulatoire. – Bon pas vraiment en fait mais avec deux jours d'hospitalisation. Il y a parfois besoin de consolidation au niveau du traitement donc ils sortent de la clinique et ils reviennent pour la consolidation, pour refaire une séance et ils repartent chez eux deux jours après. On rentre le dimanche, ce qui n'était pas dans nos habitudes, on fait la séance le lundi et le soir on rentre à la maison. Mais c'est pour des questions de surveillance, il y a la mise à jeun, etc. »

Cette offre technique déborde largement le territoire de santé de l'ARS puisque la sismothérapie mise en œuvre dans les cliniques attire non seulement des patients de toute la région mais aussi des patients de la région voisine.

« On a un adressage des hôpitaux qui ne font pas de la sismothérapie et pas uniquement d'ailleurs sur notre région. Puisque on a un adressage très spécifique pour ça avec des hôpitaux, en particulier du Languedoc. Eux ils ont des listes d'attente assez longues pour la sismo, donc par facilité, ils envoient ici. Il m'est même arrivé qu'un hôpital de cette région lève une contrainte, une HO[59], pour nous adresser un patient dans notre service protégé. Il vient, il fait la sismothérapie et il repart le lendemain, et il ne part pas sous contrainte. Il y a des

[59] Hospitalisation d'Office par arrêté préfectoral.

choses assez atypiques mais voilà, ça se fait comme ça. » (Médecin d'une clinique de groupe).

Au-delà d'un fondement thérapeutique, une autre raison permet d'expliquer pourquoi ces séances s'accompagnent d'une hospitalisation complète de courte durée : la prise en charge ambulatoire n'est pas une activité autorisée et tarifée par l'ARS dans le privé psychiatrique. Seuls les hôpitaux de jour, compris comme une activité de temps partiel et tarifée à ce titre, sont autorisés pour les cliniques psychiatriques. On ne peut donc proposer d'électrostimulation en ambulatoire. Il faut, au moins pour des raisons administratives, hospitaliser le patient à temps partiel ou à temps plein.

« Parce qu'il faut savoir que dans nos établissements, il n'y a pas d'ambulatoire, on ne peut même pas prendre le patient en charge la demi-journée parce qu'on n'a pas de tarif. Donc pour leur faire une séance de sismo, on les garde au moins une nuit. » (Direction d'une clinique).

Année après année, sur le territoire, les cliniques offrent de nouveaux services, de nouvelles spécialisations, de nouvelles thérapies, se tournent vers de nouveaux publics jusque-là délaissés : les patients atteints de troubles obsessionnels compulsifs, de troubles phobiques, de dysrégulation émotionnelle, de Troubles du Déficit de l'Attention avec ou sans hyperactivité, ceux qui ont des troubles du comportement alimentaire, les personnes âgées atteintes de troubles psychiques, les adolescents, les joueurs compulsifs, les travailleurs souffrant de burn-out…

L'offre enfin ne se réduit pas aux soins techniques et aux personnes ayant les problèmes de santé mentale les plus divers, elle concerne l'hôtellerie. Une cadre de santé explique que la politique de son établissement a consisté dernièrement à renouveler ses patientèles en proposant une hôtellerie plus orientée « sur le standing ». « On a fait des travaux dans l'établissement, une amélioration de l'hôtellerie et automatiquement ça commence à se savoir ».

Une patiente présente ainsi sa clinique sur un forum :

« Au niveau des locaux, étant donné que j'ai une très bonne mutuelle, j'ai toujours eu une chambre "luxe supérieure" : grande chambre avec salle de bains et toilettes, rideaux électriques et téléphone. La dernière fois que j'y ai été, les chambres moins luxueuses étaient en rénovation. Il n'y a pas de barreaux aux fenêtres (c'est peut-être bête, mais je tenais à le préciser). Le cadre est super agréable avec un grand parc de 6 hectares [...]. Mon avis personnel sur cette clinique : C'est le "Club Med"' de la sécurité sociale ! On y est vraiment bien. Le cadre est vraiment super et le personnel génial et très à l'écoute. On ne croise pas de "zombies" : il n'y a pas de patients "dangereux et violents" ayant des pathologies vraiment lourdes (si vous voyez un peu ce que je veux dire...). »

Enfin, le temps partiel peut constituer une offre originale pour des cliniques même si le temps plein constitue le mode de prise en charge majoritaire en clinique. Plus des trois quarts des cliniques privées de notre échantillon hospitalisent à temps plein dans 90 % des cas, et dans plus de 75 % des cas pour les cliniques du reste de l'échantillon.

Sur quatre ans (2010-2013) [60], la durée médiane de prise en charge totale était de 31 jours dans les cliniques. Toutes les cliniques ayant un service d'hospitalisation complète en alcoologie proposent une offre à temps partiel en alcoologie mais cela ne constitue qu'une forme d'activité minoritaire. Pourtant, deux cliniques recourent au temps partiel de manière importante [61] et en ont fait un des axes de leur développement, dans le but de se distinguer sur le marché de l'hospitalisation. Comme le dit une ergothérapeute : « Il y avait aussi le souhait de se démarquer et d'être dans quelque chose d'un petit peu innovant » ou, en d'autres termes, un des directeurs : « Nous on préfère travailler sur un modèle comme ça qui ne nous revient pas très cher et nous permet de benchmarker sur notre secteur. »

---

[60] Ces chiffres sont issus d'une exploitation du RIM-P présentée dans le dernier chapitre.

[61] Pour ces deux cliniques, le temps partiel représente respectivement 18% et 22% de leurs hospitalisations quand cela n'en constitue que 7% dans deux autres cliniques et moins de 2% dans les cinq autres.

Chacune de ces cliniques a cependant un usage spécifique du temps partiel qui donne lieu à des parcours très dissemblables.

La première propose des prises en charge à temps partiel en hôpital de jour à toute personne en souffrance psychique, qu'elle ait été hospitalisée à temps plein dans la clinique auparavant ou pas. Il s'agit d'une offre d'alternative à l'hospitalisation à temps complet, et sans véritable spécialisation. La seconde clinique propose des prises en charge à temps partiel au travers d'ateliers thérapeutiques dans son Centre d'Activité Thérapeutique à Temps Partiel (CATTP) c'est-à-dire en réalité de l'ambulatoire. Le temps partiel est d'abord utilisé pour les patients de la clinique, un moyen de préparer la sortie des patients suite à une hospitalisation complète dans l'établissement :

« Je pense qu'à un certain moment les médecins disent : pour nous il n'est pas prêt à sortir, à rentrer au domicile. Mais s'il y a un étayage en CATTP, avec deux, trois voire quatre séances, je pense que c'est de nature à réduire la DMS [durée moyenne de séjour]. »

Les ateliers de temps partiel constituent par ailleurs une offre en soi, pour des patients qui n'ont pas vocation à être hospitalisés : le parcours dans sa totalité ou articulé à des consultations de psychiatrie en ville. Il s'agit d'ateliers pour « des gens qui sont en situation de burn-out adressés par des médecins du travail », des ateliers de sevrage tabagique, pour les troubles nutritionnels, les troubles du sommeil, du mindfulness pour la prévention des rechutes dépressives, des ateliers de théâtro-thérapie, de luminothérapie, de réhabilitation psycho-sociale et d'hortithérapie, de sophrologie, de socio-esthétique….

Une de ces deux cliniques propose une offre sur-mesure en temps partiel : des contrats personnalisés de six mois constitués de différents ateliers ainsi que des programmes personnalisés sur les addictions. Elle propose également des programmes d'éducation thérapeutique pour les troubles bipolaires. Au départ, la clinique forge sa réputation sur la prise en charge des troubles bipolaires. Un médecin de l'établissement publie sur le sujet, participe à des conférences, collabore avec le CHU. Outre leur dimension proprement thérapeutique, les programmes ont pour objectif de permettre aux patients de rester insérés socialement et professionnellement mais l'admission dans les programmes est assez sélective. Le patient doit remplir un dossier de candidature, « des objectifs de soins partagés à atteindre » sont définis lors d'un rendez-vous de préadmission puis le patient entre dans une « période d'essai ». Par ailleurs, dans leurs entretiens, les professionnels de la clinique insistent tous sur le fait qu'ils accueillent par adressage :

« On travaille avec un réseau de médecins de [l'Agglomération] qui nous connaissent et nous adressent leurs patients. Ce sont tous des psychiatres pas des généralistes parce que la condition c'est d'avoir un suivi le plus régulier possible avec un psychiatre et d'être en cours de stabilisation, ça va être les deux conditions pour intégrer la structure ».

Partie 3 – Peut-on parler de sélection des patients par les cliniques ?

3.1. Adressage, auto-adressage et confraternité

A en croire les débats publics, les cliniques sélectionneraient leurs patients. La critique d'une telle pratique a été ranimée en MCO par la tarification des établissements de santé à l'activité (T2A), identique entre les hôpitaux publics et les cliniques privées. Tandis que les cliniques sont accusées d'être mieux rémunérées dans la mesure où elles soignent des patients moins démunis socialement pour des pathologies identiques et parce qu'elles sélectionneraient les pathologies les plus rémunératrices, la Fédération de l'Hospitalisation Privée (FHP) s'en défend et parle « d'idées reçues ».

En psychiatrie – pas encore rémunérée à l'activité – et sur le territoire de l'Agglomération, le débat est bien présent : nombre des praticiens hospitaliers accusent les cliniques de sélectionner des patients qui « ne sont pas bien malades » et qui disposent de ressources financières tandis que les cliniques rejettent l'accusation. Le focus sur les logiques de sélection et d'adressage a son importance dans la mesure où il s'agit toujours d'éclairer ce qui peut conditionner les parcours à partir d'une analyse des intérêts des professionnels et de leurs établissements. Sélectionner et adresser, c'est d'abord agir sur l'entrée dans les parcours d'hospitalisation.

Les cliniques n'admettent pas, sauf l'une d'entre elles, les patients hospitalisés sous contraintes. Rares sont, en France, les cliniques agréées pour le faire. Les cliniques n'admettent qu'avec beaucoup de précautions les patients qui paraissent, de leur point de vue, « difficiles », arguant qu'elles n'ont pas les moyens matériels – chambres d'isolement ou d'apaisement – et humains de le faire. Elles prennent en compte tout un ensemble d'autres critères pour accueillir un patient, tels que sa situation sociale, économique, ses symptômes.

La sélection est d'autant plus forte que le nombre de lits est restreint. En gérant le nombre de lits d'hospitalisation de manière malthusienne, les politiques publiques accroissent de manière mécanique les phénomènes de sélection. Si le nombre de demandes d'hospitalisation est supérieur à l'offre, il est nécessaire de sélectionner, d'une manière ou d'une autre, les patients. Et tous les établissements n'ont pas la même capacité à sélectionner. La file active des CHS est très largement subie, en particulier par les hospitalisations sous contrainte. De manière générale, on ne choisit pas d'être hospitalisé dans le CHS du territoire mais on peut choisir de se rendre au CHU, bien moins stigmatisé, et qui bénéficie de la réputation d'un lieu de recherche et de formation au rayonnement régional. Par ailleurs les établissements publics ont par définition des obligations de service public et la sectorisation psychiatrique continue d'opérer. C'est d'abord le secteur dont il dépend en fonction de son lieu de résidence qui est sollicité pour admettre un nouveau patient. Mais la pénurie de lits et de places a engendré pour l'hospitalisation un assouplissement de la sectorisation et une remise en cause de la continuité des soins qu'elle promettait d'organiser. Si le secteur dont dépend le patient n'a pas de place, y compris s'il y a déjà été suivi, il sera orienté vers d'autres services ou établissements.

L'enquête auprès des cliniques apporte nombre de précisions sur des pratiques de sélection qui ne concernent pas uniquement les patients hospitalisés, suite à un passage aux Urgences. Ces pratiques ont pour effet d'organiser des parcours de soins. Il paraît difficile de décider a priori que ces parcours ne sont pas favorables aux patients, par exemple qu'ils entraînent des prises en charge discontinues, incohérentes, délétères. Au contraire, être sélectionné à l'entrée peut être un facteur de suivi adapté, répondant au mieux aux besoins de la personne. On doit donc distinguer ce que la sélection fait aux patients – ce qui requiert une enquête *ad hoc*, que nous n'avons pas menée – et ce qu'elle produit comme système local de prise en charge.

En outre, il se pourrait bien que les usages polémiques du terme de sélection recouvrent des pratiques très diverses voire des plus banales. La question de la sélection des patients par la médecine libérale apparaît [62] aussi ancienne que celle-ci puisque le libre du choix du médecin par le patient a pour corollaire la liberté de choix du

[62] Lachenal G., Lefève C., Nguyen, 2014.

patient par le médecin. Dans un cadre défini par la loi (principe de non-discrimination, existence d'une urgence, risque de non-continuité des soins), les médecins ont le droit de ne pas accepter des patients. Hors des critères de droit, la sélection est une affaire qui relève de la déontologie médicale et du jugement professionnel sur ce qui est bon pour le malade. Elle peut se justifier pour des raisons très pratiques comme le manque de disponibilités ou parce que le médecin considère qu'il n'a pas les compétences, que le patient n'a pas respecté un contrat moral et que la confiance a été rompue... L'exercice en honoraires libres entraîne de facto une forme de sélection des patients.

L'adressage produit une autre forme de sélection, toute différente : à la fois le médecin qui adresse oriente le choix du patient et le médecin qui reçoit voit sa file active constituée de ces adressages. Or adresser est une pratique courante, effectuée par tous les médecins, quel que soit le lieu de leur exercice, public ou privé. Pour critiquer l'adressage, encore faudrait-il pouvoir en démêler les raisons : évincer les patients lourds sur le plan de la pathologie ou sur des critères socio-économiques n'est pas la même chose que confier son malade à un confrère en qui l'on a toute confiance et avec qui on sait pouvoir être tenu informé des soins prodigués. L'enquête auprès des cliniques se limite à décrire les pratiques de sélection, de tri et d'adressage et ses effets sur le système local de prise en charge, sans pouvoir évaluer ses effets pour les patients ni décider du bon droit qu'elles ont de s'y livrer ou pas. Toutefois, plus un médecin ou une structure fonctionne sur l'adressage, plus ils produisent, de facto là encore, une sélection. L'adressage peut conduire à un fonctionnement en vase clos pour un établissement qui ne recevrait de patients que sur recommandations d'un réseau de confrères choisis.

La file active des cliniques et les parcours qui passent par les cliniques résultent pour partie du choix fait par des professionnels qui n'y exercent pas d'y adresser une patientèle plutôt qu'une autre. Ainsi, 63% des hospitalisations libres du Département rural voisin s'effectuent dans les cliniques de l'Agglomération. Les patients peuvent avoir fait ce choix. Mais c'est aussi un adressage par les praticiens hospitaliers de certains de leurs patients :

« Les premières hospitalisations je ne les envoie pas au CHS parce qu'ils vont être confrontés à de la psychiatrie lourde qui ne va pas les aider. Ils ne vont pas se reconnaître dans cette hospitalisation, ils vont se demander ce qu'ils foutent là et rejeter ce type de soin. C'est traumatique. Donc, les premières hospitalisations, les personnes déprimées, les troubles de la personnalité, les tentatives de suicide qui ont besoin d'un peu de maternage, ne vont pas au CHS. La vocation du CHS, c'est devenu les SPDT [Soins Psychiatriques à la Demande d'un Tiers], parce qu'ils n'acceptent pas les HL [Hospitalisations Libres] parce qu'ils n'ont pas de place. Donc si tous les patients qui rentrent sont des SPDT, ça veut dire qu'on est dans de la psychiatrie lourde. » (Psychiatre, CHS, Département rural).

« On jauge quel type de soin il peut supporter et en fonction de ça on oriente sur telle ou telle clinique. Pour un premier contact avec la psychiatrie, surtout chez un jeune, je ne vais pas envoyer au CHS, je préfère qu'il rentre chez lui avec un étayage suffisant, mais ça dépend de l'étayage. » (Psychiatre, CHS, Département rural).

Selon les données RIM-P, en 2013, à l'échelle du Département rural, 74 % des patients porteurs d'un diagnostic de schizophrénie ont été orientés au CHS, tandis que c'est le cas de seulement 37 % des patients ayant un diagnostic de troubles de l'humeur, les autres étant orientés sur le secteur privé. Les troubles névrotiques représentent de 3 à 5% de la patientèle des Centres Hospitaliers tandis qu'elle peut constituer jusqu'à 16% de celle des cliniques. Les cliniques accueillent toujours beaucoup plus de patients pour troubles de l'humeur (50% et plus) que le public. Une seule clinique prend en charge des patients sous contraintes alors qu'ils constituent 30% de la patientèle du CHS de l'Agglomération.

La clientèle des cliniques est ainsi constituée par l'adressage des professionnels extérieurs qui, souhaitant éviter que leurs patients côtoient des populations très malades, participent à la segmentation des publics. Lorsque l'offre est abondante et diversifiée, la segmentation des publics est un phénomène qui tend à s'auto-entretenir et à s'amplifier avec le temps :

« La clinique X clairement ils sélectionnent les patients. S'ils vous disent le contraire c'est que ce sont des menteurs. Franchement un patient qui n'arrive pas avec une bonne mutuelle, il ne rentre pas [...]. Cette patientèle fait partir une autre patientèle plus pauvre, c'est le cercle vicieux. » (Directeur d'une clinique concurrente).

Tous les acteurs du système local de prise en charge ont établi leur propre classement des établissements en fonction des caractéristiques – sociales, pathologiques - qu'ils prêtent aux patients qui y sont soignés. Pour les cliniques, se positionner sur le marché c'est également attirer plutôt une clientèle qu'une autre et le faire savoir.

Les parcours institutionnels qui passent par les cliniques reposent pour une autre partie sur des réseaux d'interconnaissance, de confraternité et de repérage des compétences des uns et des autres, sans qu'il soit possible d'affirmer que le phénomène est moins présent dans le secteur public. Ces parcours ignorent les découpages territoriaux des administrations :

« Sur le département [rural voisin], il y a aussi des médecins généralistes qui nous adressent parce que deux de nos médecins sont spécialisés et connus pour ça. » (Direction clinique indépendante, Agglomération).

Dans une des cliniques, 10% des patients proviennent des urgences du CHS du Département rural, indépendamment du lieu de résidence, ce que confirme la cadre des entrées de la clinique en l'expliquant par une longue habitude de travail en commun, la confiance instaurée avec le temps :

« Je prends beaucoup des urgences du CHS parce que j'ai personnellement un long historique avec eux. Je travaille pour la clinique depuis trente-trois ans. J'avais à l'époque rencontré Mme S. qui était psychiatre au CHS [du département rural]. Parce qu'elle avait l'habitude de m'adresser des patients du fait que leurs urgences étaient débordées. Et puis on travaillait en confiance. Mme S n'est plus là depuis l'an passé mais j'ai gardé des liens avec les surveillants et les responsables des urgences de là-bas. » (Cadre administratif - clinique de l'Agglomération).

Les cadres responsables des entrées des cliniques se font les relais de la sélection à partir de ces adressages :

« Des médecins généralistes ont l'habitude de travailler avec tel psychiatre. Alors supposons que je reçois l'appel d'un généraliste, je lui demande avec qui vous avez l'habitude de travailler et voilà ça se passe comme ça. » (Cadre de clinique, responsable des entrées).

Les filières informelles n'empêchent pas pour autant d'organiser une forme de continuité et une cohérence des parcours. Sur les cinq psychiatres du Département rural voisin, deux au moins exercent dans une clinique de l'Agglomération :

« Historiquement on a un certain nombre de patients de ce département hospitalisés chez nous parce que pendant trente ans on a eu deux psychiatres installés en cabinet dans ce département. Ils avaient leur propre patientèle qu'ils hospitalisaient ici. Sachant que des psy libéraux là-bas, il en reste trois voire deux. » (Direction de clinique).

Dans la mesure où l'on sait que la patientèle de la psychiatrie de ville n'est pas du tout la même que celle des CMP [63], l'« auto-adressage » creuse le phénomène de segmentation du marché de l'hospitalisation psychiatrique.

Enfin, si chaque établissement propose des prises en charge en psychiatrie générale, leur offre est presque toujours doublée en clinique d'une spécialisation qui peut fonctionner à partir de filières informelles : filière alcoologie, filière médecine du travail, filière tabacologie, filière des troubles du comportement alimentaire... La filiarisation par spécialisation intervient aussi bien en amont – on adresse vers la clinique ou le médecin réputé spécialisé - qu'en aval de l'hospitalisation des patients. Un psychiatre pourra par exemple orienter son patient de CMP vers l'addictologue exerçant à l'hôpital qui orientera vers telle clinique et son « programme addict » ou son groupe de parole, qui orientera à son tour vers un psychiatre d'exercice libéral en ville ou un centre de postcure ou un Centre de Soins, d'Accompagnement et de Prévention en Addictologie (CSAPA). Ces filières ne reposent pas nécessairement sur des réseaux institués. Elles s'organisent le plus souvent à partir de routines de coopération constituées au fil du temps par des médecins (psychiatres, spécialistes et généralistes). Ainsi, une

[63] Winter, 2017

coordinatrice d'un hôpital de jour de clinique explique que l'atelier consacré aux psychopathologies liées au travail « fonctionne avec le réseau des médecins du travail, ce réseau s'élargit petit à petit par le bouche-à -oreille. Et puis on envoie nos plaquettes. »

Une partie de la clientèle en provenance du département rural voisin circule dans ce type de filière :

« La filière du département voisin, c'est la filière addicto. C'est le Dr B qui est gastro-entérologue au CHS de ce département qui envoie ses patients. Il y a des filières. C'est par Mr M. notre psychiatre. Ils se connaissent, ils connaissent leurs prises en charge. Il y avait aussi des flux entre le Dr B et l'établissement P (autre établissement du même groupe privé). On peut se poser la question de pourquoi ils viennent ici, entre le CHS et ici il y a beaucoup de kilomètres ! Parce qu'il n'y a pas grand-chose sur leur département. Les flux avec eux, c'est surtout l'alcoologie. » (Direction d'une clinique).

Les parcours de soins en psychiatrie qui empruntent les cliniques sont d'abord organisés à partir d'une confiance accordée à des confrères. C'est l'idée de confraternité qui domine ici, nourrie par des relations horizontales de médecins à médecins et par des pratiques de don et de contre-don. Cette régulation des entrées par la confraternité permet d'expliquer en partie la mise à l'écart pratiquée par certaines cliniques envers des services d'urgence alors que, côté Urgences, on observe que les infirmiers apprennent aux nouvelles recrues qu'il faut savoir « vendre » ses patients aux cliniques [64]. Les relations confraternelles sont une caractéristique du système d'action des médecins libéraux, ce qui permet d'affirmer que les parcours ne sont pas tant organisés à

[64] Se reporter au chapitre « Urgences et parcours de soins en psychiatrie ».

partir de spécificités pathologiques ou de bonnes pratiques mais à partir d'éléments externes à la rationalité sanitaire publique et gestionnaire, en l'occurrence à partir de relations sociales.

Les processus de « filiarisation » ne reposent donc pas sur les seules spécialités et compétences des uns et des autres. Ce mode de fonctionnement par réseau non formalisé est une caractéristique fondamentale de la clinique privée qui se présente souvent comment un « réseau par nature » car celle-ci n'est que le regroupement de praticiens libéraux qui peuvent naviguer d'un établissement à un autre, notamment d'un établissement public vers un établissement privé tout en conservant leur réseau (Claveranne, Pascal, 2001). Les parcours sont donc d'abord structurés par des réseaux médicaux principalement liés à de l'activité libérale et à des habitudes de travail en commun. Au cours de ses observations dans des services d'urgences privées et publiques, S. Morel avait noté que les différences entre les deux services portaient sur le type du réseau d'adressage. Aux urgences privées les trois quarts des patients avaient été adressés par un réseau libéral, contre la moitié aux urgences publiques où ils étaient trois fois plus nombreux que dans le privé à être adressés par le SAMU [65]. Cet exemple rare d'observation en clinique confirme l'importance de l'action du réseau informel des praticiens libéraux envers ce type d'établissement.

C'est la notion de confiance qui structure et spécifie l'existence de ces réseaux, celle-ci étant au centre de l'enjeu de sélection des patientèles et de la maîtrise de la file active de l'établissement. Faire confiance à un confrère ou à un médecin libéral signifie que l'on peut avoir une certitude sur la réalité de l'état somatique du

---

[65] Morel, 2016.

patient (la clinique doit être en mesure de prodiguer les soins nécessaires dans ce cas) ainsi que sur son rapport aux soins (n'est-il pas trop agité ? Adhère-t-il aux soins ?)

Enfin, des parcours de cliniques sont la conséquence du fait que les psychiatres qui y exercent ont très fréquemment une activité en libéral à l'extérieur. Ils hospitalisent dans la clinique où ils sont vacataires ou associés, les patients qu'ils suivent en consultation :

> « On a toute une partie de nos entrées qui viennent de nos propres médecins, à peu près 50 % » (clinique) ; « On travaille avec neuf psychiatres qui sont libéraux qui chacun amène des patients. » (Cadre autre clinique).

Concomitamment, ces praticiens poursuivent des soins en ville avec des patients rencontrés en clinique. Les patients peuvent également circuler au sein des structures d'un groupe : des urgences de MCO vers le service de psychiatrie puis la clinique de soins de suite :

> « On travaille avec X [établissement de SSR du même groupe que celui de la clinique]. On a une convention avec eux, ça fait très longtemps qu'on se connait et pour tout vous dire notre assistante sociale travaille aussi là-bas, ce qui facilite. Puis je connais très bien le directeur. On travaille aussi avec Z. C'est une structure qui appartient au groupe depuis très peu de temps et on travaillait déjà avant avec eux avant que ce soit racheté. » (Directeur de clinique de groupe).

3.2. Sélectionner ses patients en fonction de leurs addictions : le client alcoolique, l'indésirable consommateur de cannabis et le polytoxicomane exclu

La connaissance qu'ont les professionnels du système local de prise en charge, des publics accueillis par les uns et refusés par les autres ; la confraternité, les filières informelles, l'adressage sont des pratiques sociales routinières de la médecine. La sélection caractérise la médecine libérale. Tout cela produit des parcours institutionnels. Mais tous les praticiens libéraux, et en l'occurrence toutes les cliniques psychiatriques ne sélectionnent pas selon les mêmes critères. La couverture sociale du patient peut être un critère de sélection que nous développerons à partir des typologies de cliniques identifiées car toutes les cliniques de l'*Agglomération* ne sélectionnent pas sur ce critère. En revanche, les clivages en fonction du type d'addiction sont un des fondements du tri et de la sélection des patientèles dans les établissements observés. Dans ces cliniques, la prise en charge des addictions est le plus souvent résumée à la dépendance à l'alcool. Dans le RIM-P, l'alcool, codé F10 dans le groupe des troubles liés aux substances psychoactives, apparait le plus fréquemment en diagnostic associé. Les autres addictions, en particulier les dérivés du cannabis, font relativement peu l'objet de diagnostics associés bien qu'ils soient présentés comme une des problématiques majeures de comorbidités au moment des entretiens. Ainsi une coordinatrice d'hôpital de jour remarque-t-elle :

« Il y a une vraie comorbidité avec le cannabis, que ce soit chez les jeunes ou les plus âgés, ça fait partie des profils de nos patients. Il y a la pathologie et il y a la comorbidité avec consommation de cannabis ou d'alcool ou les deux alors qu'effectivement la pathologie première n'est pas toxicomanie ou alcoolisme. ».

Si l'addiction alcoolique appartient clairement au registre du client type de ces établissements, un client, somme toute pensé comme « normal » et avec qui « on a de bonnes relations » selon les termes employés par l'infirmier d'un service d'alcoologie, il n'en n'est pas de même avec les autres addictions. La posture des professionnels concernant les addictions se fonde sur une dichotomie entre « le patient traitable » souffrant d'alcoolisme et « le patient non traitable », sous-entendu « pas pour nous » qui concerne des patients consommateurs d'opiacés, de cocaïne et de drogues multiples. L'exclusion de ces patients, si elle n'est pas décelable dans le

RIM-P, se lit particulièrement dans l'offre de jour des établissements privés. En effet, presque toutes les hospitalisations à temps partiel des structures de jour des établissements proposent des ateliers pour les troubles alcooliques et pour diverses dépendances (« tabac », « médicaments », « jeux »), mais il est notable que rien ne soit proposé concernant les addictions au cannabis ou aux opiacés et à la cocaïne.

Décrivant l'offre de son hôpital de jour et ses projets de soins, un responsable d'établissement déclare :

« Alors il y a deux choses, un groupe alcool qui existe depuis très longtemps. Et là on vient de monter un groupe sevrage tabagique. Parce que souvent ce sont les mêmes populations. Et après avec les hospitalisations complètes on essaie de structurer un projet aussi mais pas seulement axé sur l'alcool ; le tabac, les médicaments, le jeu, parce que c'est quelque chose qu'on aura, qui arrive. Donc former les équipes à ce type de pathologie. Après, l'autre chose, c'est qu'on n'a pas vocation, on ne veut pas s'orienter vers tout ce qui est usagers de drogues, toxicos. »

Les patients polytoxicomanes, quant à eux, sont rarement admis dans les cliniques. Les professionnels interrogés déclarent qu'ils reçoivent de moins en moins « ceux qu'on définissait comme de gros toxicos, c'est-à-dire héroïne, cocaïne, Subutex, Méthadone » (Médecin).

« Pour les toxicos on ne sait pas faire, le bassin est difficile, il suffit qu'on en ait un ou deux dans les services ils se reconnaissent vite et puis bon voilà … » (Cadre de santé) ; « Tout ce qui est toxicomanie, héroïne, etc, nous, on essaie de ne pas prendre, parce que c'est infernal. ». (Direction d'une clinique)

Le clivage repose sur l'argument qu' « on ne sait pas faire » ou que « c'est infernal », mais l'exclusion n'en demeure pas moins fondée sur la stigmatisation de ces patients. Ainsi dans une clinique qui « essaye de ne plus prendre de toxicomanes » mais pratique des sevrages à l'alcool, une IDE disqualifie ce type de patientèle en l'opposant à sa clientèle alcoolique :

« Parfois il y a des sevrages de tout à la fois, mais quand on les met sous Méthadone ou Subutex, ils gardent leur Méthadone ou Subutex et on fait juste le sevrage de l'alcool. Mais on n'a pas les mêmes personnalités qu'avec ceux qui ne sont qu'alcooliques. Souvent ils ne s'entendent pas ensemble. L'alcoolique on peut l'aider à arrêter. Le poly-toxico est passé par l'illégalité, il reste avec une personnalité dépendante. »

Le type d'addiction peut donc être un facteur de sélection, pour des raisons de méconnaissance en matière de prises en charge [66], de désintérêt pour développer un projet thérapeutique pour des populations toxicomanes, voire de stigmatisation de ces patientèles. Par contre, l'alcoologie représente un segment de l'activité des cliniques du fait qu'elle est associée à la représentation d'un patient traitable, et le plus souvent adressé par des confrères connus.

3.3. L'alcoologie : une activité emblématique de la clinique

Presque toutes les cliniques de l'Agglomération proposent des hospitalisations pour des sevrages en alcoologie. Ce fait est suffisamment récurrent pour qu'une partie de l'enquête qualitative ait porté sur cette activité. Aussi parce que l'alcoologie a constitué une sorte de porte d'entrée consensuelle dans l'accès aux terrains de l'enquête, les directions nous renvoyant fréquemment vers leurs services d'alcoologie et ces derniers nous permettant de rencontrer des patients en cours d'hospitalisation. L'analyse des prises en charge en alcoologie illustre particulièrement les modalités spécifiques de parcours dans le privé : une offre de sevrage en hospitalisation complète qui peut être complétée à temps partiel dans des structures de jour privées, (ateliers, groupes de parole), des filières organisées

[66] Souvent le manque de compétences/connaissances est un argument avancé pour justifier le refus des usagers de drogues illicites. Mais cela masque un désintérêt pour ces patients. Ne pas vouloir se spécialiser sur cette patientèle aboutit à ne pas vouloir développer ces connaissances. Dassieu, 2014.

par des réseaux de médecins dépassant le cadre du territoire de santé et des parcours qui montrent une affiliation quasi-exclusive au secteur privé.

3.3.1. Les sevrages en alcoologie, une activité dédiée et structurée qui apparait peu dans les diagnostics

L'analyse statistique des données du RIM-P à partir des diagnostics principaux des établissements privés ne permet pas d'identifier la part de cette prise en charge dans l'activité des cliniques. En effet, comment expliquer que la catégorie diagnostique F1 « Troubles mentaux et comportementaux liés à la consommation de substances psychoactives » soit peu saisie dans les diagnostics principaux des cliniques observées malgré l'existence de services spécifiquement consacrés à l'addiction alcoolique ? Les soignants de ces services précisent que l'alcool est le plus souvent codé en diagnostic secondaire : « On met les deux codes par exemple, on code bipolarité ou psychose, etc., plus alcool que l'on code aussi mais en second. » L'activité de prise en charge de l'alcoolisme apparait donc relativement peu dans les diagnostics principaux alors qu'elle est une activité dédiée dans les cliniques. La prise en charge des addictions, y compris en alcoologie, ne peut apparaître comme une activité d'établissements qui ont des agréments et sont financés en psychiatrie. Les plaquettes de présentation d'ateliers destinés à la prise en charge des troubles addictifs en hôpital de jour s'adressent à des personnes « avec des troubles de la personnalité et/ou des problèmes d'addiction ». Même si elle constitue une prise en charge spécifique, l'offre privée destinée aux patients alcooliques peine à se présenter comme telle, elle ne peut qu'être adjointe à un autre type de diagnostic en raison de l'enjeu d'affichage de l'activité auprès de l'ARS. Ce fait est d'ailleurs soulevé par l'un de nos interlocuteurs à l'ARS qui sait précisément que plusieurs cliniques psychiatriques ont une spécialisation en alcoologie :

« Je me demande pourquoi il y a des addictions enregistrées alors que l'objet de l'hospitalisation devrait être la psychiatrie. Il y a pourtant des SSR addictions et 80 lits de cliniques en psychiatrie sont en train d'être transformés en SSR addictions ! »

A un autre niveau d'analyse, le codage des comorbidités et la prise en charge de l'addiction révèlent des désaccords chez les médecins sur l'étiologie et les modalités de prise en charge. Le traitement des addictions est-il secondaire à celui des difficultés psychiques du sujet dans sa globalité ? Faut-il traiter les consommations dans une perspective addictologique ou/et psychiatrique ? Pour certains psychiatres, la prise en charge relève d'une spécialisation, pour d'autres, la spécialisation n'apparait pas pertinente. Un médecin de clinique, qui faisait des prises en charge de patients diagnostiqués avec des pathologies psychiatriques mais souffrant par ailleurs de problématiques addictives, s'est vu refuser cette pratique depuis deux ans au prétexte que l'activité « addictions » a été stratégiquement transférée vers un autre site du groupe. Il s'élève contre ce fait en s'appuyant sur le principe d'une psychiatrie généraliste :

« C'est une politique d'établissement ici d'accord, mais il y a aussi des nouvelles tendances qui se dessinent et qui font que ce qu'on a toujours fait de manière riche parce que nous sommes d'abord des psychiatres généralistes, devient maintenant compartimenté et rentre dans une spécialité qui devient un peu aride. »

Deux niveaux au moins expliquent donc l'invisibilisation de la prise en charge des addictions dans le codage des diagnostics principaux : un codage en diagnostic secondaire pour l'alcool (pour la tutelle, l'objet de l'hospitalisation dans ces cliniques devrait être la psychiatrie puisque d'autres structures spécifiquement dédiées aux addictions existent) voire aucun codage pour le cannabis, et une posture médicale de refus de spécialisation.

3.3.2. L'entrée en service d'alcoologie : le rôle des réseaux de médecins

Les hospitalisations complètes en alcoologie correspondent le plus souvent à de l'hospitalisation programmée et les délais pour entrer en clinique sont relativement brefs. C'est d'abord le réseau des médecins généralistes qui est activé, en particulier lorsque ces derniers ont une spécialisation en alcoologie ou en addictologie. Un médecin généraliste alcoologue exerçant par ailleurs dans le CSAPA de son hôpital a l'habitude d'adresser dans une clinique « parce qu'il connait le Dr X ici mais aussi parce que dans son département, il n'y a pas beaucoup de lits pour ça ». Un médecin du service d'addictologie et alcoologie du Centre Hospitalier d'un autre département est connu dans les cliniques psychiatriques pour ses adressages fréquents. Pour un des cadres, « ce département, c'est la filière alcoologie avec le réseau de nos médecins qui travaille avec le Dr G. du CH ».

Il est donc fréquent que ces médecins exerçant dans d'autres départements soient les adresseurs principaux des patients, le déficit d'offre d'hospitalisation en alcoologie sur ces territoires pouvant expliquer les relais vers les établissements privés de l'enquête.

L'autre profil professionnel d'adressage est le réseau des médecins gastro-entérologues. Une filière peut exister par les adressages de cliniques MCO appartenant au même groupe que la clinique psychiatrique, leurs établissements de MCO pouvant gérer des lits d'alcoologie dans leur service de gastro-entérologie. En retour il peut y avoir des adressages de l'établissement psychiatrique vers ces services de gastro-entérologie « pour participer à leurs groupes de parole ». De plus, les services d'alcoologie des cliniques peuvent recevoir le concours d'un gastro-entérologue libéral exerçant dans d'autres structures privées de MCO pour des consultations hebdomadaires dans l'établissement psychiatrique.

3.3.3. Des patientèles affiliées

L'analyse du vécu de cette hospitalisation à travers nos observations et les témoignages des patients et des soignants montre une forte affiliation et socialisation des patients dans ces services « par rapport aux services qui prennent en charge d'autres troubles » (IDE).

Deux patients en alcoologie, rencontrés dans deux cliniques différentes, le disent : « ici, on retrouve les mêmes ». Le service est décrit en termes de « cocon », de « lieu protégé » par rapport à « l'extérieur ». Dans une clinique qui possède un service de trente-huit lits dédiés aux troubles addictifs (en réalité on n'y traite que des problématiques alcooliques), l'IDE déplore cette fidélisation qu'elle apparente au « club Med » :

« Ils viennent parce qu'il y a de la lumière. Ils voient les copains et les copines, ils viennent ici et c'est le séjour vacances, alors qu'on sait très bien qu'ils boivent et qu'ils reboivent... Tenez, il y en a un qui vient de revenir [...], il vient pour l'alcool, il reste ici et il continue à voir les copains et les copines. Tiens, il y a des petites nouvelles, alors il sort avec l'une et avec l'autre, c'est le club Med. »

La sociabilité produit donc de l'affiliation et un entre soi. Certains soignants font de cet entre soi une légitimation thérapeutique. Pour l'IDE d'un service d'alcoologie en effet : « On part du principe que les alcooliques doivent rester entre eux parce que c'est aussi un facteur thérapeutique. »

Comment se passent les consultations psychiatriques de ces patients lors de leurs séjours ? Si les patients sont généralement « vus tous les jours », la durée des consultations et la teneur des interactions décrites par les patients ou par des soignants montrent l'aspect expéditif de certaines consultations. « Ici on a un patient qui s'est amusé à chronométrer le temps de passage du médecin, c'est trois minutes maxi et hop on facture ! » (IDE).

Dans une autre clinique un patient qui a bénéficié d'un séjour de postcure en alcoologie confirme :

« La postcure, c'est une meilleure prise en charge, par rapport à une hospitalisation normale où on voit le psychiatre dix minutes le matin et c'est tout. Il y a d'autres patients qui se plaignent du temps de passage du psychiatre. Ils passent en coup de vent, en parlant avec d'autres patients. C'est : on se croise dans le couloir, comment allez-vous Mme X aujourd'hui et voilà, c'est ce qu'ils appellent une consultation. »

En alcoologie comme dans les centres de cures où se pratiquent des sevrages, des contrats de soin entre les patients et la structure d'hospitalisation ou d'accueil peuvent exister. En alcoologie par exemple, le contrat stipule que le patient ne doit pas consommer d'alcool sur le lieu de son hospitalisation. La présence de ces contrats dans les services d'alcoologie des cliniques de l'enquête n'empêche pas deux postures opposées de la part des établissements. Dans un établissement de groupe où l'alcoologie sert l'affiliation de ses patients, les contrats de soin sont très peu respectés en matière d'abstinence à la substance addictive :

« Ici, mettre à la porte ça ne s'est jamais fait. Malgré le contrat et le fait qu'ils puissent être vérifiés par les infirmières via l'éthylotest. […] Il n'y a aucune contrainte au sevrage ici. » (Soignant).

A l'inverse une clinique indépendante insiste sur l'importance du respect du contrat de soins, l'un des médecins en faisant même « une identité de la clinique » :

« On leur dit quand vous rentrez ici vous devez vous sevrer, donc on a des contrôles parce qu'on sait que c'est une problématique importante pour le patient. Nous ne pouvons pas garder des patients qui continuent à s'alcooliser ou à consommer du cannabis dans la clinique, à ce moment-là il y a rupture du contrat de soin. Ce qui n'est pas fait dans d'autres établissements de la région. C'est une identité de la clinique. »

3.3.4. Des séjours réitérés

La patientèle alcoolique se caractérise par ses séjours répétés [67] . Dans un établissement doté d'un service d'alcoologie, un soignant déclare que ces patients sont le plus souvent des « clients dans le sens d'affiliés […] on leur dit au revoir et on sait très bien qu'on va les revoir dans deux mois ». Dans un autre établissement également doté de ce type de service, un autre soignant explique qu'« avec l'alcool, on va rechuter plus rapidement. […] il y a des malades qui peuvent s'en sortir après cinq ou six cures au moins. Donc là on est dans des séjours réitérés plutôt que des séjours longs. »

La réitération des séjours à temps complet en alcoologie peut être expliquée par les rechutes, ce qui a été confirmé par le récit des trajectoires des patients rencontrés en entretien. Ainsi un patient, directeur d'une plateforme d'achat dans la grande distribution, a toujours été hospitalisé dans la même clinique, il y a fait trois séjours de trois semaines, quatre mois et demi et deux mois sur une année et demie. Une autre, retraitée, explique qu'elle « a un parcours de plus de vingt ans en alcoologie », ponctué de plusieurs hospitalisations en secteur privé avec des passages aux urgences et des séjours en postcure. Rencontrée au cours de son hospitalisation elle déclare qu'elle est en séjour pour une « petite rechute » depuis un mois, mais qu'elle est aussi venue pour « accompagner un ami ».

Un patient, cadre ingénieur, a connu plusieurs hospitalisations complètes et des passages en postcure depuis huit ans. Toutes ses hospitalisations ont été précédées par un passage aux urgences, suite à des alcoolisations massives sur ses lieux de vie ou dans la rue. Ces quatre dernières années, il a connu cinq séjours d'hospitalisations complètes, toutes en secteur privé. Nous le rencontrons au moment de sa cinquième hospitalisation. Suivi dans une autre clinique lors de ses précédentes hospitalisations, il explique que son psychiatre ne souhaitait plus le recevoir et qu'il a donc été obligé de choisir un autre établissement lors de son passage aux urgences.

---

[67] Pour les raisons déjà énoncées dans ce chapitre, cette réitération n'est pas visible dans les données du RIM-P.

Il est à noter que le choix de l'établissement par ce patient pour son dernier séjour a été motivé par des motifs financiers, sa mutuelle était conventionnée avec le groupe de l'établissement : « J'ai finalement choisi cette clinique parce qu'elle a le bon goût d'être conventionnée avec ma mutuelle. » La décision est ici intrinsèquement conditionnée par les conventionnements de son assurance privée avec l'établissement.

Ces patients n'ont connu des hospitalisations dans le secteur public qu'au travers de leurs passages aux urgences. Ils ont parfois connu des séjours dans des établissements de postcure spécifiquement dédiés à l'alcoolisme ce qui n'a pas évité par la suite leurs ré-hospitalisations à temps plein dans des cliniques psychiatriques. Ce qui est notable ici, c'est l'aspect aléatoire des parcours possibles avec une forte affiliation au secteur privé. Ainsi un patient type du secteur privé qui souffre d'alcoolisme peut avoir un parcours en hospitalisation complète en clinique puis fréquenter en temps partiel les ateliers d'alcoologie de sa structure de jour. Il peut ensuite être réhospitalisé à temps complet dans la même clinique, puis faire un séjour de plusieurs semaines en postcure privée hors département, être suivi par un médecin généraliste alcoologue, revenir en hospitalisation complète dans une autre clinique, tout en ayant régulièrement fait des passages aux urgences.

Pour se distinguer, côté clinique, il faut donc une offre, on l'a vu précédemment avec l'analyse de « niches » qui permettent de prendre position sur un marché. Ces offres permettent à des médecins libéraux d'initier des parcours de patients dans le secteur privé. Concernant l'alcoologie, les patients hospitalisés pour cette addiction confirment de telles orientations. C'est le plus souvent via la consultation d'un médecin généraliste ou spécialisé que leur hospitalisation en établissement privé a pu avoir lieu. Ils confirment également, tout comme les professionnels de ces services, une durée d'hospitalisation complète généralement comprise entre un mois et trois mois et décrivent de manière prégnante la réitération de leurs séjours dans la même clinique sur une à deux années. Les parcours affiliés se définissent à la fois à partir des durées d'hospitalisation et de leur réitération, le plus souvent dans les mêmes établissements.

3.4. La docilité du patient, un enjeu central de sélection

Finalement, c'est surtout la docilité, dans le sens d'un patient gérable et adhérant aux soins, qui s'avère le critère central de la sélection opérée par les cliniques en raison de la crainte du débordement qu'occasionnerait un patient un peu trop rétif aux soins et à ses injonctions. La rupture de contrat de soins pratiquée par certains établissements à l'occasion de la prise de substances psychoactives sur le lieu d'hospitalisation est aussi là pour rappeler au patient qu'il doit d'abord adhérer au projet de soin et que cela constitue la condition sine qua non de son hospitalisation en secteur privé. Accueillant des patients en hospitalisation libre, ces cliniques sélectionnent donc leurs patients en fonction de leur adhésion au contrat. La raison principale donnée par les professionnels est qu'ils ont rarement les moyens de contenir un patient agité par manque de chambre d'isolement (bien que deux des cliniques enquêtées aient des services plus contraignants) et surtout par manque de personnel soignant de nuit et de service de sécurité. Les infirmiers expliquent l'enjeu lié au comportement du patient à partir des effectifs infirmiers de nuit jugés insuffisants :

« Si c'est violent, on ne prend pas parce qu'on n'est pas forcément outillé pour, par exemple il y n'a pas de chambre d'isolement » (IDE) ; « La question qui fait qu'on va prendre un malade, c'est : est-ce qu'il accepte de prendre les traitements ? Est-ce qu'il ne va pas mettre le bordel jusqu'à 4h du matin parce que la nuit il n'y a qu'une infirmière pour 20 à 30 lits ?» (IDE).

Ce critère de sélection est particulièrement prégnant pour les cliniques dotées d'un service de post-urgence conventionné avec les Urgences du CHU. Les observations menées aux Urgences montrent comment les professionnels jugent si un patient est plus ou moins « cliniquable »[68] en fonction de l'idée qu'ils se font de son agressivité, de son antériorité psychiatrique, de ses consommations. En effet, bien qu'il soit en hospitalisation libre, rien n'indique a priori que ce dernier se montrera gérable par le service. Ceci permet d'expliquer pourquoi il est si important d'accorder de la confiance à l'adresseur, d'où les relations de confraternité et les routines de travail en commun déjà décrites. Pour le dire autrement, il faut que les professionnels de clinique, cadres responsables des entrées et médecins, sachent au préalable de l'hospitalisation, à qui ils vont avoir à faire. Pour cela, les cliniques adoptent au moins deux stratégies : n'hospitaliser que des patients déjà connus par l'établissement ou des patients adressés par des acteurs de confiance, des relais avec lesquels « ça se passe bien ».

L'organisation locale et la sélection produisent des parcours discontinus lorsque des patients sont admis en cliniques en post-urgence ou en première instance mais se révèlent inadaptés aux critères sélectifs de ces établissements. La sélection peut donc être un critère de continuité de la prise en charge. Un patient rencontré au CHS au moment de son hospitalisation illustre un parcours discontinu parce qu'initié dans un établissement qui ne lui correspondait pas. Il concentre en effet plusieurs critères d'exclusion des cliniques : polytoxicomane, considéré comme peu compliant aux soins (il est « en pyjama » au CHS[69] au moment de l'entretien et se considère « puni » du fait que la sécurité de l'hôpital l'a retrouvé en train de s'alcooliser), il bénéficie du programme « Un chez soi d'abord »[70] et est hospitalisé sous contrainte. Il explique comment il a pu antérieurement bénéficier d'un séjour d'hospitalisation

[68] Se reporter au chapitre « Urgences et parcours de soins en psychiatrie »

[69] Le fait de mettre les patients en pyjama est une pratique au CHS qui sert à dissuader/empêcher les patients de sortir du service lorsqu'ils ont été surpris à consommer dans les parties communes de l'établissement (parcs, etc.).

[70] Le programme « Un chez soi d'abord » a été un programme expérimental jusque fin 2016 pour le logement des personnes ayant des troubles psychiatriques et ne bénéficiant pas de logement. Porté par le Ministère chargé du logement, ce programme a débuté en janvier 2012 dans quatre métropoles, Paris, Marseille, Lille et Toulouse.

complète dans deux cliniques de l'Agglomération. Hospitalisé dans une de ces cliniques par le relais d'« un docteur du CCAS qui connaissait là-bas (….) parce qu'on n'y entre pas comme ça » le patient garde le souvenir d'une bonne prise en charge « parce que c'est très beau, il y a un très beau cadre avec sauna et piscine ». Cette clinique reçoit peu des urgences mais peut occasionnellement recevoir un patient adressé par un confrère selon la logique de réseau déjà identifiée. Cependant le profil de ce patient ne lui a pas permis de devenir un client pour les deux cliniques, il n'a fait qu'un séjour dans chacune mais en est à son troisième séjour au CHS. Il n'a pas été suivi par les médecins des cliniques, ce qu'il explique en disant qu'il ne s'est « plus intéressé à son traitement ».

Ces processus d'exclusion ont déjà été relevés par d'autres recherches portant sur la coopération et les cloisonnements dans la prise en charge des troubles psychiques. Ce que Lise Demailly nomme des « trous », c'est-à-dire « des catégories (de patients) dont personne ne veut ou qui ne trouvent pas suffisamment de place adaptée à leurs besoins par manque d'équipements (…) et que l'on pourrait synthétiser par quelques figures : le violent, le cas social, le suicidaire, le chronique » [71]. La sélection des cliniques envers des patients jugés socialement peu acceptables (agressifs et consommateurs de drogues) nous permettent de comprendre les critères de « lourdeur » d'un patient en psychiatrie, bien au-delà du seul fondement du type de pathologie, ainsi que la continuité ou la discontinuité de certains parcours.

3.5. Les conséquences systémiques de la sélection des patients sur le secteur public

L'analyse de l'ensemble des phénomènes d'adressage, de tri et de sélection permet de comprendre que tenter d'évaluer le bon nombre de lits ou de places sur un territoire pour répondre aux besoins de la population n'a pas beaucoup de sens. Le système local de prise en charge produit ses propres

[71] Demailly, 2005.

délimitations territoriales. Il produit également une segmentation des lits et des places, l'offre pouvant être, d'un côté, développée de manière indéfinie vers de nouveaux besoins, de nouvelles populations tandis que, pour d'autres populations, les places restent rares. La rareté n'est pas absolue, elle est relative aux caractéristiques des patients et à l'organisation de l'offre.

Les cliniques sélectionnant des patients selon leurs propres critères, que deviennent ceux qui ne peuvent y souscrire ? Seront-ils assignés au secteur public et à ses obligations d'accueil avec pour conséquence une population moins mixte qu'elle ne l'est dans la population générale du territoire ? Comme l'explique clairement un médecin de clinique ayant exercé dans le secteur public de l'Agglomération, le processus d'élargissement des hospitalisations sous contrainte fait que le secteur public se trouve de plus en plus obligé de travailler auprès de patients « difficiles ». Pour ce médecin, les patientèles reléguées au secteur hospitalier public seraient des « patients difficiles qui refusent de se soigner, des gens qui restent plus longtemps et qui empêchent les patients qui vont mal mais qui ont envie de se soigner d'être hospitalisés dans le secteur public ».

Il poursuit sa démonstration par une comparaison avec d'autres territoires et souligne que c'est la conjonction de l'extension des soins sous contraintes et la prédominance d'un secteur privé sur le territoire qui conduit à cette segmentation des patientèles :

« Il y a d'autres régions que je connais où les gens n'ont aucune réticence à se faire hospitaliser dans le public. Mais ici c'est un peu spécifique, c'est-à-dire que les gens qui sont suivis au CMP et c'est pour ça que les collègues de CMP nous les envoient, ils n'ont pas de places dans le service et ils nous les renvoient. Ce sont des patients qui sont conciliants aux soins mais s'ils se retrouvent mélangés avec quatre ou cinq Hospitalisation d'Office (HO) sur vingt lits où on prend des coups…alors, on préfère essayer de nous les renvoyer – Mais ça, dans d'autres régions c'est pareil non ? – Non. Pourquoi ?

– Parce qu'ici il y a beaucoup de privé et ces hospitalisations sous contrainte sont dissuasives pour les autres patients…Mais c'est qu'ils ne font que ça, ils ne font plus que ça au CHS ! Donc la solution c'est que le CHS ait plus de services qui leur permettent de ne pas mélanger des patients sous contrainte et des patients plus conciliants. Ils n'ont qu'un service d'admission par pôle. »

Les propos de ce médecin, qui a connu une activité dans les deux secteurs, confirment nos analyses : la coprésence d'établissements du public et du privé produit une segmentation de la patientèle psychiatrique, phénomène amplifié par un processus de stigmatisation des CHS, les caractéristiques « difficiles », « sous contrainte » de la patientèle du CHS agissant comme un repoussoir pour d'autres patients qui, a priori, ne seraient pas opposés à une hospitalisation dans le secteur public. Il est d'ailleurs notable que cette segmentation se traduise par une répartition genrée entre les deux secteurs : les données du RIM-P montrent que les femmes sont majoritairement accueillies en clinique (plus de 63 % pour la quasi-majorité des cliniques) alors que la patientèle des deux centres hospitaliers publics est davantage masculine (67% pour le CHS et 54% pour le CHU).

La création de la catégorie Soins Psychiatriques pour Péril Imminent par la Loi du 5 juillet 2011 instaurant la possibilité pour un directeur d'établissement d'hospitaliser sans avoir l'accord d'un tiers, parce qu'il n'y a pas de tiers, semble fortement mobilisée par les établissements à partir de 2012 (Coldefy, Nestrigue, Tartour, 2015) [72]. Entre 2010 et 2013, le mode légal de soins renseigné sur le RIM-P montre que la part des séjours en hospitalisation libre au CHS reste très majoritaire, mais on note une diminution de ces séjours à partir de 2011 : on passe de 79 % des séjours à 70 % en 2013. La diminution des hospitalisations en soins libres n'est pas compensée par une augmentation de séjours de Soins Psychiatriques à la Demande d'un Tiers ou de Soins Psychiatriques à la Demande d'un Représentant de l'Etat. En

[72] Coldefy, Nestrigue, Tartour, 2015.

revanche, ce sont les séjours en Soins Psychiatriques pour Péril Imminent qui voient leur nombre multiplié par seize entre 2012 et 2013 au CHS. Même si leur nombre reste marginal au moment de l'enquête par rapport aux autres modes d'hospitalisations sous contrainte (notamment les Soins Psychiatriques à la Demande d'un Tiers), l'augmentation importante des hospitalisations pour Péril Imminent se retrouve dans les données statistiques des deux autres établissements publics de l'enquête : le CHU et le Centre Hospitalier du Département rural limitrophe.

Les cliniques peuvent instrumentaliser les obligations du secteur public pour se libérer de patients non adaptés à leurs critères de sélection. La cadre d'une clinique récemment rachetée par un groupe évoque explicitement pourquoi il n'y a désormais plus lieu de garder des chambres d'apaisement dans l'établissement :

« – Vous avez des chambres fermées ici ? – Aucune, on en avait et on a tout supprimé. - Pourquoi ? – Parce qu'on fait de l'hospitalisation libre et il n'y a pas lieu d'avoir des chambres d'apaisement. Parce que quand le patient est en état d'agitation, on peut se poser la question de savoir est ce qu'il relève encore d'une hospitalisation libre. Dans ce cas c'est qu'il relève d'une hospitalisation sous contrainte et on réoriente vers un autre établissement - Vers où ? - On se met en relation en priorité avec le CHS, ou la clinique X [seule clinique du territoire ayant une autorisation pour recevoir des patients sous contrainte] et enfin vers les urgences du CHU. »

Le secteur public, et *in fine* les urgences, constituent le réceptacle des exclus de l'hospitalisation privée au gré des politiques de groupe. La saisie opportune d'une demande de soins sous contrainte sans passer par un tiers peut désormais devenir l'instrument de cette exclusion.

Partie 4 – Des logiques d'action spécifiques : trois types d'établissements dans le secteur privé local

Au-delà de ses logiques communes, le secteur des établissements privés lucratifs n'est pas unifié car les cliniques, afin d'atteindre une masse critique optimale pour se développer sur le marché et améliorer leur compétitivité, développent des stratégies et des politiques d'établissements hétérogènes. Les neuf cliniques de l'Agglomération correspondent à six cliniques de groupes et trois cliniques indépendantes. Parmi ces cliniques, on peut distinguer trois types d'établissements à partir de leurs statuts et de leurs politiques : des établissements récemment rachetés par un groupe européen caractérisé par une politique de croissance intensive ; des établissements appartenant à un groupe installé sur le territoire depuis plus longtemps avec une politique davantage orientée vers un partenariat avec le secteur public ; des établissements indépendants qui ne sont donc pas consolidés par un groupe et cherchent avant tout à se maintenir sur le marché. Les cliniques doivent être distinguées les unes des autres sur au moins deux plans.

S'il n'est pas possible de préciser des pratiques de soins faute d'observations ou de données valides et fiables sur l'activité [73], nous avons pu relever deux dimensions à partir desquelles construire la typologie : la participation à l'organisation de l'offre aux côtés des tutelles et des établissements publics et la sélection des patients en fonction de leurs revenus et de leur couverture sociale.

Les cliniques répondent plus ou moins à ce que l'ARS considère comme les besoins du territoire. Le cas des hospitalisations post-urgences est de ce point de vue emblématique. La saturation du service du CHU est reconnue comme un problème particulièrement prégnant sur l'Agglomération depuis des années. Or les cliniques participent très inégalement à satisfaire ce besoin. A la lecture des données

---

[73] Sur ce point, se reporter chapitre « Un PMSI en psychiatrie pour quoi faire : Connaître les parcours ou réguler l'activité des établissements ? ».

produites par le Service d'Accueil des Urgences Psychiatriques du CHU, on constate une participation du privé à l'accueil post-urgence un peu supérieure à celui du secteur public : entre 2012 et 2013, 1143 patients ont été hospitalisés dans des établissements privés après leur passage aux urgences et 1027 dans le secteur public. Mais une lecture par établissement à partir du même service montre une participation très inégale du secteur privé à cet accueil : sur la période, 592 patients ont été accueillis dans une clinique et seulement 13 dans une autre. Le CHS et le CHU demeurent quant à eux des acteurs importants des prises en charge post-urgences sur l'Agglomération en dépit du fait que leur nombre de lits est très inférieur à celui du secteur privé.

Concernant la solvabilité des patients, le coût des chambres particulières est un facteur de sélection dans la mesure où certaines cliniques peuvent proposer un tarif de chambre simple au-delà d'une centaine d'euros par jour. Les frais de chambre simple pratiqués en clinique ne sont pas pris en charge pour des patients ayant la CMU-C. Pour les autres patients, le coût d'une chambre simple peut être plus ou moins remboursé par leur assurance privée à hauteur d'un nombre de jours déterminés, par exemple 50 euros remboursés par jour sur une durée d'hospitalisation de 60 jours maximum. Dans tous les cas, le montant du reste à charge [74] peut donc être conséquent pour un patient hospitalisé dans une clinique psychiatrique s'il ne souhaite pas être dans une chambre double.

---

[74] Le principe du reste à charge pour un patient non bénéficiaire de la CMU-C s'applique aussi pour une consultation libérale de psychiatrie, dont la part laissée au ticket modérateur est de 30 %. Le tarif d'une consultation de médecin psychiatre en cabinet libéral étant fixé à 43,70 euros (données 2014).

4.1. Les établissements d'un groupe caractérisé par une politique de croissance intensive : changer les pratiques antérieures et la clientèle

Les acquisitions du groupe, nombreuses, relativement rapides (quatre cliniques entre 2013 et 2015) et concentrées sur le territoire (40 % des lits du secteur privé de l'Agglomération) en font un des nouveaux acteurs du système d'action privé local avec lequel les autres acteurs privés, publics mais aussi l'ARS, doivent désormais compter. Pour les établissements qui viennent d'être rachetés, il convient d'entrer en adéquation avec les projets du groupe, et pour les professionnels qui y exercent, de rompre avec les usages et les pratiques antérieures. Le discours des promoteurs des projets du groupe est clair, il s'agit d'imposer de nouvelles règles du jeu en interne : « il y a un avant et un après [nom du groupe] » (Cadre et direction d'établissement racheté).

Un médecin, présidant la commission médicale de l'une des cliniques, présente les changements survenus après le rachat : les soignants sont désormais scorés sur leur activité et le médecin est incité à se comporter comme un salarié tenu pour responsable des résultats de l'entreprise :

« En tant que médecin, je suis confronté à des pressions de plus en plus normatives où ce qui est évalué de manière individuelle, ce sont nos performances avec des attributions de profil, de notes, de scores par rapport à des standards attendus en termes de formats de permissions de sortie ou en termes de nombre de chambres individuelles vendues – Qu'est-ce que c'est un format de permission de sortie ? – Les formats de permission de sortie sont des formats attendus administrativement, un patient ne doit pas sortir avant 15 jours en permission par exemple. Au moins en théorie. Sur le plan administratif, la permission est tamponnée et validée si elle répond à des standards, à un certain nombre de paramètres. Mais le médical prévaut ceci dit. Si je décide que mon patient doit sortir, il va quand même sortir mais avis défavorable, refusé. Il y a le tampon refus administratif mais il sort quand même. Ce qui fait que l'on se voit attribuer un profil scoré à -3.

Ça va de -3 à + 3, celui qui est out et celui qui est dans les clous. Ce qu'on évalue c'est quantitatif. En effet, je suis trois fois moins par rapport à tous les standards administratifs attendus mais on ne se préoccupe pas de toute la matérialité du travail relationnel. A savoir que le patient s'il ne sort pas, son chat va crever, on ne va pas regarder ce qu'il y a comme motif, on voit juste si on est dans le standard. Ça grève l'alliance thérapeutique. »

En incitant les médecins à éviter les permissions au moins lors des deux premières semaines d'hospitalisation afin de pouvoir leur facturer des prix de journée [75], les directions des cliniques interfèrent avec la logique médicale et modifient les parcours.

Concomitamment, il s'agit de changer l'identité de la clientèle en ciblant une population plus aisée. Suite à son rachat par le groupe, une des cliniques licencie l'équipe médicale et après fermeture pour travaux et réorganisation modifie les règles d'admission tout en augmentant sensiblement les tarifs des chambres. Il s'agit de « jouer entre le soin et l'hôtellerie » comme l'explique l'assistante sociale d'une de ces cliniques qui a vu son temps d'assistante sociale divisé par deux en un an :

« On a modifié les chambres particulières pour améliorer le standing et c'est exact que cela représente une prise en charge plus importante à demander aux mutuelles. Clairement, dans le groupe il s'agit de redorer l'image des cliniques en ayant des populations plus diversifiées et moins marginalisées. » (Assistante sociale).

Avant d'être rachetées par le groupe, ces cliniques participaient aux hospitalisations post-urgences, bien que de manière diverse. L'une d'entre elles, rachetée courant 2013, a mis fin à sa contractualisation pour l'accueil en post-urgence en réaffectant les quatre lits qui étaient auparavant dédiés à cette activité. Jusqu'en 2012 elle était une des cliniques du territoire

[75] Un prix de journée ne peut être facturé lors de permissions de sortie (autorisations d'absence comprises entre 12 heures et 48 heures consécutives, augmentées éventuellement des délais de route).

qui accueillait le plus depuis les urgences. Les entrées de cette provenance chutent ensuite de près de la moitié au cours de l'année 2013 [76]. La direction affirme qu'elle n'a désormais « pas besoin des urgences du CHU » pour remplir ses lits.

« Je pense que la clinique a longtemps servi de désengorgeoir des urgences pour les patients pas faciles et que maintenant c'est plus la même chose. Forcément ça crée un climat de tension localement. » (Cadre).

Les cliniques se retirent du jeu, de la participation à la réponse aux besoins de la population tels qu'ils sont identifiés par l'ARS, en raison de son coût trop élevé :

« C'est le problème de travailler avec les urgences car on a un coût à payer qui est très lourd… C'est des patients plutôt lourds et socialement en difficulté. Franchement, les urgences aujourd'hui, ce n'est pas ce qui nous fait vivre. On a un lien avec le CHU, on veut continuer à travailler avec eux, c'est quelque chose d'historique mais financièrement, je parle là en chef d'entreprise, ça n'a clairement aucun intérêt de travailler avec eux » (Direction clinique).

D'autres critères sont énoncés pour justifier le changement des pratiques comme l'absence d'équipement adapté ou l'altération de la confiance envers un service d'urgence qui ne délivrerait pas toutes les informations de manière honnête. Et de citer plusieurs exemples lors des entretiens de patients admis dont la situation ne correspond pas à ce qui avait été annoncé : « Les urgences nous annoncent un patient autonome qui au final ne l'est pas, le patient est en fauteuil roulant » ; « Un patient trachéotomisé, on ne le savait pas. »

Les cliniques de ce groupe ne ferment pas tout à fait la porte aux hospitalisations post-urgences. En effet, il faut remplir les lits et les urgences, celles de l'Agglomération comme celles du Département rural voisin peuvent y pourvoir.

---

[76] De 183 patients en 2012 à 100 patients en 2013. Source : Logiciel de gestion du Service d'Accueil des Urgences Psychiatriques du CHU.

« Dans la clinique où je travaille, on fait pression sur les médecins pour qu'ils changent la patientèle, il faudrait qu'ils fassent entrer des gens qui payent les 105 euros par jour. Parce que pour le moment ils n'arrivent pas à faire entrer des gens comme ça. On prend quand même des gens qui viennent des urgences. Ils ne sélectionnent pas tant à ce niveau parce qu'ils n'y arrivent pas. Là on a que trois patients qui payent leur chambre à 105 euros, les autres ils la payent avec ce que donne leur mutuelle. » (IDE).

Les concessions à l'entrée peuvent pourtant être remises en cause au cours des séjours, certains patients qui se sont avérés « inadéquats pour la clinique » ont été exclus au cours de leurs séjours d'hospitalisation :

« J'ai vu deux patients reconduits dans la demi-journée. Un qui venait du CHS et qui était inadéquat pour la clinique. Pour moi il était tout à fait légitime dans un lit. D'ailleurs il est parti de lui-même. Du coup il est parti sans organiser la sortie, il a foutu le camp et un autre parce qu'il ne payait pas, il n'avait pas de mutuelle – Quand il ne paye pas on le met dehors ? Moi on me dit qu'on les garde quand même mais qu'on a des dettes – On les garde pas tant que ça ou alors on charge l'assistante sociale, on la charge dans le sens ou on lui demande de faire payer au patient une mutuelle qu'on peut prendre dans la journée. Mais dans le règlement intérieur, c'est quand même en dernier recours qu'ils peuvent dire on bazarde même s'il y a de la négociation avant car le psychiatre a aussi son mot à dire – Parce qu'il y a quand même une responsabilité légale du psychiatre, on ne peut pas mettre les gens dehors comme ça ? – L'idée c'est surtout d'éviter de les prendre, on trie à l'entrée. Ceci dit les gars qu'on met dehors ils ont une famille, ils ont un domicile quand même – Ça veut dire qu'on a besoin de la famille pour les garanties ? – Oui, parce que dès qu'il arrive à l'accueil il lui faut faire un chèque de 500 euros de caution pour la chambre. » (Soignant).

Les cliniques de ce groupe ont une petite activité de temps partiel mais peuvent adresser leurs patients vers des établissements de postcure de statut lucratif privé qui figurent parmi les établissements du groupe établis dans des départements proches de l'Agglomération : des hospitalisations de soins de suite dans d'autres établissements du même groupe situé hors département peuvent donc être proposées aux patients à la sortie de leur hospitalisation en clinique. Ces postcures spécialisées en réhabilitation et réinsertion psychosociale proposent des hospitalisations complètes pour des patients « souffrant de troubles psychiatriques et psychiques, dont l'état est stabilisé, suite à une prise en charge antérieure ». Dans ce cas les parcours ne sont pas produits par des réseaux ou des filières pour un champ pathologique identifié. Ils sont liés à une continuité des soins structurée par un chaînage inter-établissements interne à un même groupe gestionnaire que ce soit des établissements de MCO, des services de soins de suite en psychiatrie ou des établissements de postcure.

Les tutelles semblent avoir relativement peu de prise sur ces établissements en dépit des contrats d'objectifs et de moyens qu'ils sont dans l'obligation de signer avec l'ARS. Le psychiatre d'une clinique indépendante dira d'ailleurs de ce type de concurrent lors d'une discussion avec un confrère : « Ils sont désormais sortis des négociations avec l'ARS. Ils sont suffisamment puissants pour se le permettre. »

4.2. Des cliniques de groupe engagées dans un partenariat avec le secteur public

Les cliniques de ce second groupe ont été rachetées depuis maintenant plus de dix ans. Elles représentent 27% des lits privés de l'Agglomération. Les pratiques médicales et d'inscription dans le système local de prise en charge n'ont pas été bouleversées par le rachat mais plutôt, pour certaines d'entre elles, renforcées. Il en est ainsi du partenariat avec le secteur public et de l'admission d'une population relativement démunie.

La politique du groupe, également présent dans plusieurs pays européens, valorise la collaboration avec les systèmes de santé publics. Le président de son conseil d'administration exprime clairement cette stratégie lorsqu'il déclare que « les établissements privés ne doutent pas que la santé soit une mission de service public » (Boyer, 2008). Le groupe gère un hôpital public dans le nord de l'Europe et, en France, il développe des partenariats public-privé dans plusieurs régions et pour plusieurs spécialités médicales. Sur le territoire de l'enquête, les cliniques sont engagées dans des actions conjointement avec le secteur public : contribution à l'hospitalisation de patients en soins sous contrainte ; création d'un service de post-urgence ; mise en œuvre d'un Groupement Coopératif Sanitaire (GCS) pour hospitaliser à domicile.

Les cliniques de ce groupe se présentent comme des négociateurs actifs auprès de l'ARS et paraissent davantage soucieuses de jouer le jeu local : la prise en compte des préoccupations de la tutelle constitue une monnaie d'échanges pour négocier des financements de projet et des autorisations d'activité.

Une des cliniques a ouvert un service d'admission en Hospitalisation à la Demande d'un Tiers avant le rachat en 2005. Celui-ci est devenu un service de SPDT [77] en 2011 et compte dix-neuf lits par autorisation de l'ARS. Il bénéficie d' « un tarif spécifique pour son accueil de SPDT. » (Cadre ARS). Cette particularité est notable dans la mesure où peu d'établissements privés accueillent effectivement des patients sous contrainte en France [78] bien que la loi de 1990 relative à l'hospitalisation sous contrainte ne l'interdise pas explicitement. La réforme de la loi des soins psychiatriques en 2011 entérine l'admission par des établissements privés de patients en Soins Psychiatriques à la Demande d'un Tiers. Au cours des années 2012 et 2013, la clinique a comptabilisé 749 séquences en

---

[77] Soins Psychiatriques à la Demande d'un Tiers, en remplacement d'Hospitalisation à la Demande d'un Tiers par la Loi du 5 juillet 2011.

[78] « Les patients hospitalisés sans leur consentement sont pris en charge, dans leur très grande majorité (88 %), dans les établissements publics, le plus souvent spécialisés dans la prise en charge des maladies mentales [...]. Seules quatre cliniques privées en France sont également habilitées à prendre en charge des patients hospitalisés sans consentement en HDT (données RIM-P 2010) » Coldefy, Nestrigue, 2013.

SPDT [79]. Adressés en majorité par les Urgences psychiatriques et, dans une moindre mesure, par les services médico-chirurgicaux du CHU, les patients accueillis en SPDT dans la clinique ont une durée moyenne d'hospitalisation de 15 jours [80]. Au-delà, les patients passent en hospitalisation libre.

En 2015, une clinique a organisé une post-urgence de manière conventionnée avec le CHU. Il s'agit d'un service de quatre lits dont les entrées sont gérées par une infirmière coordinatrice en lien avec le Bed manager du Service d'Accueil des Urgences Psychiatrique (SAUP) de l'hôpital. Les statistiques réalisées sur 166 dossiers au SAUP en 2015 (Cf. chapitre Urgences) montrent que cette clinique est devenue courant 2015 un des principaux relais privés des adressages en post-urgence [81].

La clinique dispose par ailleurs d'un service d'urgence somatique accolé à son hospitalisation psychiatrique et d'un Equivalent Temps Plein d'astreinte pour un infirmier du service psychiatrique chargé de l'accueil et des orientations. De janvier à septembre 2015, sur les 257 patients vus dans leur propre service d'urgence somatique, 94 ont été hospitalisés en post-urgence psychiatrique dans la clinique. Et 203 patients ont été hospitalisés dans ce même service de post-urgence alors qu'ils provenaient des urgences de l'hôpital [82]. La post-urgence se présente le plus souvent comme un second sas d'orientation. Lorsqu'aucun lit n'est disponible pour permettre aux urgences d'orienter un patient vers un établissement, la post-urgence de la clinique peut faire office de sas d'attente pour des patients demandeurs d'une hospitalisation dans d'autres cliniques

[79] La séquence constitue un découpage administratif de l'activité enregistrée dans le RIM-P. Un séjour peut comprendre une ou plusieurs séquences. La première séquence d'un séjour débute le premier jour de la prise en charge, à temps complet ou à temps partiel. Ainsi, le premier jour de la première séquence coïncide avec le premier jour du séjour. Le CHU a saisi 257 séquences en SPDT sur les années 2012 à 2013.
Au CHS sur la même période, 2619 séquences en SPDT ont été saisies.

[80] Selon le déclaratif des professionnels de la clinique rencontrés par entretien.

[81] Sur 166 dossiers patients des urgences analysées, cette clinique a accueilli 37 patients en provenance des urgences.

[82] Données fournies par l'établissement en septembre 2015.

« parce qu'ils y ont leurs habitudes » ainsi que pour des patients en attente d'hospitalisation au CHS.

La contrainte financière qui pèse sur ces cliniques les oblige à gérer les lits à flux tendu, ce qui rend difficile toute hospitalisation non programmée par un médecin généraliste, a fortiori s'il n'appartient pas au réseau d'adressage. Ce dernier appelle alors les urgences psychiatriques du CHU qui deviennent un sas d'attente pour une hospitalisation éventuelle vers la clinique. Si l'attente se prolonge aux urgences, celles-ci peuvent renvoyer vers la post-urgence de la clinique qui peut ensuite renvoyer vers une autre clinique initialement visée par le médecin traitant et le patient. Ainsi la post-urgence privée devient une orientation d'attente, libérant les lits des urgences publiques, ce qui permet à des établissements concurrents d'organiser les parcours des patients car la concurrence n'exclut pas le transfert de patients. Les services d'urgences et de post-urgences remplissent sur le territoire des fonctions qui ont peu à voir avec l'urgence des situations mais servent à gérer le placement des patients dans les différents établissements.

Les cliniques de ce deuxième type atténuent les tensions frontales et structurelles qui peuvent exister entre secteur public et secteur privé du fait de l'inégale participation des uns et des autres à la sortie des urgences. Mais la participation active à l'admission des patients n'évite pas les discontinuités de parcours : celles-ci sont reportées à la post-urgence de la clinique lorsque les patients se révèlent peu « cliniquables » ou qu'ils sont contraints à attendre qu'une place se libère au CHS. Pour une cadre de l'une de ces cliniques :

« Les durées d'attente en CHS sont si longues que nous sommes parfois contraints d'hospitaliser ces patients plusieurs mois dans l'attente d'une place alors que ce sont des patients qui sont habituellement suivis au CHS. Il retourne chez lui s'il est stabilisé. »

Enfin, les coopérations public/privé peuvent être formellement structurées par des projets communs. La mise en place récente et opérationnelle d'une structure d'Hospitalisation A Domicile (HAD) entre le CHS et deux cliniques de ce groupe a fait l'objet d'un GCS entre les établissements [83]. Le dispositif fonctionne sept jours sur sept pour une à deux visites par jour et se présente comme une prise en charge alternative à l'hospitalisation complète, l'un des arguments étant de « libérer des lits d'hospitalisation complète et éviter le passage aux urgences car le médecin généraliste peut faire appel à l'équipe de l'HAD plutôt que de renvoyer vers les urgences ». (Direction d'une clinique).

Le périmètre d'intervention de l'HAD sur le territoire repose sur un partage nord-est pour les deux cliniques et sud-ouest pour le CHS ce qui correspond opportunément à leurs implantations géographiques respectives. Les deux cliniques disposent de quinze places chacune tout comme le CHS. En tout, quarante-cinq places font l'objet de visites par un contingent total de dix infirmiers. Côté privé, un médecin coordinateur décide de l'inclusion dans l'HAD au regard de la fiche d'admission du patient. Certains critères de non-inclusion ont été retenus tels que le risque suicidaire, et les mineurs ne sont pas concernés.

Ainsi, à titre d'exemple, la mise en œuvre d'une structure d'HAD partagée territorialement avec le CHS et les cliniques du groupe est l'occasion de constituer une offre soutenue par un financement public, de participer au SROS qui doit proposer une HAD psychiatrique par département, tout en entérinant la politique d'innovation du groupe (« Nous sommes les premiers privés à faire ça en France en psychiatrie »). Plutôt que de jouer la carte de la concurrence libérale par une politique d'acquisition d'établissements et par un positionnement envers des patientèles mieux dotées financièrement, la stratégie adoptée ici consiste à assurer sa présence auprès des tutelles en participant à un système de santé public que l'on sait engorgé, en comptant sur une valorisation financière de l'activité.

Les partenariats avec le public ont nécessairement pour conséquence une moindre sélection des patients sur la base de

[83] L'étude d'un partenariat public-privé par GCS dans le secteur de la santé montre combien sa réussite est conditionnée par des contextes locaux et des politiques d'établissements. Gaudron, 2009.

leurs ressources financières. Le prix d'une chambre simple dans les cliniques psychiatriques de ce groupe est globalement la moitié de ce qu'il est dans les cliniques de l'autre groupe. Le travail à temps plein des assistantes sociales compense la faible sélection à l'entrée de ces cliniques qui reçoivent en nombre des patients en provenance des urgences, en SPDT ou en hospitalisation libre.

« Ma file active d'assistante sociale est importante, car on reçoit des patients dont les droits ne sont pas ouverts en amont de leur hospitalisation. En moyenne j'ai cinq ou six nouveaux patients dans ce cas de figure par semaine. J'essaie de récupérer des droits en fonction de la situation antérieure. Là j'en ai un qui n'a pas régularisé ses droits depuis trois ans, donc pour faire la CMU, il faut récupérer des bulletins de salaire, enfin tout ce qui peut aider à rétablir la situation. A l'heure actuelle c'est une part très importante de mes tâches, c'est la régularisation des droits des patients, l'accès aux droits. [...] » (Assistante sociale d'une des cliniques recevant des patients en soins sous contrainte) » ; « Ici on prend tous les patients sans couverture sociale et on fait toutes les demandes en aval, et la CMU j'en ai 10000. » (Assistante sociale d'une clinique ayant ouvert un service de post-urgence).

Lorsqu'un patient souhaite être en chambre simple mais ne peut se le permettre financièrement, on déclare s'arranger :

« Je le mets en chambre simple le temps qu'une chambre double se libère mais il ne paiera pas la chambre seule. »

On peut également utiliser les chambres d'apaisement qui sont, par définition, des chambres simples :

« Ceux qui ne peuvent pas payer sont en chambre double. Après il y a beaucoup d'isolements qui sont faits par les médecins. On résout le problème de la chambre simple par la prescription d'un isolement par le médecin. Mais après le médecin ne fera l'isolement quand même que s'il l'estime nécessaire, la raison médicale prime. Ce n'est pas un acquis. Ce n'est parce qu'un patient a peu de moyens qu'on va bidouiller l'isolement. Non. » (Cadre clinique).

Tous les professionnels déclarent essayer de lutter contre l'affiliation d' « une patientèle d'habitués » caractérisée par la réitération de séjours d'hospitalisation à temps complet susceptible d'engorger la file active. L'encadrement de la clinique, consciente de cette affiliation cherche « à couper le cordon ombilical » par un suivi à temps partiel dans leur structure de jour et des ateliers de temps partiel intitulés « Et après ? ». Il apparait que la durée de prise en charge du forfait journalier et du remboursement de la chambre simple sur une durée donnée, est un des critères qui justifie la fin d'un séjour. Les durées de séjour en clinique psychiatrique pourraient donc en partie être conditionnées aux durées remboursables par les assurances privées des patients, variables selon les cas.

« Il y a des patients qui viennent et qui restent jusqu'à ce que la mutuelle ne prenne plus en charge. Ils partent le temps que les compteurs repartent à 0. Et ils reviennent. Ils sont complètement fidélisés. » (Soignant).

Le groupe ayant une activité en MCO sur le territoire, les clients de la psychiatrie sont aussi en partie des clients des activités de MCO du groupe. Les infirmières disent passer une part non négligeable de leur temps à prendre des rendez-vous pour des consultations dans les services d'activité médicale et chirurgicale du site : en ophtalmologie, en cardiologie, en imagerie, en chirurgie orthopédique... En étant admis en psychiatrie dans une des cliniques du groupe, le patient va pouvoir bénéficier d'une prise en charge pour d'autres problèmes de santé. Lorsque les droits à l'assurance sociale sont rétablis par l'assistante sociale, pour les patients les plus démunis, cette affiliation présente un avantage non négligeable. Pour le groupe, la synergie des activités médicales est profitable dans la mesure où le prix de journée en psychiatrie est réputé insuffisant.

4.3. Des établissements indépendants qui doivent maintenir leur part de marché

Les cliniques indépendantes représentent 33 % des lits privés de l'Agglomération. Elles recrutent plus que les autres hors du territoire de santé où elles sont implantées, en l'occurrence ici de 36% à 60% de leur clientèle. Parce qu'elles ne peuvent bénéficier de la consolidation financière d'un groupe, elles fonctionnent au sein d'un réseau d'adressage qui leur assure le remplissage de leurs lits et places et elles développent des stratégies diverses de positionnement. Par exemple, telle clinique caractérisée par les patients comme, « une clinique pour les riches », peut jouer sur la qualité de son hôtellerie en plus de sa spécialisation très ciblée sur les troubles de l'alimentation, proposer dans « un parc boisé de plusieurs hectares des espaces aménagés permettant de pratiquer : tennis, pétanque, jogging et promenade » [84]. Une autre se vante de « conserver l'esprit de famille, une tradition d'accueil ». Une autre encore accueille sur le territoire le plus fort taux de patients ayant des troubles de l'humeur (66% en 2013).

Sur l'unique établissement indépendant auprès duquel nous avons pu enquêter [85], la notoriété et la spécialisation construisent une identité distinctive connue des acteurs du système local, une identité qui va fonctionner comme un filtre à l'orientation, à l'adressage ou au choix par le patient de son lieu de soin. La clinique se caractérise aussi par sa fermeté en matière de contrats de soins sur les consommations psychoactives des patients en cours d'hospitalisation et sait qu'elle peut jouer sur cette réputation pour que des patients s'autoexcluent d'eux-mêmes. En somme, il s'agit d'une clinique « de bonne réputation », souvent positivement citée en entretien par d'autres professionnels et des proches de patients qui n'y ont pourtant jamais été hospitalisés. Une clinique avec des médecins qui ont de la notoriété, et où l'accompagnement social se définit en termes de projets d'autonomisation.

[84] Site internet de la clinique.

[85] Un seul des trois établissements indépendants a répondu favorablement pour participer à l'enquête.

La clinique enquêtée pratique un accueil sélectif et le service social est lui aussi d'abord mobilisé sur les projets d'autonomie du patient. C'est davantage sur l'aval (« amener à de l'autonomie du patient ») que sur l'entrée en hospitalisation (ouvrir des droits) que se déploie le travail social. En tant qu'établissement indépendant, sa marge de manœuvre est restreinte en matière d'accueil tout public. Il n'est pas envisageable d'admettre un patient dont les droits sociaux ne sont pas ouverts car il convient de s'assurer que les patients vont être capables de payer leurs frais de séjour. Ceci n'exclut pas pour autant la prise en charge de patients avec une CMU-C, pourvu que les droits soient ouverts à l'entrée. Consciente de sa réputation, la direction de la clinique a mis en place des outils[86] pour montrer qu'elle accueille aussi des clients avec CMU-C. « Quand on va à l'ARS qui nous demande de nous engager sur l'accessibilité financière aux soins, on peut dire que l'on a 16 % de patients CMU alors qu'il y en 6% dans la population générale » (Direction de la clinique). Il s'agit de désarmer l'image un peu trop élitiste qui, à terme, pourrait la desservir, notamment face aux rappels à l'ordre des tutelles.

Les établissements indépendants reçoivent relativement peu en provenance des urgences psychiatriques. La stratégie adoptée consiste à hospitaliser des patients déjà connus, ou adressés par des confrères eux aussi connus, d'où un fonctionnement par hospitalisations programmées. Malgré ses cent vingt-huit lits dont une unité de surveillance renforcée de onze lits donnant à cette clinique quelques moyens d'accueillir des patients moins dociles aux soins, la clinique accueille peu des urgences et privilégie un entre soi qui garantit l'hospitalisation de patients adaptés au projet d'établissement.

« On est dans du soin programmé chez nous sauf pour environ 5% des patients. – Les urgences, vous travaillez comment avec eux ? – Tous les matins à 9h on a un contact téléphonique avec les urgences qui nous demandent si on a des

[86] Construits à partir du score Epices (Evaluation de la Précarité et des Inégalités de santé dans les Centres d'Examens de Santé), indicateur de précarité des Centres d'Examens de Santé financés par l'Assurance Maladie.

disponibilités, on leur dit ce qu'on a de libre et on leur demande surtout de nous dire s'ils ont des difficultés avec des patients qui connaissent notre structure parce qu'on se positionne surtout sur des patients qu'on connait déjà, pour ceux qui ont déjà un suivi avec un psy de l'établissement. »

Concentrer son activité sur des soins programmés n'apparait cependant possible que parce que d'autres établissements de ce territoire accueillent de manière non programmée, en particulier ceux du secteur public. D'un point de vue systémique, la politique de ces cliniques contraint les autres établissements aux soins non programmés ou bien réduit leur possibilité de programmer des soins. Cette politique s'apparente aux constats concernant la tarification à l'activité « faisant le jeu du secteur privé » (Mas, Pierru, Smolski, 2011) dans la mesure où les soins non programmés, médicalement complexes, et l'accueil des publics défavorisés peu rémunérateurs dans le système de financement à l'activité, sont pris en charge par le secteur public ou d'autres cliniques, lorsqu'il en existe une diversité sur le territoire.

Conclusion

Les caractéristiques de l'offre déterminent les parcours : non pas seulement le nombre de lits et de places ni même le nombre de lits et de places du public comparativement au privé mais les pratiques auxquelles cette offre donne lieu de la part des patients et des professionnels. Plus l'offre est diversifiée, plus elle produit une segmentation des patientèles, que cela résulte de l'action de recours des patients ou des pratiques d'adressage des professionnels.

L'abondance de l'offre, tout aussi relative que la rareté, produit un marché de l'hospitalisation. Les cliniques vont proposer une offre et sélectionner les clients sur une base qui va opérer une première phase de segmentation. Sur cette base se créent, du côté des patients, des choix et des réputations qui vont, dans une seconde phase, venir accroître la segmentation.

Les professionnels qui doivent hospitaliser un patient opèrent d'eux-mêmes un filtrage d'après la connaissance qu'ils ont du système local. La segmentation produit de la relégation et de la stigmatisation. Le fait que ce soit quasiment uniquement les CHS qui hospitalisent sous contrainte participe au phénomène.

Dans ce système, tous les acteurs, que ce soient les professionnels ou les patients n'ont pas les mêmes capacités à s'orienter et à choisir. Ce qui fait système sur un territoire où le privé lucratif domine, est que l'hospitalisation publique subit une adaptation forcée qui consiste à recevoir des patients dont le privé ne veut pas. De surcroît, du côté des urgences, on participe activement au système, en essayant de placer des patients jugés « cliniquables » dans ces établissements comme nous ne verrons dans le chapitre suivant.

Cependant, l'enquête a montré une grande diversité, sinon de pratiques de soins, du moins de positionnement des cliniques sur le marché de l'hospitalisation. La sélection y est plus ou moins importante et les critères de celle-ci diffèrent selon les établissements. En outre, le terme de sélection recouvre des pratiques très hétérogènes depuis l'adressage, pratique banale dans le monde médical mais qui peut jouer un rôle plus ou moins important dans le recrutement de la clientèle, jusqu'au refus proprement dit, en passant par le tri et des orientations auxquelles, il faut le répéter, tous les acteurs participent.

On peut imaginer que sur un territoire où ne se trouve qu'un CHS, la population hospitalisée sera beaucoup plus mixte sur le plan socio-économique et pathologique que là où domine ce type d'organisation constitué « de territoires majoritairement urbains à l'offre privée importante et une organisation adaptée aux pratiques urbaines » (Coldefy, 2014). Sachant que des patients auront toujours la possibilité de bénéficier de prise en charge hors de leur territoire de résidence.

Mais on peut tout aussi bien analyser les effets du système d'une autre manière : la présence des cliniques dans leur diversité permet que de nouveaux besoins soient satisfaits, ceux de personnes qui, autrement, ne se considèreraient pas comme suffisamment malades pour être hospitalisées en psychiatrie, ceux des personnes qui souhaitent bénéficier d'une thérapie particulière ou qui ne veulent pas être mélangées avec des personnes qu'elles jugent différentes d'elles-mêmes sur le plan de la pathologie (« trop fous »). Il est néanmoins difficile de juger que des demandes de soins en établissement de psychiatrie sont moins légitimes que d'autres, qu'il y a des souffrances qui méritent d'être prises en charge quand d'autres relèvent du simple confort.

La sélectivité de cliniques sur le versant socio-économique permet également de satisfaire la volonté de certaines parties de la population de ne pas se mélanger à d'autres. La psychiatrie n'est pas un secteur de la vie sociale qui échappe aux pratiques de distinction et de séparation que l'on retrouve ailleurs, qu'il s'agisse des lieux de vie, des choix de scolarisation, des pratiques de consommation et de loisirs, etc.

Sur ce marché de l'hospitalisation psychiatrique, quel est le travail de régulation opéré par l'ARS et quelle est sa capacité à organiser l'offre de manière à répondre au mieux aux besoins de la population ? L'ARS signe avec l'ensemble des établissements de sa région des Contrats Pluriannuels d'Objectifs et de Moyens (CPOM). Ils prévoient les autorisations dont dispose les établissements, les activités spécifiques et missions de service public qui leur sont reconnues. Ils permettent de décliner, à l'échelle des établissements, la politique de santé publique et donc la mise en œuvre du référentiel du parcours. Le positionnement des établissements sur le territoire et leur activité sont censés découler d'un diagnostic partagé relatif à la place qu'ils occupent dans l'organisation de l'offre et le déploiement du schéma régional de santé. Les activités, les programmes de soins, les publics visés par les établissements sont donc connus des ARS.

Pour les établissements publics et les établissements de santé privés d'intérêt collectif (ESPIC), les ARS ont depuis quelques années la possibilité de moduler la Dotation Annuelle de Financement (DAF) en fonction d'un certain nombre d'objectifs de maîtrise de l'enveloppe budgétaire ou de santé publique (favoriser le virage ambulatoire, réduire les séjours longs). Pour les établissements privés, le levier de négociation s'exerce au travers des tarifs journaliers versés par l'Assurance maladie et fixés dans le cadre d'avenants tarifaires aux CPOM. En outre, les ARS mettent en place des groupes de travail avec les établissements de santé de leur territoire pour discuter sur tel ou tel aspect de l'organisation des prises en d'Organisation des Soins. Malgré cela, il s'avère que ce sont les stratégies de positionnement des établissements sur un marché psychiatrique qu'elles s'efforcent tout autant de développer que de conquérir ainsi que les pratiques d'adressage, de tri et de sélection qui organisent les parcours, bien davantage que le Schéma Régional d'Organisation des Soins. Il resterait à démontrer que ces parcours n'ont pas leur cohérence et leur intérêt pour les patients, ce que nous ne saurions postuler.

CHAPITRE II

URGENCES ET PARCOURS DE SOINS EN PSYCHIATRIE

Morgane Delmas

Introduction

Les Urgences [87] psychiatriques du CHU de l'Agglomération sont saturées. Ce contexte n'a rien d'original par rapport à la situation française en général ; celui de l'engorgement, de la difficulté à trouver des lits d'aval et des conséquences néfastes qui en résultent pour la prise en charge. Cet engorgement est une préoccupation phare des pouvoirs publics à propos des urgences, et un point de départ de notre enquête. Comment l'expliquer ? Quelles en sont les causes, avec quelles conséquences ?

Du point de vue des politiques de santé, la fréquentation croissante des urgences hospitalières (30% de plus en dix ans en 2012) est aujourd'hui un problème public majeur. En effet, l'engorgement des urgences a pour conséquences des temps d'attente qui se prolongent, une mauvaise qualité de l'accueil, une mobilisation des professionnels autour de cas qui ne le justifient pas au détriment des urgences dites « vraies » ou vitales, « des erreurs diagnostiques, des traitements inadaptés, des accidents thérapeutiques voire des complications de haute gravité » (Rapport Grall 2015, 7). Sur un autre plan, l'encombrement produit chez les professionnels du stress, un épuisement des équipes, des burn-out. Le problème est médical, social, politique. Les pouvoirs publics cherchent alors à réduire le recours aux urgences considéré comme un mode de prise en charge souvent inadapté, coûteux, et non efficient.

[87] Dans la suite du texte, *Urgences* avec une majuscule et en italique renvoie au service dans lequel s'est déroulé l'enquête.

Différents rapports sur les urgences commandités par les pouvoirs publics situent la problématique au cœur des politiques de parcours de soins, et s'interrogent sur les moyens à mettre en œuvre pour les « fluidifier ». S'ils ne manquent pas de revenir sur le problème posé par les « fausses urgences » [88], ils mettent l'accent sur deux niveaux de défaillance organisationnelle : le niveau territorial et celui des hôpitaux ou des services. A l'échelle du territoire (Grall 2015), les pouvoirs publics critiquent l'insuffisante hiérarchisation de l'offre, les manquements de la permanence des soins et l'absence de mise en réseau des compétences, et recommandent, entre autres, une meilleure coordination territoriale en fonction des besoins, une gradation des niveaux et types d'urgence, et l'amélioration de la complémentarité entre établissements publics et privés. Au niveau des hôpitaux, la saturation des urgences est prioritairement considérée comme la conséquence d'une saturation de l'ensemble de l'établissement. « La saturation des urgences est avant tout un problème de l'établissement de santé. Elle est le plus souvent la conséquence et non la cause d'un défaut d'organisation de l'établissement » (Carli, 2013, 3). Il conviendrait donc d'améliorer la gestion des lits dans l'ensemble de l'établissement et ne pas vouloir se limiter à mieux organiser le service d'urgence lui-même. A ce niveau, le désengorgement reposerait sur une meilleure organisation pour trouver des lits d'aval avec par exemple la création des unités d'hospitalisation de courte durée (UHCD) ou de postes de Bed manager (gestionnaires de lits) dont la fonction consiste à décharger le service d'urgence de la recherche d'une place, en organisant et programmant de façon centralisée les admissions sur l'ensemble des lits de l'établissement.

Enfin, ce sont les services d'urgence eux-mêmes qui sont dans le viseur des politiques publiques. Dans un rapport de 2014, la Cour des comptes évoque des pistes de réorganisation des services d'urgence. C'est également ce que proposent

---

[88]. Pour une analyse sociologique de cette notion ; Vassy, 2000 et 2004. Sur un plan historique, la diffusion de la notion de « fausses urgences » est liée à la médicalisation de l'hôpital.

l'Agence d'Audit des Etablissements de Santé (AAES) [89] et l'Agence Nationale d'Appui à la Performance des établissements de santé (ANAP), en produisant des indicateurs et des normes de bonnes pratiques, et en proposant un accompagnement des établissements dans leur réorganisation interne.

Pour la psychiatrie, des constats du même ordre sont faits : le recours aux urgences est en constante augmentation et représente une pratique néfaste qu'il convient d'éviter. En 2002, dans un rapport sur l'offre de soins en psychiatrie, on peut ainsi lire que : « les urgences, qui sont souvent la première occasion de rencontrer un professionnel du soin et plus particulièrement de la psychiatrie, se réalisent souvent dans des conditions défavorables à une inscription dans une démarche de soin » (DHOS, 2002, 8). Ce rapport pointe un certain nombre de dysfonctionnements dans l'organisation des professionnels concernés sur les territoires :

« La faiblesse des interventions en amont ne permet souvent pas de prévenir la survenue de la crise ou le recours aux urgences. En effet, si la prévention est un des objectifs essentiels de la psychiatrie de secteur et si le centre médico-psychologique [CMP] est clairement défini dans les textes comme le pivot du dispositif sectoriel de santé mentale, constituant l'élément essentiel de l'accueil, entendu à la fois sous l'angle de l'accessibilité aux soins et de la réponse à « l'urgence », on doit néanmoins constater que : actuellement les modalités de fonctionnement des CMP sont hétérogènes ; compte tenu de l'importance des files actives, il est difficile d'organiser la réponse aux demandes non-programmées ; les délais de rendez-vous de l'ensemble des psychiatres (hospitaliers et libéraux) sont importants ; les généralistes manquent de possibilité de recourir à une expertise et sont amenés à adresser leurs patients aux services d'urgence. »

Sur le site de l'Agglomération étudiée, l'encombrement des Urgences psychiatriques est suffisamment important et pérenne

---

[89] Voir à ce sujet Belorgey, 2013.

pour donner lieu successivement à trois rapports, l'un de l'UNAFAM (2008) et deux de la MNASM (2009 et 2012) qui dénoncent « la course au lit au détriment du temps de soins », des soignants accaparés par la recherche de lits, aussi bien au sein du service que pour des établissements d'hospitalisation en aval.

Créée en 1993 et dissoute en 2013 au sein de l'ANAP [90], la MNASM a servi pendant vingt ans d'interface entre l'administration centrale, plusieurs directions du Ministère de la santé, les ARH puis les ARS et les établissements. Elle considérait que la dés-institutionnalisation psychiatrique ne s'était pas accompagnée en France d'un déploiement de moyens suffisants en ambulatoire. Mais elle défendait également l'idée qu'une meilleure organisation de l'offre devait permettre de mieux répondre aux besoins de la population et prônait le maintien du malade dans la communauté, le développement d'alternatives à l'hospitalisation, le renouvellement du secteur, la mise en place d'un PMSI adapté à la spécialité. Sur ce dernier point, la MNASM insistait sur la nécessaire collaboration entre les acteurs traditionnels de la psychiatrie et ceux émergents sur le marché : « Si le secteur psychiatrique public continue dans la plupart des cas de jouer un rôle déterminant dans la promotion et dans la mise en œuvre d'une politique locale de santé mentale, il réussira d'autant plus dans cette fonction qu'il intègrera ou mieux, articulera avec lui (et non autour de lui), de façon non hégémonique, toute une série d'acteurs publics et privés, individuels, collectifs, institutionnels, issus des réseaux naturels socio-familiaux, sanitaires généraux ou spécialisés. » [91]

Concernant les urgences, la doctrine de la Mission était de « faire de l'hôpital général le lieu de traitement de tous les épisodes aigus, y compris psychiatriques ». Tirant des enseignements généraux de diagnostics réalisés sur le terrain, la MNASM qualifiait de « problème persistant » le manque de

---

[90] Une décision qui relève de ce que F Buton et F Pierru (2012) nomment l'agencification de l'État sanitaire. L'agencification est le processus de délégation à une administration de missions de la réorientation de l'action publique selon les orientations du *New Public management*.

[91] *Pluriel, La lettre de la MNASM*, 2001.

coordination des professionnels en amont et en aval des urgences, « la faible réactivité voire la défausse de la psychiatrie ambulatoire publique et privée vis-à-vis des situations d'urgences et de crise, comme le déficit croissant de la réponse libérale face à l'urgence ordinaire. Un défaut analogue concerne la post-urgence […] » (MNASM, 2005, 21).

Dans ses rapports de 2009 et 2012 portants sur les Urgences psychiatriques de l'Agglomération, la MNASM livre des analyses adaptées au contexte local mais tout à fait congruentes avec ses prises de positions générales. Additionnant les lits publics (173) et les lits privés (1000), la Mission s'étonne de la saturation des lits au vu du ratio lits/habitants favorable dans l'Agglomération [92], mais constate néanmoins la participation très inégale des cliniques privées à la prise en charge des soins non programmés ou à l'aval des urgences. Elle recommande alors instamment une collaboration entre secteur public et secteur privé, « à condition de ne pas ouvrir la porte à une psychiatrie à deux vitesses, soit du fait du reste à charge pour les patients, soit de par la répartition stricte et inégale des pathologies, troubles légers dans le privé et troubles lourds et invalidants pour le secteur » (MNASM, 2012, 46). En phase avec l'objectif des pouvoirs publics de fluidification des parcours des patients dans les structures de soins ou médico-sociales, la Mission considère qu'il convient de réorganiser « l'offre de soins et d'accompagnement social et médico-social en aval des urgences [afin de] trouver des réponses améliorant leur fluidité ».

Malgré la diminution du nombre de lits, et, parallèlement, la progression continue de la démographie sur l'Agglomération pendant cette période [93], le problème n'est pas analysé comme résultant du manque de lits, mais principalement comme le fruit d'un défaut d'organisation interne (au sein des établissements, des services) et externe (sur le territoire). Parmi les recommandations visant à améliorer à la fois l'organisation de

[92] Le rapport précise : « Rappelons ici le ratio lits/habitants dans le département de 23 % supérieur à la moyenne nationale. ».
[93] 63000 habitants supplémentaires en 2012 par rapport à 1999.

l'aval et de l'amont des urgences et l'organisation du travail au sein du service, la Mission préconise en particulier la création « d'une instance de régulation de la gestion des urgences psychiatriques dans l'agglomération », « une régulation centralisée commune portant sur le recensement journalier des lits libres privés, publics, sectorisés ou spécialisés, une régulation en mesure d'avoir, à partir des urgences, une visibilité sur l'ensemble du système et une double fonction entrée et sortie », et l'investissement dans un « outil informatisé de régulation des lits, tel que celui que propose l'ANAP pour la gestion des lits d'aval de l'urgence MCO, afin de mieux gérer la disponibilité réelle des places » (MNASM, 2012).

Ce rapport de 2012 va effectivement donner lieu à la création de deux dispositifs sur le site : un Bed manager et une application informatique rendant visibles les lits vacants pour tous les partenaires participant à l'hospitalisation psychiatrique, le logiciel X. Notre enquête intervient peu de temps après la mise en place de ces dispositifs, et va donc permettre d'étudier les effets de ces innovations sur les parcours des patients.

Pour apporter un éclairage neuf quant aux travaux existants, il nous faut tout d'abord décrire et questionner les contextes (offre de soin sur le territoire, fonctionnement du service des urgences) et les parcours effectifs de patients. Nous allons dans ce chapitre tenter de comprendre comment se situe le recours aux urgences dans le parcours de soin des patients : correspond-t-il à un premier accès aux soins psychiatriques ou à un recours répété par des « habitués » des urgences ? D'où viennent les patients des urgences et où vont-ils, suite à leur venue dans le service ? Comment se décide une orientation de patient, aux urgences et en post-urgences ?

Dans une première partie, nous traitons du rôle et du fonctionnement des urgences psychiatriques sur le département tels qu'ils sont pensés par les pouvoirs publics, et nous montrons quels sont les publics qui y sont effectivement accueillis. Dans un second temps, nous décrivons le fonctionnement du système local de prise en charge « en action » depuis les urgences : il s'agit de décrire les mécanismes d'orientation des patients aux urgences, en fonction de leurs caractéristiques, de l'organisation du service (et de ses innovations organisationnelles), et des caractéristiques particulières des établissements d'aval. Enfin, dans une troisième et dernière partie, nous mettons au jour les effets de l'organisation de l'offre de soin en psychiatrie sur les parcours des patients du territoire. Ces effets – retours rapides des patients, nomadisme institutionnel, choix très contraints du lieu d'hospitalisation – très peu explorés dans les travaux de recherches et les rapports sur le sujet, nous conduisent à questionner les politiques de « fluidification » des parcours ou encore la notion de « besoin » en santé mentale.

Méthodologie

Pour explorer le parcours des patients passant par les Urgences psychiatriques, le recours au Rim-P s'avère impossible. En effet, dans un certain nombre de cas où, comme sur l'Agglomération, les soins sont réalisés dans le cadre d'un hôpital général, au sein des Urgences générales, l'activité peut être enregistrée dans le PMSI MCO. Un sondage téléphonique dans plusieurs villes françaises au sein desquelles les urgences psychiatriques sont traitées dans un hôpital général permet de relever que, le plus souvent, l'activité est enregistrée dans le PMSI MCO. Mais il arrive qu'une partie de l'activité soit enregistrée dans le PMSI MCO et une autre dans le RIM-P. Selon quels critères et pour quelles raisons ? « Ça dépend », répondent les DIM interrogés. Cela dépend des conventions entre les services ou les établissements, du lieu de l'intervention, des professionnels impliqués. L'enregistrement de l'activité des urgences dépend aussi du partage des tâches qui existe sur certains territoires lorsqu'il y a des urgences à l'hôpital général qui accueillent des patients qui ont (aussi) besoin de soins psychiatriques et un CH spécialisé en psychiatrie qui a son propre service d'urgences.

C'est donc un événement fondamental du parcours en psychiatrie qui est ainsi rendu indécelable dans le RIM-P. Toute étude nationale qui se risquerait à étudier les parcours des patients par les urgences en utilisant cet outil manquerait les séjours des établissements qui les enregistrent dans le PMSI

MCO. Que vaut une connaissance des parcours qui ignore cette étape, que l'on se situe sur le plan financier ou épidémiologique ?

Nous avons recueilli plusieurs types de données empiriques. 167 dossiers de patients hospitalisés aux Urgences du CHU, pris au hasard sur le début de l'année 2015, ont d'abord été étudiés [94]. Ces dossiers sont uniquement ceux des patients passés aux UHCD (ouverte et fermée) [95]. A chaque fois que nous nous référons aux dossiers-patients de notre enquête, il faut donc garder à l'esprit que les données ne concernent que les patients des Urgences ayant effectué au moins une nuit dans le service. Nous y avons collecté des informations sur les caractéristiques démographiques et pathologiques des patients : le code postal du lieu de résidence, la situation professionnelle et familiale, la pathologie, le motif de recours, le mode d'entrée et les antécédents psychiatriques... Les informations ont été traduites en variables et complétées par celles de l'administration de l'hôpital [96], ce qui a permis de confirmer ou de préciser certaines de nos propres informations (mode d'entrée, établissement de sortie…) et d'en agréger d'autres (durée de passage, diagnostics…). Ces données ont permis une analyse statistique des caractéristiques de la patientèle et une première approche des parcours.

A partir des dossiers, des annotations des professionnels qui y figurent, nous avons également réalisé une première exploration qualitative de la logique des parcours et de l'histoire de la maladie.

Dans un second temps, nous avons réalisé pendant un mois des observations du travail des soignants des Urgences psychiatriques du CHU : en particulier leurs activités d'évaluation des états et situations de patients, et plus encore les processus de décision quant à la sortie du patient des Urgences. La question du devenir post-Urgences est en effet une

[94] Après avoir été anonymisés.
[95] Les dossiers des patients passés uniquement par la consultation n'étaient pas consultables.
[96] A partir du numéro de dossier.

préoccupation centrale de la prise en charge du patient dans le service, bien plus que celle du diagnostic par exemple, qui apparaît vite secondaire pour l'équipe. Enfin, nous avons passé plusieurs demi-journées dans la salle de régulation du CHS [97], ce qui a permis d'observer un autre versant des parcours d'urgence : la réception et le traitement de la demande provenant de l'Agglomération.

Comme pour les autres chapitres, les données recueillies sur les autres terrains : au CHS, sur le département rural, auprès des familles ou des patients, et dans les cliniques privées alimentent les analyses.

Partie 1 – L'organisation d'un service d'urgence de psychiatrie

1.1. Description de l'institution « Urgences psychiatriques » : organisation et fonctionnement

En France, on peut trouver des services d'urgences psychiatriques à l'hôpital général et/ou à l'hôpital psychiatrique. Sur le département de l'Agglomération, elles ont progressivement été centralisées au service d'Urgences du CHU ; toutes les urgences sont donc regroupées sur un seul service d'un seul établissement. Néanmoins, en principe, le CHS continue à hospitaliser en son sein des patients de manière non programmée.

Les Urgences psychiatriques sont composées de quatre unités : une unité de consultation, deux Unités d'Hospitalisation de Courte Durée (UHCD) – une ouverte, l'autre fermée – et une Unité de Toxicodépendance (Utox), dite aussi « la liaison », puisqu'elle est sous la responsabilité commune de médecins somaticiens et de psychiatres. Les parcours des patients des

[97] Où les professionnels ont la charge de l'accueil et du tri des demandes d'hospitalisation au sein de la structure.

Urgences sont d'abord, pour un certain nombre, des parcours entre ces quatre unités.

La durée de séjour dans une UHCD est fixée par texte règlementaire (24 heures ou 72 heures selon les hôpitaux) : elle est de 72 heures sur l'Agglomération. Il n'est pas recommandé dans les textes d'envisager ou de tolérer une durée de séjour supérieure, car l'UHCD doit renouveler chaque jour sa capacité d'accueil. Cependant, cette règle n'a pas de réalité pratique dans le service étudié : lors de chacune de nos journées d'observation, des patients étaient présents depuis plus de 72 heures, certains jusqu'à sept ou huit jours. Si l'équipe soignante a tout intérêt à faire sortir les patients avant trois jours, cette règle n'est pas un critère pertinent en elle-même pour décider une sortie. L'équipe ne fait pas sortir un patient pour la seule raison qu'il a effectué ses trois jours à l'UHCD si son état ne le permet pas, ou si les conditions de sortie jugées adéquates ne sont pas réunies. Dans les discussions d'équipe, l'argument des 72 heures n'est en effet jamais énoncé, au bénéfice d'une multitude d'autres (l'état du patient, les caractéristiques de son entourage, le choix d'un établissement, l'avis des professionnels qui le suivent...).

Les patients peuvent venir aux Urgences d'eux-mêmes, accompagnés par un proche ou une relation, ou bien par le SAMU. Ils peuvent aussi être adressés par un médecin extérieur, ou l'Infirmier Organisateur de l'Accueil (IOA) des Urgences générales qui décide du caractère psychiatrique du recours.

La grande majorité d'entre eux accède aux Urgences psychiatriques par l'unité de consultation, qui dispose d'une salle d'attente, d'un bureau de soins – fermé par un badge –, de trois boxes de consultation et de deux sas d'apaisement. Lorsqu'il n'y a plus de place dans les lits des UHCD, deux brancards sont mobilisés dans cette unité. Dans cette unité de consultation, les patients sont vus par un médecin psychiatre (senior ou interne), et souvent par un infirmier (IDE) pour faire un premier entretien. Au bout de quelques heures, le patient est soit renvoyé à domicile, soit orienté dans un établissement psychiatrique, dans une unité somatique (plus rarement), ou bien dans un autre service des Urgences où il pourra passer la nuit : l'UHCD ouverte ou fermée. Puis, des UHCD, les patients sont hospitalisés ou bien retournent chez eux.

Avant d'en venir à la question des fonctions des Urgences sur le territoire, nous terminons l'entreprise de description du service sur le versant des publics accueillis. Qui vient aux Urgences psychiatriques ? Pour quels motifs ? Pourquoi là et pas ailleurs ?

1.2. Les publics des urgences. Motifs et profils

1.2.1. Critique de la notion de crise et de l'arrêt des soins comme explication du recours

Il est admis chez les soignants que le recours aux urgences psychiatriques fait suite à la survenue d'une crise [98], quelle que soit la forme qu'elle prend : tentative de suicide, comportement agressif, hallucinations, délires, angoisses... La crise comportant en elle-même l'idée de l'urgence à intervenir. Pour les pathologies mentales, selon les soignants interrogés, la crise résulte souvent de l'arrêt du traitement ; le patient en est donc en quelque sorte responsable, et la solution est à chercher du côté d'une amélioration de l'observance du traitement.

Or, l'analyse des dossiers permet de constater qu'il n'est pas rare que des personnes arrivent aux urgences alors même qu'un suivi ou un traitement sont en cours. Dans quelques cas, le dossier révèle que le patient a été vu la veille de son arrivée aux Urgences ou quelques jours avant seulement. Par ailleurs, la focalisation sur l'arrêt du traitement ou des soins repose sur une vision dichotomique peu pertinente : soit on est suivi, soit, on ne l'est pas. Soit on prend son traitement, soit, on ne le prend pas. On sait qu'en réalité, les patients (quelle que soit leur pathologie d'ailleurs) modulent leur traitement, expérimentent,

---

[98] Brousse *et al.*, 2007.

l'adaptent à leurs conditions de vie, pour en réduire les effets secondaires ou autres conséquences indésirables sur leur mode de vie [99]. Le suivi peut également être jugé insatisfaisant par le patient, de mauvaise qualité ou inadapté. C'est le cas de ce malade suivi pour des idées suicidaires qui, bien que prenant son traitement, fait une Intoxication Médicamenteuse Volontaire (IMV). Il juge son suivi insuffisant, et demandera une hospitalisation lors de son second passage aux Urgences. Dans cet exemple, la question est de savoir pourquoi il faut passer par les Urgences pour obtenir une hospitalisation : manque de places, évaluation de l' « état » du patient divergente entre le médecin traitant et le malade…

Il n'est pas rare que des patients admis aux Urgences soient sortis depuis quelques jours seulement d'une hospitalisation : le médecin a mis en place un traitement, qui est suivi ou pas, mais le malade « ne tient pas » – la sortie se révèle trop précoce, ou mal préparée ce qui entraîne une césure non maîtrisée entre le dedans et le dehors, les conditions de vie du patient sont trop précaires... Une hospitalisation en urgence doit alors être décidée.

Sans surprises, il est fréquent que des personnes arrivent aux Urgences alors qu'elles ont cessé tous les soins. Mais les situations sont hétérogènes et l'arrêt de soins n'explique rien en lui-même. Ainsi des patients qui ont réussi à se stabiliser et à trouver un équilibre de vie sans plus prendre de traitement ou consulter. Monsieur G. par exemple, qui a connu un épisode dépressif plusieurs années auparavant et qui, à l'occasion d'un événement de vie (perte d'emploi puis rupture conjugale), en connait un nouveau. Ou monsieur R., atteint d'une psychose, « en rupture de traitement depuis plus 10 ans » (lu dans son dossier-patient). Il explique : « Je peux me traiter par la magie noire. » Sa folie ne s'est pas estompée : il a surveillé le corps de sa mère décédée pendant trois mois car il voulait la ressusciter, il se croit encore sous la mandature de J. Chirac dont il parle beaucoup, il vit dans l'incurie… Mais il « tient » dans son environnement avec cette folie. Il arrivera finalement

[99] Corruble, Hardy, 2003.

aux Urgences psychiatriques via les Urgences somatiques, où des voisins inquiets de l'évolution d'une plaie ont réussi à l'amener

La maladie mentale n'est pas une maladie chronique somatique dont le cours pourrait être considéré comme prévisible et gérable grâce à un suivi régulier, selon un protocole donné, grâce à l'observance parfaite d'un traitement psychotrope. Le cours de la maladie est étroitement intriqué au cours de la vie. La maladie mentale est à ce point imprévisible et difficile à gérer que des patients arrivent aux Urgences alors que le suivi est en cours et jugé satisfaisant, comme le montrent les dossiers. L'arrêt des soins ou du traitement n'apparaît ainsi pas comme un élément déterminant du passage aux Urgences, car il n'est pas synonyme de crise. En réalité, la notion même de crise reste à expliciter, et on ne peut ici qu'en produire une définition relative à l'appréciation des individus concernés. En effet, le recours aux Urgences dépend d'abord de l'appréciation d'un état ou de comportements par l'individu lui-même – il n'est pas rare que les personnes se présentent d'elles-mêmes aux Urgences psychiatriques – ou par autrui. Ainsi, la division du travail entre les proches et les professionnels (ici des Urgences) ne sera pas la même selon les familles ou les groupes concernés : des proches vont contenir certains comportements quand d'autres vont plus rapidement solliciter le service des Urgences (sources : dossiers, observations).

Outre l'idée de « crise », le recours aux Urgences repose en second lieu sur l'idée selon laquelle ce recours plutôt qu'une autre action – en parler à ses proches, au prêtre, à son médecin traitant, attendre d'aller mieux, prendre des psychotropes… – est une solution pour résoudre la crise [100]. Le recours aux Urgences dépend par ailleurs de l'organisation locale du système de soins, de la disponibilité des professionnels : de la présence ou non d'une médecine de garde, de la possibilité

[100] La littérature sur le recours aux soins a schématisé le processus au travers d'un « three stages of the help seeking process » : 1. Problem recognition ; 2. The decision to seek help ; 3. The decision to use the Emergency rooms ». Padgett, Brodsky, 1992.

d'obtenir rapidement ou non un rendez-vous auprès d'un spécialiste, voire du spécialiste que l'on consulte régulièrement, de la possibilité ou non d'obtenir un rendez-vous au CMP dans un délai que l'on jugera acceptable… c'est-à-dire de l'offre de soins non programmés, ou encore « parce que l'hôpital est l'endroit le plus proche » [101]. La présence d'une crise ne suffit donc pas à expliquer le recours aux Urgences hospitalières publiques. Ce recours résulte d'un ensemble de processus intriqués, qui font entrer en ligne de compte des caractéristiques tant sociales que pathologiques, individuelles (patient) que collectives (système local de prise en charge).

Ci-dessous, nous présentons des caractéristiques sociales des patients des Urgences de l'Agglomération, souvent absentes des études, car absentes des bases de données statistiques produites par les établissements. Nous les tenons des dossiers de patients étudiés lors de notre travail de terrain.

1.2.2. Recours et passé psychiatrique

Les données qui suivent concernent uniquement les patients des Urgences passés par les UHCD. A partir de l'analyse des 167 dossiers, nous avons estimé la part de personnes n'ayant jamais eu affaire à la psychiatrie au travers de trois indicateurs. Premièrement, le fait d'avoir été ou non pris en charge en psychiatrie antérieurement au passage aux Urgences, qu'elle qu'en soit la modalité (ambulatoire, libéral, etc.). L'information n'est évidemment pas toujours présente dans les dossiers – elle est absente dans 20% d'entre eux. Nous pouvons dire que 97 individus au moins sur 163 ont déjà connu une hospitalisation dans une structure psychiatrique, soit 60%. Ensuite, le Département d'Information Médicale (DIM) du CHU enregistre de son côté l'existence ou pas d'un suivi antérieur, qu'il s'agisse d'hospitalisation ou de suivi ambulatoire. Selon cet indicateur ; 63% des patients au moins ont ou ont eu un suivi avant leur passage aux Urgences. Enfin, toujours selon les données du

[101] Baubeau, Carrasco, 2003.

DIM, 50% des patients sont déjà passés aux Urgences psychiatriques depuis 2001.

Nous avons donc là un premier élément de réponse à la question de savoir si le recours aux urgences correspond à un premier accès aux soins psychiatriques. Une large majorité de la patientèle des Urgences psychiatriques qui y effectue un court séjour est constituée de personnes ayant déjà eu une prise en charge en psychiatrie. De plus, 20% des patients bénéficient de l'AAH ou sont sous curatelle : ce pourcentage est largement supérieur à celui de la population bénéficiaire de l'AAH dans le département. Il témoigne lui aussi de ce que nombre de patients des Urgences sont connus de la psychiatrie.

1.2.3. Recours aux urgences et catégorie sociale : une variable à préciser

A lire les nombreux travaux d'épidémiologie sociale ou de sociologie sur les inégalités sociales de santé et le recours aux soins, sur le rapport des classes populaires au système de soins en général, et aux soins de prévention et aux spécialistes en particulier [102], on en viendrait à conclure que les classes populaires sont sur-représentées aux urgences générales. De la même manière, le fait largement attesté qu'une partie du public des urgences générales a des problèmes sociaux qui viennent compliquer les problèmes médicaux – ce qui a donné lieu à des controverses autour de la notion de « fausses urgences » – pourrait mener à la conclusion d'une sur-représentation des classes populaires aux urgences. De là, il s'agirait d'expliquer sociologiquement le recours accru des classes populaires aux urgences par les caractéristiques des membres de ce groupe social : caractéristiques culturelles, niveau de couverture sociale, méconnaissance de l'offre de soins…

Un autre ensemble de travaux fait porter la focale sur, cette fois, la relation des professionnels aux classes populaires [103], qu'il s'agisse du refus des patients qui ne sont pas affiliés au

[102] Haut Conseil de la Santé Publique, 2009 ; Jusot, 2013 ; EHESP, 2018.
[103] Leclerc, Kaminski, Lang. 2008.

régime général ou sans droits ouverts [104] ou de leur distance culturelle aux membres de cette classe sociale [105].

En réalité, on trouve peu de données prouvant cette sur-représentation. Dans tous les cas, les seuls travaux existants portent sur les urgences générales et non sur les urgences psychiatriques. Ainsi, dans son ouvrage sur les malades des urgences, Peneff évoque une sur-représentation des patients issus des classes populaires et des fractions basses de la classe moyenne parmi les patients [106]. Dans leur enquête de 2003 sur le recours aux urgences, des auteurs constatent que les ouvriers et les employés sont sur-représentés.

L'enquête de la DREES de 2013 ne vient pas confirmer cette sur-représentation : « L'hypothèse, fréquemment avancée, d'un recours accru aux urgences des personnes fragilisées par une situation de précarité financière apparaît à relativiser. La proportion de bénéficiaires de la CMU-c parmi les patients est proche de celle observée en population générale (7 %). Une minorité de passages concerne les bénéficiaires de l'aide médicale d'État (1 %) ; 1 % des personnes prises en charge n'ont cependant aucun droit ouvert à l'assurance maladie en France ». Dans l'enquête, il est noté que 89% des patients sont couverts par le régime d'assurance maladie, 7 % – seulement – n'ont pas de couverture complémentaire [107]. Le constat est donc nuancé et dépend de l'indicateur choisi.

Au regard de la composition de la population de l'Agglomération, les catégories socio-professionnelles supérieures sont nettement sous-représentées dans la patientèle des Urgences psychiatriques publiques (5% de cadres). Et les personnes sans emploi fortement sur-représentées (71% sont sans emploi). Les parcours de soins qui empruntent les Urgences sont des parcours effectués essentiellement par des personnes qui sont dans des situations socio-économiques

---

[104] Fonds de financement de la protection complémentaire de la couverture universelle du risque maladie, 2016.

[105] Boltanski, 1971 ; Gelly, Pitti, 2016.

[106] Péneff, 2000, 174-175.

[107] Boisguérin, Valdelièvre, 2014.

défavorables, et dépendantes des dispositifs de solidarité nationale (23% touchent l'AAH et/ou sont sous curatelle).

Le support social dont dispose les patients serait aussi à enquêter sérieusement tant il paraît être un déterminant important du recours aux Urgences dans notre échantillon. La qualité de ce support est régulièrement spécifiée par les soignants, qui indiquent dans le dossier le caractère « soutenant » ou non des proches du patient. Par support social, on entend schématiquement la variété des ressources utilisables pour faire face aux difficultés de la vie [108]. Il apparaît vite que le rapport entre support social et recours aux Urgences est complexe et ambivalent. Complexe, car le réseau social d'un patient lui offre potentiellement plusieurs formes de supports : support affectif, support financier ou matériel, support informationnel, support d'affirmation [109]. En outre, on sait que les fonctions supportives sont autant liées à l'appréciation du réseau par l'individu qu'à ses caractéristiques objectives. Au vu des informations dont nous disposons dans les dossiers, nous ne pouvons pas nous avancer sur l'impact du support social dans le recours aux Urgences. Bien souvent nous ne disposons que de la seule donnée conjugale ; or la présence ou non d'un-e conjoint-e ne peut déterminer l'ampleur et la qualité du réseau social de l'individu. Par ailleurs, le conjoint constitue-t-il forcément un support social ? Pour ne prendre qu'un exemple, comme nous l'avons constaté dans les dossiers, le couple peut être le lieu de violences conjugales et les conflits mener aux Urgences.

De plus, le rapport entre support social et recours aux Urgences est ambivalent dans la mesure où, dans les dossiers, des proches présents et « étayants » peuvent être à l'origine de l'arrivée du patient dans le service au même titre que son grand isolement social : pour les uns car les proches voient la crise arriver et sollicitent des professionnels pour les aider dans la prise en charge qu'ils considèrent ne plus pouvoir gérer seuls ; pour les autres, l'absence d'autrui sur qui s'appuyer les fait recourir en premier lieu aux Urgences – ou bien ils sont

---

108. Tousignant, 1988.
109. Briançon, 1985.

emmenés sous contraintes aux Urgences pour troubles au voisinage ou à l'ordre public.

En conclusion, si nos quelques données tendent à montrer que ce sont essentiellement des personnes qui sont dans des situations socio-économiques défavorables qui recourent aux Urgences psychiatriques publiques, seule une enquête ad hoc permettrait de conclure sur la manière dont le « milieu social » (par la détention ou non de différents capitaux, économiques, sociaux et culturels) joue un rôle dans le recours.

1.3. Les urgences hospitalières publiques : un recours de proximité

Parmi les éléments qui expliqueraient le recours aux Urgences, les professionnels évoquent parfois la facilité liée à la proximité géographique du service et du domicile des patients. Nous avons donc essayé de vérifier cette idée. Nous avons relevé le lieu de résidence (code postal) de 244 patients pris au hasard chez les patients passés deux derniers mois précédent l'enquête [110] : 130 admis en consultation, 94 passés par l'UHCD. Le recours aux Urgences du CHU est de fait clairement lié à la proximité géographique : 10 patients sur 244 résident hors du département et cinq seulement à une heure ou plus de l'hôpital. Près de la moitié (47 %) résident dans la ville où est implanté le CHU, tous les autres résidant dans les cantons limitrophes.

Le phénomène peut être analysé de plusieurs manières. Selon une première hypothèse, la proximité entraîne une facilité de recours. C'est ce que pense par exemple un cadre des Urgences qui nous explique que « depuis qu'on a déménagé, le service est devenu plus accessible, avec les transports en commun. Et nous avons plus de patients ». La proximité de l'offre semble avoir créé des besoins nouveaux. On comprend

[110] Il s'agit d'autres dossiers que ceux qui ont qui nous ont servi à produire l'essentiel de nos statistiques. En effet, l'importance du lieu de résidence s'est imposée en cours d'enquête.

ainsi que les lits supplémentaires n'ont permis aucun désengorgement.

Selon une seconde hypothèse, qui repose sur le postulat qu'il existe des besoins objectifs de soins en urgence, les patients les plus éloignés géographiquement du service et qui n'ont pas les ressources nécessaires pour être pris en charge rapidement en soins non programmés, voient leurs besoins non satisfaits. Mais toute la population ne serait pas concernée par cette hypothèse de la même manière. Si l'on suit S. Morel et sa thèse sur les urgences [111], il existerait une « fracture territoriale dans l'accès aux soins d'urgence » (Morel, 2014,29). La détention de capital social, économique et culturel permettrait l'accès à un large choix de soins non programmés, nonobstant l'éloignement géographique. Les plus précaires accéderaient difficilement aux soins non programmés, y compris aux services d'urgences, sauf à résider près de structures qui leurs sont dédiées. « Les populations précaires sans couverture sanitaire, pour lesquelles l'urgence sanitaire est souvent mêlée à l'urgence sociale, sont sous-représentées [aux urgences publiques]. Ils ont en effet été progressivement éloignés vers des lieux spécifiques de prise en charge de leur demande de soins d'urgence, qui constituent la troisième filière, celle de la médecine caritative représentée par Médecins du monde, le Samu social et les Permanences d'accès aux soins. » (Morel, 2014, 30).

Les classes populaires les moins démunies et les classes moyennes inférieures verraient leur recours aux urgences psychiatriques publiques facilité par la proximité géographique. Plus les populations sont éloignées géographiquement de ce service public, plus elles doivent disposer de ressources pour accéder à des soins psychiatriques non programmés. A l'inverse, la faiblesse des ressources conjuguée à l'éloignement géographique produiraient le non-recours ou le recours à d'autres instances de soins.

On peut faire l'hypothèse que les Urgences psychiatriques de l'hôpital public constituent une offre qui pallie la difficulté

[111] Morel, 2014.

d'accès aux spécialistes libéraux, psychiatres et psychologues, aux cliniques privées via leurs Urgences propres ou pour une hospitalisation rapide et directe - ie sans passage par les Urgences du CHU. Lorsque des patients suivis ressentent le besoin d'une prise en charge intensive, en urgence et ne peuvent se tourner vers les structures qui les suivent habituellement, un certain nombre n'ont d'autres possibilités réelles de prise en charge rapide que les Urgences hospitalières.

1.4. La place des urgences du CHU au sein du système local de prise en charge : relais et plate-forme d'orientation

En mettant l'accent sur les caractéristiques sociales des patients ou leur crise, on laisse ignorer le fait que les Urgences constituent un recours pour les professionnels. En effet, la lecture des dossiers et les observations montrent que des professionnels ou des institutions médico-sociales orientent leurs patients aux Urgences dans plusieurs types de cas. D'abord lorsqu'ils s'estiment débordés et souhaitent un autre mode de prise en charge.

Ainsi, un certain nombre de personnes résidant dans des lieux de vie sociaux ou médico-sociaux (MECS, ITEP, EHPAD, foyer) sont-elles orientées aux Urgences par des professionnels qui estiment ne plus réussir à gérer leurs comportements. Par exemple, l'infirmier du foyer où réside un usager écrit :

« Nous avons fait injection tranxène mais sans effet. Vous est-il possible de réévaluer son traitement car n'ayant pas de chambre d'apaisement nous sommes dans l'obligation de la contenir physiquement lors de ces moments de grande agressivité. Nous sommes également démunis car nous n'avons plus de psychiatre dans l'établissement. »

Des médecins généralistes peuvent également à un moment se sentir dépassés par la situation. Par exemple, un patient est suivi pour un syndrome dépressif par un médecin généraliste qui écrit :

« Ce jour il se présente avec des idées suicidaires clairement établies. Devant ce tableau et dans l'impossibilité de lui trouver une place d'hospitalisation ce jour, j'ai contacté les urgences psychiatriques. Elles m'ont conseillé de le faire passer par les urgences générales. »

De manière plus inattendue, il n'est pas rare que des patients soient orientés aux Urgences par une clinique privée parce que, de manière semblable, les soignants considèrent que l'état du patient n'est plus compatible avec la structure. Madame X est « transférée de la clinique Alix parce qu'elle est agitée, agressive ». Dans d'autres cas, la clinique n'a pas réussi à maintenir un patient :

« Ça a été mon fil rouge de la semaine. J'ai mis une semaine pour le placer » dit un interne qui vient d'apprendre qu'il vient d'être réadmis aux urgences. « Madame Bismuth, 52 ans, adressée par la clinique de Savoie avec une demande d'HDT parce qu'elle devient ingérable à la clinique. » (Observations).

« Le patient refuse le traitement, le risque de passage à l'acte étant élevé et notre institution non adaptée à ce genre de prise en charge… » (Extrait dossier).

« Patient en demande d'hospitalisation, se sent instable » (Psychiatre traitant, extrait dossier).

En nous décrivant les patients présents un jour donné, le cadre évoque le cas d'une jeune fille :

« Cette patiente-là a été amenée par la police. Elle a été suivie pendant huit mois par Mirepoix. Elle leur a proposé une scarification-party. Ils n'ont pas apprécié, ils l'ont mise dehors. Et là évidemment personne n'en veut. C'est pour ça qu'elle est là depuis neuf jours. » (Observations).

Des patients qui ont déjà été pris en charge par une clinique, sont également orientés aux Urgences par manque de places dans celle-ci. Dans d'autres cas c'est un CMP qui oriente son patient vers les Urgences du CHU car il n'y a pas de place en hospitalisation au CHS, quel que soit le secteur. De fait, les Urgences se sont vu confier la tâche de « trouver une place » d'hospitalisation sur le territoire, réaffecter un patient que des professionnels considèrent à un moment ne plus pouvoir prendre en charge.

Enfin, des patients sont orientés aux Urgences dans l'attente qu'une place se libère là où ils sont suivis : « Patient entré via cet addictologue en attendant une place à Beauséjour » (dossier). Ailleurs, un soignant des Urgences, qui a téléphoné au psychiatre qui suit la patiente écrit : « Il propose qu'on la garde aux Urgences le week-end. Lui donne rendez-vous lundi 15H30. » (Dossier). Les Urgences psychiatriques de l'Agglomération remplissent alors une fonction supplémentaire pour des professionnels : celle de sas d'attente avant une hospitalisation prévue, très récemment programmée.

Si du point de vue clinique, les Urgences ont pour fonction l'évaluation, le diagnostic et l'apaisement de la crise, d'autres fonctions sociales des Urgences psychiatriques publiques apparaissent au cours de l'enquête, compréhensibles qu'en regard du système local de prise en charge. La fonction de gestion des patients considérés comme « ingérables » ou de ce que des professionnels considèrent comme des crises qu'ils n'ont pas les moyens de maîtriser ; celle de sas d'attente en vue d'une hospitalisation qui doit se faire ailleurs ; une fonction de dispatching des hospitalisations psychiatriques sur le territoire. De ce fait, l'engorgement des Urgences n'impacte pas ce seul service mais bien l'ensemble des structures de soins psychiatriques sur le territoire. D'où les préoccupations fortes des pouvoirs publics à cet égard.

Ce premier tour d'horizon des Urgences psychiatriques nous incite, par les données de terrain comme celles tirées de la littérature sociologique, à creuser davantage du côté de l'organisation de l'offre de soin pour comprendre les parcours de soins des patients en santé mentale. Il apparaît que l'offre dans sa diversité – libéral versus public, soins programmés versus non programmés –, sa densité et sa localisation, structure la demande urgente de soins. La variété et l'accessibilité de l'offre produisent une segmentation des publics en fonction de leurs ressources et de leur éloignement des services de soins, qu'ils soient des usagers réguliers, ponctuels ou novice des structures psychiatriques. L'abondance de l'offre sur un territoire urbain signifie moins un accès pour tous qu'un accès segmenté, des filières d'accès aux soins urgents différenciées. Nous voulons comprendre les logiques institutionnelles qui président à la répartition et à la circulation des patients sur le territoire, et, pour cela, les Urgences offrent un angle de vue stratégique. Chaque jour, les soignants des Urgences doivent trouver un lieu de sortie pour plusieurs patients (ou réunir des conditions satisfaisantes pour un retour à domicile), il est alors instructif de voir vers où se réalisent ces sorties, et surtout comment.

Partie 2 – Les orientations en post-Urgences : logiques et contraintes

2.1. Des changements récents dans l'organisation des services des Urgences psychiatriques... pour une saturation constante

Suite au dernier rapport de la MNASM, deux dispositifs sont mis en œuvre pour désengorger le service, raccourcir la durée de présence des patients et fluidifier leurs parcours : le Bed management et un logiciel de localisation des lits disponibles sur le territoire. Ce faisant, le CHU s'inscrit pleinement dans un contexte international [112] qui, s'appuyant sur la rhétorique de la crise des lits[113], promeut des innovations organisationnelles qui

[112] « Concern about the Bed crisis is not new, but in a context of unprecedented financial constraint and the challenges presented by an ageing population, in publicly funded high-income health-care systems ensuring the optimal use of acute hospital facilities has become a policy priority », Allen, 2015, 370.

[113] Dans leur enquête sur les *Bed manager* menée dans des hôpitaux anglais, Green et Armstrong montrent comment la rhétorique de la crise des lits constitue un argument majeur légitimant l'emprise des techniques de management au détriment des arguments des cliniciens. Green, Armstrong, 1995.

visent à optimiser leur occupation [114] – au détriment de l'augmentation de leur nombre.

2.1.1. Le « Bed manager »

Le Bed management, c'est-à-dire littéralement « la gestion des lits d'hospitalisation », est mis en œuvre depuis les années 1990 dans les pays anglo-saxons [115]. Ce mode de gestion des ressources hospitalières arrivera quelques dix années plus tard en France. Fluidité des parcours de patients et gestion des lits sont des termes que l'on retrouve fréquemment dans les rapports d'enquête sur l'hôpital depuis 2010 comme solutions pour pallier l'engorgement des services dans un contexte où les lits sont désormais considérés comme une ressource rare [116].

Les Urgences psychiatriques de l'Agglomération ont créé très récemment une fonction de Bed manager, à temps plein dans le service. Le Bed manager est recruté parmi les infirmiers de l'équipe, et, lorsqu'un infirmier remplit cette fonction, il ne participe pas aux tâches de soin et ne rencontre pas les patients [117]. Il ne se met pas non plus en lien avec les proches du patient ou les professionnels qui le suivent par ailleurs, en ambulatoire. Le choix de l'hospitalisation ou l'information à

---

[114] Rapport du groupe de travail relatif aux « Recommandations d'organisation et de fonctionnement de l'offre de soins en psychiatrie pour répondre aux besoins en santé mentale », DHOS, 2002, 8.

[115] Boaden, Proudlove, Wilson, 1999. A la différence des sociologues Green et Armstrong, ces auteurs, chercheurs en management impliqués dans l'implantation des méthodes industrielles au sein du National Health Service, parlent de *contexte* – et non pas de rhétorique – de ressources limitées.

[116]. Rapport Marty 2012 sur *Le nouvel hôpital de Stanford* ; Rapport Carli, 2013 ; ANAP, *Gestion des lits – Retours d'expérience*, 2013. En 2015 l'ANAP publie un document qui « s'adresse aux directeurs d'établissements sanitaires et aux professionnels en charge de l'optimisation de la gestion des lits » qui vient consacrer plusieurs années de réflexion visant à « fluidifier les parcours patients » que ce soit en psychiatrie ou non, aux urgences ou pas.

[117] Les infirmiers officiant en tant que Bed manager restent également des soignants sur d'autres temps de travail. Ils partagent leur activité entre ces deux fonctions.

destination des proches et des professionnels extérieurs concernés reste la prérogative des soignants. Il est focalisé sur la recherche de lits. Le Bed manager a pour mission de trouver des lits pour les patients que l'équipe soignante souhaite faire sortir en hospitalisation. Ainsi, deux objectifs doivent être atteints avec cette innovation organisationnelle. L'optimisation de la recherche de lits d'une part, dans la mesure où le Bed manager a connaissance à la fois des lits disponibles en aval et de l'ensemble des demandes d'hospitalisation émanant de ses collègues (avec les caractéristiques des patients). D'autre part, la délégation de la tâche de trouver des lits d'aval entre les mains d'un seul professionnel est censée dégager du temps aux soignants, pour leur permettre de se concentrer spécifiquement sur l'accueil et les soins.

2.1.2. Un logiciel de localisation et de visibilisation des lits et places disponibles sur le territoire.

Afin d'optimiser le flux des patients, les tutelles incitent les établissements à partager leurs informations. Les dossiers médicaux des patients sont informatisés et partagés dans le service. Mais ils le sont désormais également entre les Urgences du CHU et le CHS grâce à l'utilisation d'un logiciel commun de gestion informatisé du dossier patient en psychiatrie, ce qui permet aux soignants du CHU de récupérer les informations sur les patients qui auraient déjà été pris en charge au CHS.

La connaissance de la disponibilité des lits est indispensable au Bed manager. Les deux CH et l'ensemble des cliniques privées de l'Agglomération partagent donc désormais une application informatique donnant à voir à chacun des partenaires l'occupation de ses lits. D'autres informations sont progressivement rendues visibles via cet outil. Le logiciel X est présenté par la société qui le produit comme : « la solution pour la prise en charge des patients des urgences. Basée sur le partage de l'information, la solution X met à disposition des professionnels de santé des urgences des fonctions interactives et ergonomiques qui répondent aux enjeux organisationnels, facilitent la coopération entre acteurs pour une véritable cohérence des informations concernant le patient ». Au moment de l'enquête, les soignants devaient enregistrer de nombreuses données sur les patients en temps réel : leur localisation dans le service psychiatrique, le mode d'hospitalisation, le diagnostic, les examens réalisés, le type de sortie envisagée, l'heure et le lieu de la sortie lorsqu'elle est programmée.

L'application informatique remplit plusieurs objectifs : elle permet au Bed manager et à toute l'équipe des Urgences de savoir quels lits sont disponibles dans tous les établissements de l'Agglomération pour hospitaliser un patient. Elle permet en outre à l'équipe de rendre visibles auprès de la direction du CHU les difficultés rencontrées pour faire sortir les patients, et grâce à cela de justifier la présence de patients au-delà des 72 heures réglementaires. Plus globalement, cette exhibition de l'occupation des lits en temps réels réorganise la discussion entre les différents partenaires, publics et privés, quant à l'hospitalisation des patients. Consultables par tous, les informations sont utilisées dans le cadre des discussions où l'ARS s'efforce de réguler le recours aux Urgences et les hospitalisations avec tous les partenaires. L'ARS insiste pour que l'activité des services soit transcrite au plus près de l'activité réelle dans ce nouveau logiciel X, ce qui lui permettrait de cibler les « dysfonctionnements » à l'origine de l'engorgement des services.

Cette déclaration du cadre infirmier à la cantonade, dans la salle de travail des soignants, illustre l'usage collectif du nouveau logiciel, et sa fonction de contrôle par les pouvoirs publics : « Tous les matins, vous devez vérifier les informations concernant les patients sur l'application. Quand je ne suis pas là vous ne le faites pas, après ça remonte à l'ARS et nous on se fait allumés ! ».

2.1.3. Le Bed manager « en action ». Des spécificités locales

A la différence de la fonction qui lui est dévolue classiquement – optimiser la gestion des hospitalisations au sein d'un établissement, améliorer les taux d'occupation [118] – le Bed manager qui opère aux Urgences psychiatriques du CHU a pour rôle de trouver un lit parmi l'ensemble des lits des différents établissements psychiatriques de l'Agglomération, cliniques privées comprises. Cette fonction originale tient aux caractéristiques de l'offre locale. En effet, lorsqu'il n'y a sur un territoire qu'un établissement psychiatrique pour accueillir les malades à la sortie des urgences, il n'y a par définition pas à faire le tour des établissements pour trouver une place disponible.

Au CHU, l'infirmier Bed manager participe aux transmissions (réunions journalières où l'équipe se réunit pour trouver des solutions aux problématiques des patients), s'enquiert des patients pour lesquels une hospitalisation est souhaitée, et note les caractéristiques pathologiques, symptomatologiques et sociales du patient ainsi que les idées d'orientation émises par les soignants.

« Bon alors on commence par les nouveaux patients (Senior) - Madame Gaulene, 69 ans, amenée aux consults pour des troubles du comportement suite à l'alerte d'un passant. C'est une patiente bipolaire, suivie pas Frerot à Alix. Il l'a vu mercredi [6 jours auparavant]. Probable rupture de traitement. Trois enfants, vit seule. Un compagnon. Frérot pense qu'elle a besoin d'une hospitalisation mais elle ne veut pas, elle est dans le déni (IDE) – Elle dépendait de quel secteur ? » (Senior).

Très rapidement, lors des transmissions, on en vient à discuter la question de la sortie du patient :

Observations : Ce matin lors de la transmission l'équipe est désespérée du peu de lits disponibles : à part la clinique Beauséjour qui en met quatre à disposition des Urgences il n'y en a quasiment pas d'autres. Le premier patient dont on discute

---

[118] « L'objectif du « *Bed Management* » est l'optimisation de la disponibilité des lits dans tout l'établissement pour les activités programmées comme pour les activités non programmées des structures d'urgences ou des patients adressés par des médecins correspondants pour une hospitalisation rapide » (Carli, 2013).

est Mr E., monomaniaque, en épisode délirant, sans travail et sans mutuelle, consommateur de THC et hospitalisé il y a 2 ans à la clinique Colony [hors département]. La Bed manager propose immédiatement de l'orienter vers Beauséjour. Le cadre : « Non, je vais faire pression sur le secteur 7 [son secteur de référence], ils ont dit qu'ils prenaient leurs patients, ils doivent le faire. On fait ça avant de demander à Beauséjour ». Un autre patient qui n'est pas de l'Agglomération pose problème quant à sa sortie : – IDE : « Vu d'où il vient on pourrait l'envoyer à L. [ville située à quelques 100km de l'Agglomération] non ? ». – Cadre : « L. n'accepte jamais personne ! Jamais. Même en faisant intervenir l'ARS. Ça sert à rien de perdre du temps à essayer ». BM : « Alors on tente Beauséjour ? » – Cadre : « Non lui tu le mets au CHU, faut qu'il reste par là. Les examens somatiques n'ont même pas été faits, je sais même pas pourquoi il est rentré en psychiatrie avant de voir un neuro ! ». Le patient suivant est décrit par l'équipe comme ne pouvant prétendre à la plupart des cliniques : schizophrène, consommateur régulier d'alcool et de THC, il ne travaille pas et est sous curatelle.

Dans le même temps, avant ou après les transmissions, muni d'une liste de tous les établissements de l'Agglomération et s'aidant des informations contenues dans l'application informatique, le Bed manager téléphone à chacun d'entre eux pour noter les lits disponibles et leurs caractéristiques : isolement, zone ouverte ou fermée, chambre simple ou double, homme ou femme. Il fait connaître à l'équipe, les lits disponibles :

La Bed manager, à la cantonade : « J'ai une place à Miriam, j'ai deux HL [places en hospitalisations libres] à Beauséjour ».

Son travail pendant la journée consistera à faire correspondre au mieux la liste des patients en attente d'un établissement de sortie et les places disponibles dans chacun. Dans le langage du service, il faudra « vendre son client » aux établissements.

Le travail de recherche de lits par le Bed manager ne s'effectue pas de manière linéaire d'une transmission à l'autre – on n'hospitalise pas au fur et à mesure vers les lits disponibles recensés après avoir trouvé ce qui correspond à ce qui a été considéré comme souhaitable à ce moment. En effet, la liste des lits disponibles ne cesse de se modifier. Un lit disponible à dix heures ne l'est plus forcément à midi, il ne l'est parfois déjà plus un quart d'heure après l'appel du Bed manager. Des lits deviennent également disponibles au cours de la journée, même si c'est plus rare. Les appels téléphoniques aux établissements se répètent donc tout au long de la journée. Par ailleurs, l'évaluation des besoins des patients s'affine au cours de la journée voire des jours : des hospitalisations que l'on pensait devoir faire sous contrainte peuvent finalement s'effectuer librement, des patients qui acceptaient un établissement le refusent désormais, des familles viennent à faire connaître des souhaits qui diffèrent de l'option de l'équipe soignante. L'imprévisibilité est une constante du travail du Bed manager.

La présence d'un Bed manager n'affranchit pas totalement les infirmiers de la recherche de lits. Leur quotidien aux Urgences se répartit entre les tâches suivantes : entretiens ou interactions avec des patients souvent très demandeurs (de services, d'informations, de cigarettes…), remplir des dossiers (description de l'état du patient lors de la dernière entrevue, tâches effectuées avec lui...), téléphoner aux proches et aux professionnels extérieurs (qui suivent le patient ou sont susceptibles de le recevoir à la sortie des Urgences) et dans une moindre mesure, manipuler des médicaments et les examens réalisés (envois au laboratoire, rédaction d'ordonnance par les médecins...). Toutes ces tâches s'effectuent dans un même élan : où doit-on orienter le patient ? Cette question se pose dès l'entrée du patient à la consultation. Il faut certes apaiser le patient quand il arrive « en crise », mais il faut aussi déterminer rapidement le lieu où le diriger suite à la consultation – quitte à l'hospitaliser aux UHCD si le temps paraît trop court pour trancher entre une hospitalisation ou un retour à domicile. Pour cela, le croisement des informations sur le patient apparaît incontournable : l'environnement social du patient, son mode de vie ; l'évolution récente de son état, le suivi et les traitements éventuels dont il bénéficie... sont autant d'éléments qui participent à la construction progressive de la décision. Les contacts avec l'extérieur (proches, médecin traitant, psychiatre...) représentent une grande part du travail des soignants. Ensuite, les discussions entre eux concernant l'orientation du patient sont légion tout au long de la journée. C'est en réalité toute l'équipe qui est en permanence mobilisée par la recherche d'un lit en hospitalisation. Mais les professionnels ne sont pas à la recherche d'un lit mais du lit : celui qui conviendrait au patient, et que l'établissement accepterait de réserver pour lui. Ce travail de recherche se fait généralement sous pression, les flux d'arrivée de patients aux Urgences étant moins soumis à conditions que leur sortie.

« Ça pousse, j'ai trois consults à hospitaliser » (Bed manager à la cantonade, Observation), « Il faut vraiment que tu pousses pour le faire sortir. » (Cadre, Observation).

Nos observations dans les services des Urgences se sont focalisées particulièrement sur le processus de décisions de sortie des patients : comment décide-t-on d'un retour à domicile ou de l'établissement dans lequel il sera hospitalisé ? Quelles caractéristiques du patient sont retenues et mises en avant pour décider du lieu de sortie ? À quelles contraintes structurelles sont confrontés les soignants des urgences, limitant ainsi les choix d'orientation ?

2.2. Les retours à domicile : processus de décision et patients concernés

2.1. Les retours à domicile : quels déterminants ?

Les retours à domicile peuvent s'effectuer depuis les consultations ou depuis les UHCD. Sur 200 patients des consultations tirés au sort [119], 91 sortent directement à leur domicile soit 46%, 109 sont orientés vers les courts séjours. Parmi ces 109, 37 à nouveau rentrent à leur domicile et 72

[119] Les 200 premiers patients du mois de juin de l'année d'enquête. Pour obtenir ces données, nous avons regardé le cahier des consultations, où sont notés le nom, l'âge, le motif de consultation et le lieu de sortie des patients.

partent en hospitalisation. Au final, 72 patients des consultations sur 200 (36%) sont hospitalisés.

Les retours à domicile sont préparés par un soignant et/ou le Bed manager qui prennent contact selon les cas avec la famille, le médecin traitant, un psychiatre libéral, un CMP. Ils dépendent de l'évaluation clinique du risque ; risque qui n'est toutefois jamais évalué indépendamment du réseau social du patient. Dans les échanges entre soignants, la présence de la famille ou de proches est systématiquement informée. On cherche à savoir si l'environnement social du patient est étayant, c'est-à-dire s'il peut soutenir psychologiquement le malade, s'assurer qu'il suit son traitement, voit son médecin. Les médecins peuvent même décider d'un retour à domicile si la famille le souhaite et/ou est étayante, alors même qu'ils considèrent qu'une hospitalisation serait préférable. *A contrario*, lorsque le support social est jugé insuffisant, un patient, pour qui une hospitalisation est jugée nécessaire mais qui la refuse, peut être maintenu aux Urgences le temps de la faire accepter ou être hospitalisé sous contraintes.

Par ailleurs, notre enquête a montré que plus le patient a un passé psychiatrique important, plus il a des chances d'être hospitalisé à la sortie des Urgences.

Sauf exceptions, les retours à domicile ne se font pas par défaut de places d'hospitalisation ou, faudrait-il écrire, malgré le défaut de places puisque, comme on l'a dit, la recherche de places d'hospitalisation mobilise l'équipe dans son ensemble, et les patients peuvent être gardés plus longtemps que la limite réglementaire si les conditions de leur sortie ne sont pas réunies.

2.2. Des cas particuliers ? Les SDF, le recours aux urgences et l'hospitalisation en psychiatrie

Les SDF n'apparaissent pas plus hospitalisés que les autres patients à la sortie des Urgences. S'ils ne représentent qu'une part faible de l'échantillon des dossiers étudiés, il est intéressant de leur consacrer quelques lignes. Ils constituent en effet un bon analyseur des intrications du social et du pathologique ainsi que des mécanismes d'orientation des patients à la sortie des Urgences. D'autre part, ils amènent à s'interroger sur ce que signifie pour les soignants faire un « retour à domicile » pour une population qui, par définition, n'a pas de lieu de vie stable.

Les SDF ont-ils, du fait de leur situation sociale très précaire, des parcours psychiatriques spécifiques, eux aussi « précaires » ? Sont-ils en particulier aux Urgences pris en charge et orientés de façon spécifique du fait de leurs conditions de vie ?

Les individus sans domicile fixe dont nous avons observé les dossiers sont dans une précarité qui dépasse amplement celle du logement. Ce sont des hommes (une seule femme), ils n'ont pas d'emploi et pas de support social : tous vivent seuls. Les notes des soignants dans les dossiers témoignent pour tous de la faiblesse – voire de l'absence – de ressources économiques et de leur grand isolement social. Les parcours psychiatriques de ces patients n'apparaissent pas spécialement atypiques. Ils ne cumulent pas plus que d'autres des séjours dans des établissements psychiatriques différents ni ne reviennent particulièrement plus souvent aux Urgences. En d'autres termes ils n'incarnent pas de façon exemplaire la figure du nomade institutionnel ou du revolving door patient (voir infra dans ce chapitre). Toutefois, le devenir post-urgence de ces patients apparaît spécifique et peu diversifié : ils sortent en grande majorité à domicile (bien plus que la population totale) et, lorsqu'ils sont hospitalisés, c'est dans la seule clinique conventionnée avec les Urgences. Ces options de sortie restreintes révèlent une très faible maîtrise de l'offre de soin par cette population, un maigre pouvoir sur leur propre parcours.

Si certains des patients sans domicile fixe sont considérés comme de « mauvais patients » pour la plupart des établissements d'accueil – ils ne sont pas rentables économiquement, ils demandent un surplus de travail du fait de leur situation sociale, l'organisation de leur sortie est souvent compliquée, etc... – ils ne le sont pourtant pas nécessairement du point de vue des Urgences qui acceptent le surcroît de « travail social » que requiert la prise en charge de la plupart des patients. Ce « travail social » des soignants des Urgences n'est pas anecdotique. Lors de nos observations, en particulier à la consultation, nous avons pu observer des prises en charge rapides se terminer par un appel au 115 : le patient n'avait pas d'hébergement pour la nuit, il ne quittera les Urgences que lorsqu'une solution d'hébergement aura été trouvée. Soignants et patients admettent que lorsque l'appel au 115 provient de l'hôpital, les chances d'accès à un hébergement d'urgence sont meilleures [120]. Nous pouvons sans doute expliquer ainsi en partie les retours à domicile des SDF. Mais l'on ne peut exclure le caractère « subi » de certains renvois. Plusieurs cas apparaissent exemplaires. Comme celui de Monsieur C., sans domicile stable qui se rend aux urgences en demande d'hospitalisation. Après un certain temps à chercher une place et à collecter des informations sur l'environnement du patient, le médecin se rend compte que Monsieur C. a menti sur sa situation (il prétendait avoir été envoyé aux Urgences par le CMP, alors qu'il ne s'était pas rendu au centre), et qu'il s'est fait mettre à la porte de chez sa sœur le matin même. L'équipe redirige le patient vers un hébergement au 115, bien que ce dernier maintienne sa volonté d'hospitalisation. Ces situations mettent au jour la difficile définition et évaluation des « besoins » en santé mentale.

Dans tous les cas, les « retours à domicile » des personnes sans domicile fixe posent alors questions, que nous ne pouvons que soulever après cette enquête : pourquoi les difficultés d'hébergement ne peuvent-être solutionnées en dehors du recours aux Urgences ? Une partie d'entre eux se rendrait-elle aux Urgences expressément pour régler le problème de l'absence de logement ? Quel est le rôle de la psychiatrie dans ces trajectoires sociales très précaires, dans les moments de grande détresse, matérielle, sociale et psychologique ?

L'étude des dossiers révèle également une certaine ambiguïté sur l'orientation des personnes SDF et leur participation à la décision de sortie. Il est souvent indiqué une destination de

---

[120] Dans la ville enquêtée, 10% seulement des appels journaliers au 115 sont décrochés, et, parmi eux, une large majorité se solde par des refus.

sortie sans que ne soit décrit le processus qui a conduit à cette décision – à l'inverse des autres dossiers. Mr S. arrive aux Urgences alcoolisé avec des idées suicidaires. Bipolaire sous traitement depuis 20 ans, il avait arrêté le suivi psychothérapeutique depuis sa mise en couple il y a 10 ans. Il se retrouve SDF depuis sa rupture conjugale quatre mois auparavant, et a perdu son travail deux mois après. Il est aux Urgences en demande d'hospitalisation. Or, « Le patient refuse d'aller à Beauséjour et au CHS. (...) Il veut une hospitalisation à Miriam ou Mirepoix [il est connu de ces établissements]. Appel Mirepoix : pas de place. Peut-être demain, rappeler ». On apprendra finalement que le patient est sorti en « retour à domicile accompagné » sans plus de précisions sur les soins envisagés.

Le « retour à domicile » des patients sans domicile fixe est étroitement lié à la fois à l'offre locale d'hospitalisation, aux critères d'acceptation de patients démunis par les établissements et à leur faible pouvoir de choix. Les échanges entre professionnels autour du devenir post-urgences de ces patients révèlent la faiblesse de leurs ressources et donc de leur poids dans les négociations. Très souvent, du fait de leur situation, ils ne sont pas « cliniquables », selon l'expression utilisée dans le service. Ils ne peuvent alors prétendre qu'à l'hôpital public ou bien sous certaines conditions à une clinique, Beauséjour, qui a, vis-à-vis de cette population, une politique particulière (voir le chapitre sur les cliniques). S'ils refusent ces destinations, la solution est simple : soit ils retournent à la rue, soit ils sont hospitalisés sous contrainte.

Si le patient refuse ou rechigne à accepter le traitement et la solution offerte par les soignants, il se le verra probablement à terme imposé, ce que l'on ne retrouve pas dans de nombreux autres cas de conflits entre patients et soignants. L'absence de possibilité de négocier avec des proches apparaît ici comme un élément clé de compréhension de l'imposition du choix médical, tant nos observations ont montré que le contact avec la famille des patients infléchissait l'idée première de prise en charge des soignants.

2.3. Hospitalisations au sortir des urgences : logiques d'établissements et faibles marges de négociation du secteur public

2.3.1. Contrainte et isolement : contrainte ou levier d'action pour les soignants des urgences ?

Aux Urgences du CHU, le Bed manager ne doit pas simplement trouver des lits disponibles pour les patients dont on a décidé d'une hospitalisation, mais bien trouver le lit qui convient à chacun. Pour certains, on cherche un lit en zone ouverte, pour d'autres en zone fermée ou dans une chambre d'isolement. Les places en secteur fermé et en isolement sont bien plus rares qu'en zone ouverte. La difficulté à trouver un lit d'hospitalisation est ainsi encore plus grande pour les patients sous contrainte requérant une place en zone fermée que pour les patients en hospitalisation libre. Et, on le sait, les hospitalisations sous contrainte ne cessent d'augmenter partout en France[121]. Suivant cette tendance nationale, le département dans lequel est situé le service étudié voit le nombre des hospitalisations sous contrainte augmenter significativement[122]. Pourtant, sur l'Agglomération, seuls trois établissements sont habilités à recevoir des patients sous contrainte : la clinique Beauséjour pour des soins à la demande d'un tiers [SDT] uniquement, le CHU et le CHS.

Au CHS, plus de la moitié des séjours longs (plus de 292 jours), soit 80 patients (sur un total de 306 lits) sont des patients sous contrainte. 40% des patients présents plus de 185 jours sont des patients sous contrainte [123]. Lors d'une de nos demi-journées de présence à la régulation du CHS, une cadre consulte

[121] + 4,5% en 2015 depuis la réforme du 5 juillet 2011.

[122] Entre 2010 et 2013, le pourcentage d'hospitalisations libre a diminué dans les deux établissements publics (de 79% à 70% au CHS ; de 98% à 89% au CHU) et augmenté à Beauséjour (de 79% à 82%). Au total des trois établissements, le pourcentage d'hospitalisations libre a nettement diminué au profit des contraintes : 9095/12660.

[123] Données fournies par le département d'information médicale du CHS.

l'ordinateur pour nous prendre à témoin de l'importance des placements sous contrainte :

« Alors vous en avez 19 sur 22 en secteur A ; 19 sur 22 dans le secteur B ; 16 sur 22 dans le secteur C : 14 sur 22 dans le secteur D ; 19 sur 22 dans le secteur E ; 17 sur 22 dans le secteur F ; 12 sur 22 dans le secteur G ».

Ce jour-là, 74% des lits d'admission du CHS sont occupés par des patients sous contrainte. Dans une configuration locale au sein de laquelle peu d'établissements disposent de places en secteur fermé, ces derniers plus que les autres sont tenus de recevoir les malades difficiles ou sous contrainte. Leur maîtrise de leur file active est très faible. La rareté de lits en zone fermée ou en isolement et leur répartition très inégale sur le territoire contraignent ainsi les différents acteurs du système de soin. Les établissements qui les accueillent, et les Urgences également, qui activent différents leviers afin de placer leur population pour qui un lit « rare » est souhaité.

Dans certains cas, la contrainte peut être décidée aux Urgences, afin de forcer les établissements d'aval à intégrer un patient en secteur fermé – quand bien même le patient ne s'oppose pas à une hospitalisation. La pénurie des lits en secteur fermé incite les soignants à décider d'une contrainte pour des patients, qui ne seraient pas sans cela acceptés.

Inversement, mais plus rarement, on peut décider de lever une contrainte parce qu'une place est libre sur un lit en hospitalisation libre. Dans un cas par exemple, la Bed manager nous explique qu'ils ont « casé Mme O. en HL à Miriam. Elle était en contrainte mais comme elle ne veut pas aller à Beauséjour, on a levé la contrainte. J'espère que ça va tenir ». Cette pratique connaît toutefois des limites, pour des raisons de sécurité essentiellement.

Monsieur Bilal a été transféré de l'UHCD ouverte au service fermé des Urgences mais il reste en hospitalisation libre. Les soignants échangent sur le lieu d'hospitalisation possible : « Il est halluciné, il y a des menaces de passage à l'acte, des voix lui disent de tuer quelqu'un s'il va pas bien. Mais il est en HL –

Comment on va argumenter de l'hospitaliser en zone ouverte si ici il est en service fermé et qu'il exprime des menaces de meurtre ? – On peut pas mettre un service en danger et cacher ça ».

Plutôt que d'agir sur le statut du patient (contrainte ou non), le Bed manager peut aussi tenter de faire changer le statut d'un lit en aval afin qu'il corresponde au besoin du patient : négocier le passage d'un lit d'isolement en secteur ouvert, ou inversement. Ce qui ne va pas sans conflits ou tensions avec les établissements d'aval, comme le CHS régulièrement. Les services d'admission du CHS (tous secteurs confondus) disposent de vingt lits, et deux supplémentaires en chambre d'isolement. Or, le Bed manager – les soignants des Urgences en général – et l'ARS tendent à considérer que ces services d'admission disposent de vingt-deux lits, sans distinction qualitative. La direction du CHS subit la pression des autres établissements et de l'ARS pour effectuer cette assimilation.

« Normalement on a vingt lits, vingt patients dans les services d'admission plus deux chambres d'isolement. Et non pas vingt-deux places. À vingt-deux, on est en sureffectif. Or, la tentation des Urgences c'est de considérer qu'il y a vingt-deux places. Il [un soignant qui travaille au CHS ainsi qu'aux urgences du CHU] a dit à un Bed manager de chez eux : « il faut que tu apprennes à ton médecin à lire les infos sur l'application. Les places d'Iso [en chambre d'isolement] n'y apparaissent pas » (Observation régulation du CHS).

Toutes les politiques publiques qui se donnent comme objectif de faire correspondre de manière optimale une offre et des besoins comptent des lits et des places sur des territoires. Les déclinaisons régionales des plans « Psychiatrie et santé mentale », les schémas régionaux d'organisation sanitaire (SROS), les négociations entre ARS et établissements, les travaux menés sur le terrain par la MNASM, les études de la DREES sur l'organisation de l'offre de soins en psychiatrie et santé mentale ... reposent sur des décomptes de lits sans tenir compte de leurs caractéristiques. Tous postulent qu'un lit équivaut à tout autre lit. Or, rien n'est moins juste. Tout d'abord, les professionnels distinguent bien différents types de lits. Aux Urgences du CHU, en principe, les critères pour le choix du lieu d'hospitalisation ont été hiérarchisés par les responsables du service en prenant en compte d'abord le souhait du patient, puis la continuité du suivi, et enfin le secteur de rattachement du patient. En réalité, les lits disponibles et leurs caractéristiques (en secteur fermé/ouvert, chambre simple/double, pour homme/femme...) jouent à plein dans le choix du lieu de l'hospitalisation. L'existence d'hospitalisations sous contrainte rend en particulier impossible l'assimilation d'un lit à un autre lit. Il faut ajouter à cela d'autres critères : la sélection qu'opèrent plus ou moins les établissements en fonction de ce qu'ils estiment être leurs possibilités, leurs compétences, leurs missions.

2.3.2. « Vendre son patient » et lui trouver un lit. La logique de marché depuis les urgences

Les processus de décision concernant l'orientation des patients vers un lit en psychiatrie sont très instructifs, concernant d'une part les critères des soignants sur ce qu'est une « bonne sortie » (un lit adéquat), d'autre part les contraintes posées par les établissements d'aval quant aux possibilités d'accueil. Comment s'articulent ces deux logiques, les différents critères de choix ?

Les patients et parfois leur famille émettent des souhaits quant au lieu d'hospitalisation. Pour eux non plus, un lit n'équivaut pas à un lit. Il n'est ainsi pas rare que le Bed manager ait trouvé un lit pour un patient mais que lui ou sa famille refuse l'établissement envisagé. Le Bed manager doit alors se résigner à trouver une place ailleurs ou « travailler la demande » [124], comme les soignants peuvent le faire lorsqu'il s'agit de faire admettre une hospitalisation à un patient ou une famille qui souhaitent un retour à domicile.

---

[124] Sicot 2003, Dupont 2016

Ayant noté ce qui est souhaitable du point de vue de l'équipe soignante, pourvu de sa connaissance des établissements et des conditions qu'ils posent à l'admission, le Bed manager commence par appeler l'établissement qui conviendrait le mieux, s'il sait que celui-ci dispose d'une place. Ce cas de figure se présentant assez rarement, il fait ensuite le tour des établissements disposant d'une place.

Le Bed manager doit présenter son patient de manière honnête aux établissements car leur participation – à l'exception du CHS et du CHU qui, étant sectorisés, ont l'obligation d'admettre tout patient de leur secteur – repose sur leur bonne volonté et leur confiance. Le Bed manager doit donner des informations précises sur le patient (nécessité d'une zone fermée, présence de pathologies somatiques associées...) mais peut tenter d'en euphémiser les caractéristiques qui pourraient conduire à un refus. Tout le jeu consiste alors à présenter le patient sous un jour favorable, sans dissimuler des informations, ce qui risquerait d'entraîner une rupture de la confiance et du partenariat avec les cliniques.

A propos d'un patient toxicomane et « psychopathe », l'IDE : « On peut l'envoyer à l'UF3 [unité du CHU] ? - Interne : non ils vont trop m'en vouloir si je fais ça ! »

Le choix du lieu d'hospitalisation post-urgences dépend finalement pour beaucoup des critères de sélection que se donnent les établissements de l'Agglomération. Et ceux-ci sont extrêmement hétérogènes. Pour les cliniques, tous les patients ne sont pas équivalents entre eux. La plupart des soignants du service savent quelles sont les différences entre les cliniques, les patients que tel établissement pourrait accepter et quelle orientation est inenvisageable. On dit facilement d'un patient qu'il est ou qu'il n'est pas "cliniquable". Avec un cadre des Urgences :

« C'est quoi un patient cliniquable ? – C'est ceux qui ont une mutuelle, la sécurité sociale, peut-être la possibilité de payer si la mutuelle ne prend pas tout en charge – Il y a d'autres critères ? Des patients qu'ils n'apprécient pas ? – Oui bien sûr. Un patient qui a fait de la prison, qui a été vu au SMPR (service médico-psychologique régional), un gros consommateur de toxiques… c'est peu cliniquable ce genre de patient. C'est le secteur qui va prendre ces patients ».

Une première distinction doit être faite entre les Centres Hospitaliers, publics, qui ont l'obligation d'admettre les patients qui relèvent de leur secteur, et les cliniques, qui n'y sont pas tenues et opèrent une sélection des patients selon des critères qui leurs sont propres. L'idée qu'il existerait une sélection des patients par les cliniques privées fait l'objet de controverses. Au plan national, la Fédération de l'Hospitalisation Privée réfute le phénomène, considérant qu'il s'agit d'une idée reçue et que les cliniques participent au service public[125]. Les défenseurs de l'hôpital public de leur côté affirment l'existence de ce travail de sélection de la part du privé, et considèrent que la mise en concurrence entre secteurs public et privé est de ce fait déloyale. Quant aux pouvoirs publics, ils ont créé une catégorie juridique d'établissement de soins, qui peuvent être publics ou privés, remplir l'un comme l'autre les missions de service public en fonction des besoins de la population, dans le cadre des schémas régionaux d'organisation des soins (SROS). Les lois HPST de 2009 et de réforme hospitalière de janvier 2016 encouragent la coopération de ces établissements et leur formalisation au sein de groupements de coopération sanitaire (GCS).

Sur le terrain de notre enquête, cette question de la sélection des patients par les cliniques fait l'objet des mêmes débats. Les établissements publics considèrent qu'ils ne sélectionnent pas leurs malades et remplissent des missions de service public vis-

---

[125]. « Les cliniques ne préfigurent pas une médecine à deux vitesses en ne s'adressant qu'aux plus riches : 25 % des malades couverts par la CMU y sont pris en charge (…). Ce n'est pas une médecine de confort qui serait dispensée dans les cliniques. Mais bien un indiscutable service médical rendu nécessairement plébiscité par les patients. C'est pour toutes ces raisons que la Fédération de l'Hospitalisation Privée (FHP) – forte de ses 8 millions de patients - entend participer aux réformes refondatrices comme un acteur à part entière dont le modèle économique a le mérite de garantir une gestion optimale des ressources. Comme acteur du système de soins, la FHP – loin des idées reçues sur la sélection des patients - accepte et entend l'existence de contraintes qui s'imposent au secteur » FHP, Contribution au pacte de confiance, 2012. Document mis en ligne par le Ministère de la Santé.

à-vis de certains publics, dont les patients sous contrainte, tandis que les cliniques clament qu'elles ne sélectionnent pas leurs patients et répondent à des besoins et à des demandes de la population du territoire.

Le phénomène ne peut être établi statistiquement puisque les seules données disponibles sont celles du PMSI psychiatrie qui invisibilise l'origine sociale des patients[126]. Néanmoins, les observations et les entretiens menés sur le terrain permettent de préciser les choses. Les cliniques refusent des patients (elles opèrent donc à ce titre un tri des publics), à un degré et selon des critères qui leurs sont propres. Le comportement du patient est un critère de sélection largement partagé, directement traduit en « charge de soin » par les cliniques[127]. Sachant cela, le Bed manager s'évertue à rassurer les cliniques sur ce point quand l'état du patient le permet.

Certaines cliniques sélectionnent leurs patients à la fois sur des critères de ressources économiques, de comportement et de pathologie. La présence de problèmes somatiques en sus des troubles psychiatriques est également un obstacle à l'admission en clinique.

Ainsi par exemple lors d'une observation, la Bed manager se tourne vers son cadre pour lui faire part du fait que la cadre d'une clinique lui a dit : « Vous nous envoyez que des patients qui ont des problèmes sociaux ». Et d'ajouter : « Ils disent qu'ils n'ont pas de places de post-urgences parce qu'avec ces patients qui ont des problèmes sociaux ils ne peuvent pas libérer de lits pour les post-urgences. Ils trichent. »

Ces dernières années, plusieurs cliniques ont été rachetées par un groupe international, et ce phénomène perdure. Dans ces

---

126 Cf. le chapitre sur le PMSI psychiatrie.

127 Les établissements cherchent à estimer la « charge de soins » – « tout ce qui se réfère à l'ampleur des moyens qu'il faut mobiliser dans un service pour administrer des soins au patient » – que représentent les patients. Nous retrouvons ce que Dodier et Camus avaient déjà observé : « D'après nos observations plus les services anticipent chez les patients une charge de soins importante plus ils manifestent des réticences au moment du placement ». Dodier, Camus, 1997, 743.

cliniques, la politique a changé : les patients sont sélectionnés sur la base d'un formulaire qui doit être faxé par les Urgences et qui précise l'état civil du patient, sa pathologie, sa couverture sociale (affiliation sécurité sociale, mutuelle ou non). Dans la rubrique « Eléments obligatoires à fournir » on trouve, dans l'ordre : fiche d'admission ; attestation de sécurité sociale et mutuelle : prévoir chèque de caution à l'entrée ; fiche de renseignement médicaux ; compte-rendu médical ; bilan sanguin. Le formulaire se clôt par l'avertissement suivant : « La décision d'admission ne sera prise en "Commission d'Admissions" qu'au vu de ce questionnaire correctement renseigné. Des informations complémentaires afin d'assurer que notre structure soit en mesure de réaliser la prise en charge efficiente du patient pourront être demandées. Dans le cas contraire, l'établissement sera au regret de ne pouvoir vous communiquer une réponse positive à l'admission. » Plusieurs cliniques réclament ainsi avant toute admission une caution de 500 euros.

Le Bed manager, les infirmiers et le cadre de santé sont quotidiennement confrontés à cette sélection, et s'en plaignent auprès de la direction du CHU afin de faire remonter le problème au niveau du groupe de travail sur les urgences de l'ARS.

Les Urgences ne représentent cependant pas qu'une manne de patients difficiles et malvenus pour les cliniques, mais aussi une source potentielle de remplissage de lit. Remplissage qui, rappelons-le, reste un des objectifs phares des établissements privés qui ont des contraintes de rentabilité. Plutôt que de refuser en bloc les patients des Urgences, les cliniques cherchent donc à les choisir.

Notes d'observation : Le médecin appelle la clinique et lui présente trois patients. Ils échangent sur leurs caractéristiques. Après avoir raccroché, le sénior me fait remarquer : « Après la présentation de Mme X il m'a dit : vous n'avez pas quelqu'un d'autre ? ».

La clinique fait ainsi son marché tous les matins aux Urgences pour remplir ses lits.

2.3.3. Le CHS : un lieu de relégation ?

Lors des observations menées aux Urgences, les soignants font clairement la distinction entre les patients cliniquables et les autres. Parmi les non-cliniquables, on trouve les patients sous contrainte, mais aussi les patients agressifs, non compliants, toxicomanes, avec des pathologies chroniques invalidantes, non stabilisées. Ils orientent alors vers le CHS des patients que les cliniques refusent, et, parfois, ils ne tentent même pas de les y faire accepter. Dans la même logique, du fait des publics qu'il accueille – ou du moins des effets de réputation – les soignants des Urgences évitent à certains patients le passage par le CHS, de peur de créer chez eux un « traumatisme », par la confrontation à un milieu trop rude, à des personnes aux pathologies lourdes et aux comportements difficiles.

Une interne à propos d'un jeune patient : « Je ne peux pas le mettre au CHS, ça va être trop dur pour une première hospitalisation en psychiatrie. Pour un syndrome dépressif, il va se retrouver avec tous les schizo chroniques, vraiment il faut éviter » (Interne, Observation).

Mais il n'est pas toujours question d'une orientation par défaut. Le CHS est considéré comme le plus compétent pour la gestion de certaines situations (celles-décrites ci-dessus, ainsi que les problématiques davantage socio-économiques), on lui reconnaît aussi une expertise spécifique.

A l'opposé des cliniques qui peuvent choisir leur patientèle selon leurs critères propres, le CHS est un établissement réputé pouvoir accueillir tous les patients, quelle que soit la « lourdeur » de la pathologie et de la situation sociale. Il a une obligation d'accueil de fait d'être un service public – à laquelle il ne peut déroger – et de ce fait, maîtrise peu la composition du public qu'il accueille. Sous le seul aspect des contraintes, il est en effet remarquable que la file active des hospitalisations du CHS lui échappe pour la plus grande partie.

Pour autant, les soignants du CHS ne considèrent pas forcément cette mission qui leur incombe comme illégitime.

Tandis que certains considèrent leur établissement comme un asile, avec une mission sociale à remplir, d'autres ont adopté une définition davantage médicale de leur rôle, ou considérée comme telle [128]. Le CHS abrite en son sein différentes « politiques » d'accueil de patients. Certains chefs de service résistent à la perspective gestionnaire (un lit est un lit, disponible pour tout patient et l'occupation des lits doit être maximisée) et tentent de garder des lits disponibles pour leurs patients, permettre des hospitalisations non programmées ; d'autres ont pour principe d'accueillir tout patient, quel que soit son secteur d'appartenance. Certains considèrent que la mission du CHS est de soigner les pathologies chroniques et invalidantes – la schizophrénie étant ici considérée comme le cœur du métier – et refusent de s'occuper « de la petite dépression » ; d'autres n'ont pas d'exclusives.

En tout cas, l'enquête aux Urgences permet d'observer de façon saillante une des dimensions du système local de prise en charge : l'interdépendance des établissements en présence sur le territoire, leur fonctionnement en vases communicants. Certains établissements choisissent leur patientèle, d'autres pas, et récupèrent donc mécaniquement les publics rejetés par les premiers. On ne peut que constater une segmentation précise de l'offre et donc des publics accueillis.

Les hospitalisations depuis les Urgences incarnent parfaitement une des dimensions du système local de prise en charge : des établissements choisissent, d'autres n'en ont pas les moyens. La sélection opérée par les cliniques se traduit de manière systématique par une relégation des patients non retenus dans les centres hospitaliers publics et, plus globalement, une segmentation très précise de l'offre.

Ce partage des tâches et des populations entre établissements explique une partie non négligeable des parcours, à la fois sous l'angle de la logique de l'établissement dans lequel

---

[128] Sur ces conceptions différentes du métier et des missions des hôpitaux de psychiatrie, voir dans le même sens l'*Évaluation du Plan Psychiatrie et Santé mentale 2005-2008*, HCSP, 2011

s'effectueront les soins, mais également en termes de discontinuité, et de ruptures de prise en charge.

Partie 3 – Effets de l'organisation du système de soins sur les parcours de patients : discontinuité des soins et segmentation des publics

3.1. Saturation des services et diminution des hospitalisations non-programmées : le fruit d'une gestion à flux tendus

La course aux lits se traduit par une forte pression sur l'ensemble des professionnels des Urgences. L'humour peut d'ailleurs servir d'exutoire et révèle au chercheur la manière dont les soignants voient certaines cliniques :

« IDE : Mme A. elle est chiante, elle arrête pas de se plaindre de la qualité de la prise en charge. – Bed manager : « Ah bah j'ai une place dans la clinique X [sourires de l'assemblée] » – Bed manager : « Là si vous voulez j'ai une Iso [place en chambre d'isolement] à la clinique Y [rires] ». La clinique est particulièrement sourcilleuse quant au comportement des patients.

Aux Urgences, on dit que « ça pousse » quand tous les lits des Urgences sont occupés et que de nouveaux patients arrivent. La durée de présence d'un patient devient un critère majeur pour trouver une solution, surtout lorsqu'il a dépassé les trois jours réglementaires. Les soignants se mettent alors à « faire pression » sur les services sectorisés du CHU et du CHS afin qu'ils acceptent les patients de leurs secteurs. La pression se transmet de la sorte dans les services de suite des hôpitaux, qui doivent faire de la place aux patients des admissions, et donc faire sortir au plus vite les malades hospitalisés dans leurs unités. L'administration du CHS a organisé les choses d'une manière *optimum* de sorte que les lits séquentiels [129] soient occupés par de nouveaux entrants en l'absence des malades. A

[129] Lits qui sont occupés par des patients lors de séquences d'hospitalisation.

l'hôpital public, les patients sont hospitalisés là où il y a de la place, sans considération du secteur ni du suivi antérieur.

« Une place d'Iso va se libérer dans un service mais ils vont intégrer un patient HO qui est de chez eux mais était provisoirement dans une chambre d'apaisement d'un service de suite. » (Observation, Régulation CHS).

La gestion des lits à flux tendus (selon l'idée qu'on ne peut laisser un lit vacant au vu de la demande en lit non satisfaite) produit des effets sur les modes de prise en charge des patients, en plus des pressions sur les services et les professionnels. Du fait de l'absence de lits d'hospitalisation vides – constatable par les taux d'occupation –, les hospitalisations non programmées sont devenues très difficiles à réaliser. Alors qu'elles sont considérées par tous les acteurs de la psychiatrie comme une nécessité au vu des caractéristiques des pathologies psychiatriques. De nombreux patients demandent à avoir accès à un séjour en hospitalisation à des moments critiques de leur trajectoire de vie, avant la crise, avant l'urgence. Mais les lits vides, du point de vue gestionnaire, représentent uniquement un coût. Sur le territoire, la gestion rigoureuse des stocks de lits conduit à un taux d'occupation le plus souvent proche de 100%. Les professionnels n'ont donc plus les moyens de réaliser une hospitalisation non programmée, ils doivent recourir aux Urgences. A charge pour le service de gérer la crise et de trouver un lit d'hospitalisation si besoin. Dans plusieurs dossiers des Urgences, on constate par exemple que des patients sont envoyés par des CMP qui assurent le suivi, car ils ne parviennent pas à trouver eux-mêmes une place en hospitalisation.

Au CHS, les cadres des services d'admission sont mis en tension entre la volonté d'admettre leurs patients suivis en ambulatoire qui auraient besoin d'une hospitalisation, la volonté de garder des lits pour un retour d'UMD (Unités pour Malades Difficiles), et la pression de l'ARS et des Urgences à occuper les lits. La direction du CHS est incitée par les tutelles et les partenaires à ne laisser aucun lit vide, et la pression est d'autant plus fortes que ces derniers peuvent voir en temps réel, *via* le récent logiciel X décrit ci-avant, l'ensemble des lits d'admission disponibles de l'établissement. Des soignants et des chefs de service expriment des résistances. Ainsi tel secteur refuse-t-il de mettre ses deux chambres d'isolement au pot commun, de les transformer en lits tout-venant. « Ils tiennent bon là-dessus, du coup ils ont une souplesse que les autres secteurs n'ont plus » (soignant CHS).

L'idéologie de la gestion « zéro-stock » [130] appliquée aux hospitalisations en psychiatrie ne fait pas consensus parmi les acteurs de la psychiatrie, et s'oppose à certaines logiques de soins. En termes de parcours de soins, elle présente un effet pervers notable : celui d'empêcher – ou de limiter drastiquement – l'hospitalisation en dehors de l'urgence, de la crise, de la contrainte... Par effet boomerang, la crise, le recours à la contrainte et aux services d'urgences s'en trouvent amplifiés, à l'heure où justement les pouvoirs publics se veulent en lutte contre ces éléments, qu'ils considèrent comme des défauts de parcours à éviter.

3.2. Les nomades institutionnels : sous-produits du marché des hospitalisations psychiatriques

Les professionnels et les économistes[131] de la santé évoquent fréquemment l'existence d'un phénomène de nomadisme médical défini comme le fait, pour un patient, de consulter de sa propre initiative, pour une même demande de soins, plusieurs praticiens différents ; phénomène considéré comme responsable de dépenses superflues, d'erreurs de diagnostics, de

[130] Nous reprenons ce terme en référence à la technique employée dans l'univers industriel et dont s'inspirent les hôpitaux pour réduire les coûts.

[131] Certains économistes considèrent ce phénomène comme relevant de l'aléa moral : « Se sachant remboursés en cas de consommation de soins, les assurés ont tendance soit à faire moins de prévention - aléa moral ex ante -, soit à consommer plus en cas de sinistre - aléa moral ex post. Dans le domaine des soins, l'aléa moral ex post, sans doute plus vraisemblable que l'aléa moral ex ante, peut prendre la forme du « nomadisme médical » (recours parallèles à différents médecins pour une même pathologie) » Breuil-Genier, Rupprecht, 2000, 163. Pour une analyse de l'aléa moral comme justification théorique à la privatisation du système de santé : Batifoulier, 2015.

prescriptions contradictoires. Dans une partie de la littérature professionnelle ou académique, la pratique est par ailleurs condamnée comme immorale et abusive.

En écho, nous constatons dans le cadre de cette recherche l'existence d'un nomadisme institutionnel, que nous définissons comme le fait, pour un patient, d'être hospitalisé successivement dans plusieurs établissements. Ce phénomène qui peut, de la même manière, entraîner dépenses superflues, erreurs de diagnostics et prescriptions contradictoires se caractérise de plus essentiellement, dans la perspective qui est la nôtre, par la rupture des prises en charge et la discontinuité de soins. Comme on le verra, il peut sans doute s'expliquer dans une certaine mesure par une volonté des patients de changer d'établissement de soins. Dans les dossiers comme lors des observations, quelques patients sont notés comme refusant explicitement de retourner là où ils avaient été hospitalisés auparavant. A propos d'une patiente qui a été hospitalisée dans plusieurs établissements de l'Agglomération : « Elle change de médecin à chaque fois qu'ils ne sont pas d'accord avec elle » (soignant, observation aux Urgences). Mais le plus souvent, le nomadisme est subi, et le phénomène est lié au système local de prise en charge.

Pour commencer, et par définition, le phénomène de nomadisme institutionnel n'existe que lorsque sur un même territoire, plusieurs établissements proposent une prestation *a priori* semblable. Ce qui est le cas sur l'Agglomération de l'enquête, avec ses deux hôpitaux et ses cliniques privées. Lorsqu'il n'existe qu'un établissement psychiatrique sur un territoire, le nomadisme institutionnel est par définition inexistant.

Le phénomène nous est apparu une première fois dans les entretiens avec les professionnels et les familles de patients. Il s'est confirmé à la lecture des dossiers des urgences. Dans notre échantillon de dossiers ; 16,5% des patients avaient été pris en charge dans trois établissements et plus. Le phénomène revêt donc une importance considérable. Les observations ont montré que de nombreux patients étaient successivement hospitalisés dans des établissements différents de l'Agglomération sur une période de moins d'un an.

Un résumé des caractéristiques sociales et morbides de ces patients, opposés à ceux qui ne sont hospitalisés que dans un établissement, montre que ce sont plus souvent des hommes, qu'ils sont moins nombreux à occuper un emploi et à vivre en couple, qu'ils bénéficient plus souvent de l'AAH, ont un suivi et un passif psychiatrique plus lourd, sont plus souvent passés par les Urgences, peu pour des IMV et plus souvent pour des états délirants. Enfin, ils sont plus hospitalisés que les autres dans la clinique Beauséjour et au CHS, établissements qui, justement, accueillent plus que les autres des patients dits difficiles ou lourds, en termes de pathologie ou de la situation sociale défavorable qui leur est associée.

Pour partie, les patients qui subissent le nomadisme médical sont des « mauvais patients », c'est-à-dire des patients que, de manière générale, les professionnels ne veulent pas [132] : non compliants, agressifs, revendicatifs, précaires… Si la notion de mauvais patient est relative à chaque groupe professionnel ou établissement – chacun ayant une définition de ses missions, de ses compétences, de ses obligations – il reste que la notion de « patient lourd » utilisée cette fois par les professionnels renvoie globalement à un patient agité, peu compliant, pour qui les soins doivent être complétés d'une prise en charge sociale : ouvrir des droits, trouver un logement ou une structure médico-sociale pour la sortie… Des établissements refusent ainsi de réhospitaliser ceux qu'ils jugent être des mauvais patients. Ils repassent alors plus fréquemment par les Urgences, et de là, sont refusés dans l'établissement où ils sont passés la fois précédente. Ils sont donc de fait soumis au nomadisme institutionnel.

Le nomadisme institutionnel peut aussi résulter, dans le contexte local, de l'usage de la contrainte. En effet, sur le territoire étudié, tout patient placé sous contrainte, quel que soit

---

132 Le mauvais patient n'est pas défini par ses caractéristiques propres, mais plutôt par le fait qu'elles ne sont pas en adéquation avec les exigences/contraintes des professionnels. Véga, 1997.

le lieu où il a pu être hospitalisé auparavant, le sera forcément dans un des trois établissements autorisés (les deux hôpitaux publics et une clinique privée), même s'il est connu d'une autre clinique et souhaite y retourner. La continuité des soins par une même équipe n'est donc pas possible pour tous les patients qui, à un moment, seraient hospitalisés sous contrainte. Plus généralement, contrairement à la vision gestionnaire des lits disponibles sur le territoire, défendue par la MNASM et l'ARS, nous savons que plusieurs spécificités des lits rendent l'équivalence impossible. Les services des établissements ont des lits en zone ouverte ou fermée.

Le nomadisme institutionnel peut sans doute exister sans passage aux Urgences psychiatriques. Cependant, il s'y réalise de manière très prégnante dans la mesure où le service des Urgences dispense les établissements de gérer les crises ou les « rechutes » de ses propres patients, *a fortiori* ceux qu'ils ne souhaitent pas revoir. Il permet aux établissements de s'extraire d'une logique de continuité de soins. La dimension systémique du phénomène est la suivante : à mesure que les Urgences psychiatriques du CHU ont amélioré leur organisation, accru leur capacité à gérer la crise (notamment par l'augmentation du nombre de lits et l'accroissement – informel – de la durée d'accueil) et le devenir post-urgences (trouver une place), la fonction leur a été progressivement déléguée. Avec l'existence d'une multiplicité d'établissements sur un territoire restreint, une seconde condition du nomadisme institutionnel se trouve ainsi remplie : les critères de l'accueil ont évolué, les options d'accueil en sont démultipliées.

On pourrait résumer l'essentiel de la manière de procéder pour réaliser une hospitalisation de la manière suivante : il y a ce qui conviendrait du point de vue du patient, de sa pathologie, les symptômes, la proximité géographique de l'établissement par rapport au domicile, ses affinités avec un service... Il y a de l'autre côté la réalité des places disponibles. De manière notable, le lieu d'hospitalisation précédent n'est pas, pour l'équipe, un critère qui entre en ligne de compte. Nous n'avons jamais entendu dire : « tel patient est connu ou a été hospitalisé à tel endroit, il faut d'abord tenter de le réhospitaliser là ». Le nomadisme institutionnel s'inscrit dans le contexte politique de l'optimisation de l'occupation des lits. Il représente une modalité de discontinuité des parcours de soins, caractérisée moins par leur arrêt et leur reprise que par leur enchaînement par des équipes différentes.

Qu'en est-il dans ce contexte de la politique du secteur ? Le principe même de la sectorisation s'oppose au nomadisme médical, le rend peu probable en principe. Quel est son impact aujourd'hui sur le territoire ? Le secteur de référence du patient est une information quasiment toujours recherchée. Lorsque le Bed manager téléphone dans les deux hôpitaux, il utilise toujours l'argument du secteur d'appartenance pour souligner la responsabilité du service. Mais l'absence de places rend l'argument vain. Le secteur n'est pas un argument opposable. Il a de toute façon perdu presque toute valeur comme outil de la continuité, dans la mesure où les secteurs accueillent désormais une population bien supérieure aux 70.000 habitants imaginés au départ pour répondre aux besoins de la population.

En outre, au CHS – qui couvre sept secteurs du département sur huit – les services d'admission s'échangent les patients en fonction des places disponibles. Les professionnels s'efforcent de trouver une place dans l'établissement, quel que soit le secteur d'appartenance. On peut déplacer un patient d'une chambre d'isolement du secteur 1 vers une zone fermée du secteur 2 pour faire de la place à un entrant du secteur 3… Le matin, le régulateur du CHS fait le tour des services et s'enquiert des lits d'admission disponibles, de leurs caractéristiques (zone ouverte ou zone fermée, chambre d'isolement ou non). Tous ces lits sont proposés au Bed manager, quel que soit le secteur dont ils relèvent. Ni la direction de l'hôpital, ni la régulation du CHS, ne font plus du secteur un critère permettant de refuser ou d'accepter un patient : tout lit disponible dans un service doit être disponible pour tout patient. Un médecin le justifie : « Il vaut mieux un lit hors secteur que laisser les gens aux Urgences ».

La politique de secteur doit surtout son déclin au développement d'établissements privés, qui se situent par nature hors secteur et n'ont pas à s'inscrire dans sa logique. En plus de cela, les cliniques peuvent même avoir recours aux Urgences pour réaffecter des patients difficiles ; ce qui produit, par définition, du nomadisme institutionnel.

Les caractéristiques du système local de prise en charge au sens ici de la multiplicité des établissements, du taux d'occupation des lits et de l'organisation des Urgences produisent le nomadisme institutionnel et la rupture des soins qui lui est consubstantielle. Quant au principe de la sectorisation, c'est-à-dire une certaine conception de l'organisation indispensable à la continuité des soins, il est battu en brèche dans la mesure où, du côté des Bed manager comme de la régulation du CHS, un lit est un lit, quel que soit le service/secteur dont il relève [133].

3.3. Les « revolving-door patients » : une autre figure de la discontinuité des soins

Une autre patientèle des Urgences psychiatriques du CHU mérite d'être mentionnée et son importance numérique étudiée : les revolving-door patients, les patients qui reviennent dans le service plusieurs fois sur une période donnée.

« Au cours de l'année 2011, 2.170 patients, soit 30% des patients passés aux urgences, sont revenus plusieurs fois et 40% d'entre- eux l'ont été trois fois et plus dans un délai de neuf mois. Les retours dans un tel délai représentent près de la moitié des passages aux urgences » (MNASM, 2012).

D'après les données du DIM relatifs aux 167 dossiers de notre échantillon, 50,3% des patients étaient déjà passés aux Urgences (sans informations sur la période), et 11,6% s'y étaient rendus au moins quatre fois. Un nombre significatif de parcours

[133]. Si ceci est vrai en intra-hospitalier, en extrahospitalier le secteur continue à servir de référence pour accueillir les patients. Par ailleurs en intra, le CHS a mis en place une organisation qui vise à pallier le problème : les patients retrouvent le plus rapidement possible le service où ils sont connus, des équipes de leur service peuvent aussi venir les rencontrer, faire le lien là où ils sont admis.

qui empruntent les Urgences sont donc des parcours dans lesquels ces passages sont réitérés. Et quelle que soit la méthode d'enquête, le phénomène apparaît massif.

Le phénomène des revolving-door patients c'est-à-dire des patients qui sont fréquemment réhospitalisés est resté relativement inaperçu en France [134]. Il est par contre bien identifié dans de nombreux pays (Etats-Unis, Canada, Nouvelle Zélande, plusieurs pays d'Europe...). Aux Etats-Unis, il est mis en lumière un peu plus d'une décennie après les débuts de la dé-institutionnalisation psychiatrique, et a donné lieu, depuis la fin des années 1970, à la publication de dizaines d'articles. L'interprétation de la fréquence des ré-hospitalisations – qui permet de délimiter le sous-groupe des patients concernés – ne fait pour autant pas l'objet d'un consensus scientifique. On parle d'ailleurs indistinctement de « réadmissions », de « récidives » ou de « revolving-door patients ». Les causes en sont trouvées du côté des caractéristiques pathologiques ou sociales des patients comme de la moindre observance des traitements, de la faiblesse des ressources et services communautaires [135], ou plus récemment, de défauts d'accompagnement à la sortie, de la pression sur les lits disponibles dans le contexte de la politique de réduction des coûts [136].

La diminution du nombre de lits et la pression à la réduction des durées de séjour sont d'ailleurs évoquées dans deux articles portant sur le phénomène dans le contexte français. « La baisse de la durée moyenne de séjour en hospitalisation psychiatrique, passant de 190 à 41 jours en 20 ans, soit une diminution de près de 80 %, favorise la réintervention en urgence pour les rechutes. Le nombre de lits d'hospitalisation en psychiatrie est en diminution constante, passant de 119 372 lits en 1975 à 65 000 en 1995 et 55400 lits en 2011 ». (Seletti, 2001) [137].

---

134. Schmoll *et.al.*, 2015.
135 Shadish, Lurigio, Lewis, 1989; Fisher *et.al.*, 1992.
136 Botha U. *et.al.*, 2010.
137 D'autres articles soutiennent la même thèse : Castro, 2007 ; Montete *et al.*, 2013.

Qui sont ces patients réitérants des Urgences ? Si l'on s'en tient à ceux qui y sont passés quatre fois et plus ; ils ont plus que les autres un passé psychiatrique et vivent une situation sociale peu favorable, que ce soit sur le plan économique ou du support social. Les patients qui réitèrent fréquemment des passages aux Urgences sont indéniablement différents sur le plan clinique et social (moins insérés socialement, plus précaires économiquement) que le reste de la patientèle des Urgences [138].

Notre enquête de population correspond par ses caractéristiques à celle qui est repérée dans la littérature psychiatrique sur le sujet, quels que soient les pays enquêtés [139]. On peut donc dire que le recours répété aux urgences correspond, pour une population aux caractéristiques sociales et cliniques particulières, à un phénomène « normal » – au sens de banal, régulier. Les cas trouvés dans les dossiers illustrent plusieurs des causes des réitérations énoncées dans la littérature.

Madame S. a 21 ans à peine, elle s'est pourtant déjà rendue plus d'une centaine de fois aux Urgences entre 2014 et 2015 : 92 fois en 2014, et 35 fois en 2015. Nous l'avons croisée dans les services plusieurs fois le temps de nos observations. Elle est notamment revenue trois fois la semaine où nous étions aux

---

[138] Notre population de réitérants est semblable à celle observée dans d'autres recherches. « Literature review indicates that patients at higher risk for revolving-door phenomenon are more likely to be younger, single males, with a diagnosis of a psychotic illness and high number of previous admissions. Patients with poor support networks, lower levels of education and challenging social environments are likely to remain well for shorter periods. Non-adherence to prescribed medications contributes significantly to relapse rates. The most consistently identified predictor is the number of previous hospitalizations", Garrido, Saraiva, 2012, 1.

[139] Citant la littérature, Schmoll *et.al.* écrivent : « Un âge jeune et être de sexe masculin ont été identifiés comme prédictifs. Mais une situation de précarité socioéconomique reste le facteur le plus déterminant pour ces patients vivant seuls, sans emploi, ayant un faible étayage social et parfois sans domicile fixe (SDF). Les diagnostics de schizophrénie ou trouble psychotique ainsi que les conduites addictives sont sur-représentées dans les caractéristiques cliniques » (2013, 125). Les auteurs ajoutent qu'en terme de parcours, « la plupart ont déjà bénéficié de traitements psychiatriques et en particulier d'hospitalisations ou de soins ambulatoires ».

consultations. Après deux retours à domicile en deux jours, il est finalement décidé de l'hospitaliser au CHS. Elle y partira trois jours plus tard. Elle est connue de tous les soignants des Urgences et du CHS pour ses venues fréquentes, son agressivité et sa violence physique à l'égard des soignants. Violence qui lui a notamment valu plusieurs renvois du CHS.

Monsieur F. a un diagnostic de troubles de l'humeur. Il est suivi depuis 2007 par un psychiatre en libéral. Il est venu de lui-même « dans un contexte de burn-out avec IDS [idées suicidaires] et menaces de passages à l'acte sur autrui ». Il a déjà été hospitalisé quatre fois en psychiatrie. L'infirmier qui a appelé le psychiatre traitant a noté « Interruption de traitement depuis plusieurs semaines, sait qu'en général la décompensation suit ». Il est hospitalisé au CHS (extraits de dossiers).

Certains patients reviennent plusieurs fois alors qu'ils avaient été hospitalisés à la suite de leurs venues précédentes. Il s'agit pour la plupart de patients en demande d'hospitalisation, et qui, soit ont été sortis contre leur gré, soit disposent de peu de ressources à l'extérieur pour maintenir une certaine stabilité psychique. La « non-compliance » du patient, son comportement ingérable (aux Urgences mais surtout lors de ses expériences hospitalières passées) incitent les soignants des Urgences à maintenir les individus autant que possible à domicile : ces derniers peuvent alors revenir régulièrement aux Urgences (de leur propre initiative, ou celle de l'entourage, voisinage...), jusqu'à obtenir une place en établissement. C'est particulièrement le cas des patients isolés socialement, et pour lesquels les professionnels sont démunis. Des proches (famille, amis) qui souhaitent une hospitalisation, pourront toujours jouer en faveur de l'obtention de cette dernière. Pour les soignants, il semble qu'il faille éviter de surcharger les structures d'aval avec des cas difficiles à gérer :

« Il y a des personnes qui reviennent souvent, ils ont des troubles psychiatriques certains, mais ils mettent en échec tous les traitements. Souvent ils viennent d'eux-mêmes et ils veulent une hospitalisation, mais ça se passe pas toujours très bien. Au début on s'inquiète, alors c'est des patients qu'on a beaucoup hospitalisés, mais une fois qu'on les connait, on évite. Surtout que les cliniques n'en veulent plus ! » (Entretien, infirmier Urgences).

Des soignants expliquent aussi les retours aux Urgences, suite à une hospitalisation par le « choc » que peut constituer parfois le retour à domicile pour les patients « habitués » à l'hospitalisation [140]. Dans cette optique, le recours aux Urgences fait partie du processus de sortie d'hospitalisation pour les personnes acclimatées à l'hôpital, en constituant une étape intermédiaire entre l'hospitalisation totale et le suivi en ambulatoire. Les Urgences sont considérées ici comme une façon d'« éviter l'hospitalisme ». Le recours aux Urgences n'est donc pas toujours vécu comme un défaut de prise en charge (par les patients comme par les soignants), mais peut aussi être une étape nécessaire du parcours de soins. A ce titre, les soignants demandent à ce que cette fonction du service soit reconnue (et non pas combattue), et qu'on leur donne les moyens nécessaires pour la remplir.

De la même manière, comme nous l'avons montré *supra*, les Urgences pouvant servir de « sas d'attente » avant une hospitalisation, la réitération du passage aux urgences s'explique alors en partie par la réitération de la fonction d'attente entre différentes hospitalisations.

Le recours aux Urgences ne se comprend qu'au travers du fonctionnement du système local de prise en charge (et donc au-delà d'une lecture en termes de caractéristiques sociales et pathologiques des patients) : c'est parce que les établissements délèguent aux Urgences cette fonction d'accompagnement à la sortie ainsi que la gestion des rechutes (fréquentes pour certains patients en sortie d'hospitalisation) que les patients s'y rendent, au lieu de revenir vers le dernier établissement où ils ont été pris en charge. En somme, si les patients reviennent régulièrement aux Urgences, c'est parce que c'est le rôle de ce service de les accueillir – celui qui lui a été dévolu.

---

[140] Les réitérants des Urgences sont pour une large majorité des personnes régulièrement hospitalisées.

Conclusion

Les parcours des patients qui passent par les Urgences sont fonction du système local de prise en charge, et les innovations organisationnelles récentes de ce service (système d'informations et bed management) n'apportent pas plus de cohérence aux parcours, en raison justement du fonctionnement général de l'offre de soin sur le territoire.

Si elles fluidifient les parcours, ces dispositions organisationnelles amplifient le phénomène de nomadisme institutionnel, qui résulte de la pluralité de l'offre d'hospitalisation et surtout de sa segmentation. Les Urgences sont devenues l'instance d'orientation vers des hospitalisations sur le territoire, de par la compétence qu'elles ont acquise et perfectionnée à connaître les disponibilités des uns et des autres. De fait, le partage des tâches et des patients sur le territoire amène les cliniques privées à utiliser les Urgences comme un lieu de réorientation pour les patients qu'elles jugent ingérables. En retour, elles n'admettent en post-urgences que les patients qui correspondent à leurs objectifs et à leurs critères.

S'il s'agit d'un système, c'est bien qu'il fonctionne en vases communicants : les patients qui seront refusés dans un établissement seront orientés ou s'orienteront vers un autre. Ce système est hiérarchisé, dans la mesure où tous les établissements n'ont pas les mêmes obligations. Le développement de l'offre privée sur l'Agglomération a bouleversé les logiques de prise en charge des personnes suivies en psychiatrie, et, mécaniquement, a grandement remodelé leurs parcours. Avec l'essor des cliniques privées, qui, à l'inverse des structures publiques, opèrent un tri de leurs publics [141], le CHS

[141] Sur des critères sociaux, cliniques et comportementaux, mais aussi dans une logique de soin, de nombreuses cliniques se spécialisant sur certaines problématiques afin de développer des expertises spécifiques. Notre propos n'est pas de critiquer la sélection réalisée par les cliniques, mais bien de montrer ses effets en termes de circulation de la population sur le territoire, et de réorganisation de l'offre de soin plus générale.

est devenu très majoritairement un lieu de relégation [142], pour les autres établissements du territoire ainsi que pour certains patients. Cette fonction du CHS n'est donc pas inhérente à la structure elle-même mais au système local de prise en charge. Sur un territoire où le CHS est le seul établissement psychiatrique public (ou presque, le CHU accueillant un nombre très restreint de patients en comparaison), il accueille, par définition, une population plus diversifiée, avec une surreprésentation des publics précaires et difficilement gérables. Ceci car les cliniques accueillent une patientèle qui souhaite éviter la stigmatisation de l'hôpital psychiatrique et de la folie qui lui est rattachée, la promiscuité avec des patients chroniques ou de milieux sociaux défavorisés. La segmentation est un phénomène qui s'inscrit dans un contexte de diversité de l'offre pas ou peu régulée par les tutelles. Elle se reproduit et s'amplifie d'elle-même, les établissements acquérant au cours du temps une réputation.

Les comparaisons des niveaux d'équipement d'un département à l'autre – habituelles de la part des tutelles – n'ont pas beaucoup de sens parce qu'elles ignorent le système local de prise en charge, en l'occurrence ici la segmentation très importante des publics entre établissements. Il n'est pas tout de dire que l'Agglomération est fortement dotée dans le domaine de la psychiatrie, en dénombrant par exemple le nombre de lits, il faut voir comment l'offre de soin fonctionne globalement, comment elle est utilisée par chaque « partenaire » ainsi que par ses usagers, les patients.

La gestion « zéro stock » – c'est-à-dire la volonté que tous les lits des différentes structures soient occupés en permanence – appliquée aux lits de psychiatrie rend particulièrement compliquée, pour les établissements sectorisés, la continuité des prises en charge, dans la mesure où le patient d'un secteur ne peut être admis en soins non programmés. Le problème se

---

142 Comme nous l'avons écrit plus haut, le CHS ne se voit pas de cette manière et insiste sur le fait que, s'il accueille effectivement des patients que l'on ne veut pas ailleurs, ou qui n'ont pas eu le choix, l'établissement est également un lieu d'expertise reconnu pour les patients les plus compliqués et les patients sous contrainte.

répercute pour les patients en attente d'une hospitalisation non urgente. Sa programmation s'éloigne dans le temps, au risque de l'aggravation des troubles et de la survenue d'une crise. Cette politique de gestion des lits à flux tendu se répercute sur les Urgences, qui voient leurs services d'autant plus sollicités que les établissements sont moins accessibles pour les patients.

Cette faible accessibilité des places en psychiatrie crée des tensions importantes entre les établissements et les services et, dans ce contexte, l'ARS est amenée à tenir un rôle de régulation et d'organisation de la participation des établissements aux post-urgences. Un groupe de pilotage rassemblant les établissements participant aux post-urgences a ainsi été mis en place. Outre son rôle organisateur, l'ARS est censée *via* ce groupe rappeler les bonnes pratiques, les engagements pris, intervenir pour régler les différends dont une part est nommée « événements indésirables ». Les cliniques sont des acteurs certes indépendants, mais plusieurs d'entre elles s'engagent à répondre aux demandes en post-urgences, en signant des conventions avec l'ARS (régulièrement renégociées). Dans ce contexte, l'application informatique récemment installée remplit une fonction inattendue : elle ne sert plus seulement à rendre visibles pour tous les lits disponibles, elle permet de contrôler qui fait quoi, si les accords sont respectés, qui « joue le jeu » et qui « triche » selon des expressions utilisées. Lorsque l'équipe des Urgences constate que des établissements ne respectent pas les engagements pris auprès de l'ARS, elle fait remonter à la direction du CHU ce qu'elle nomme des « événements indésirables ». Par exemple, lorsque des places vacantes s'affichent sur l'application informatique dans une clinique mais que celle-ci déclare au Bed manager qu'ils n'en ont pas, le cadre des Urgences peut décider de notifier un événement indésirable.

Des cliniques participent au groupe de travail des urgences mis en place par l'ARS mais d'une manière qui n'est pas celle des hôpitaux. En effet, les cliniques ne sont pas sous la tutelle directe de l'ARS : elles participent au groupe de travail parce qu'elles y trouvent un intérêt, et non parce qu'elles y sont obligées. Une clinique qui souhaite ouvrir des lits, faire reconnaître une activité qu'elle exerce et mieux la faire financer, a tout intérêt à entretenir de bonnes relations avec l'ARS. *A contrario*, du fait de l'absence d'obligation, plusieurs ne participent plus au groupe de travail et à l'admission en post-urgences. Ce sont celles qui ont été rachetées récemment par un groupe financier international, qui a décidé un changement de politique. L'ARS a dû se contenter d'en prendre acte. Si « la loi HPST donne aux ARS un pouvoir sans précédent sur les hôpitaux publics » [143], force est de constater que ce pouvoir est bien moins puissant sur les établissements privés.

Les tutelles ne prennent pas en compte la réalité des marchés segmentés de l'hospitalisation psychiatrique que crée la diversité de l'offre. Elles font « comme si » l'ensemble des établissements d'un territoire donné constituait une offre suffisante pour répondre aux besoins de la population. La focalisation sur la bonne organisation, la gestion *optimum*, la fluidification des parcours ne fait pas seulement fi de cette réalité, elle redouble les phénomènes de discontinuité des soins et de nomadisme institutionnel des patients.

[143] Tabuteau, 2010, 11.

CHAPITRE III

ADDICTIONS ET PARCOURS DE SOINS EN PSYCHIATRIE

Lise Dassieu

Introduction

Ce chapitre est consacré aux parcours de prise en charge des patients présentant des addictions à des substances [144] en plus de leurs troubles psychiatriques. En quoi la présence d'une addiction influe-t-elle sur l'itinéraire d'un patient au sein des institutions psychiatriques ? Cette question de recherche prend son sens en référence au cadre théorique du système local de prise en charge : loin de considérer que la pathologie ou le diagnostic déterminent le parcours, nous nous intéressons ici à la manière dont la présence d'une addiction conjointement au trouble mental s'inscrit dans les logiques de sélection et d'orientation des établissements psychiatriques qui forgent les parcours des patients. Les addictions apparaissent comme une variable influençant fortement la circulation des patients entre les établissements qui constituent le système local de prise en charge.

Méthodologie

Le choix d'intégrer la thématique des addictions dans cette recherche fait écho à des préoccupations exprimées par des professionnels du CHS de l'Agglomération. Ces derniers étaient en quête d'un état des lieux du phénomène des « comorbidités

[144] Par addictions, nous désignons les consommations et dépendances à des substances psychoactives. Nous ne souhaitons pas produire une définition restrictive de l'addiction, nous préférons au contraire laisser les professionnels enquêtés définir ce qu'est pour eux l'étendue du concept, qui ne fait par ailleurs pas toujours consensus et a évolué dans le temps (Fortané 2010). Nous n'avons pas inclus les addictions dites « sans substance ».

addictives » et des pratiques de prise en charge. C'est en partie en raison de cette préoccupation commune que nous avons concentré l'essentiel de l'enquête de terrain sur cet établissement, même si des données complémentaires ont été recueillies dans les cliniques privées. L'Équipe de Liaison et de Soins en Addictologie (ELSA) du CHS est rapidement apparue comme un dispositif de prise en charge des addictions méritant notre attention. Elle manifeste, en effet, la préoccupation de cet établissement pour la continuité des soins en addictologie, et elle contribue à dessiner le parcours ultérieur des patients qui y sont suivis.

À partir d'observations de consultations effectuées durant 4 mois (21 demi-journées) à l'ELSA du CHS, nous avons reconstitué le parcours de 45 patients passés par ce dispositif. Les informations sur les parcours pouvaient être complétées par des données factuelles recueillies auprès de l'addictologue ou du patient (par exemple, la date d'hospitalisation). Certains patients ont été vus plusieurs fois, ce qui a permis de suivre l'évolution de leur situation au cours de la période de l'enquête. Dans quelques cas, nous avons réalisé des entretiens avec les patients après la consultation. Le fait de travailler auprès de patients hospitalisés, souvent sous l'emprise des médicaments prescrits ou en proie aux manifestations de leurs troubles mentaux, rendait toutefois très difficile la réalisation de tels entretiens. La méthode choisie présente plusieurs avantages : d'une part, nous avons pu croiser les regards du patient et de l'addictologue, voire quelquefois de l'équipe soignante de psychiatrie, sur le parcours des patients. D'autre part, nous avons rencontré des patients durant leur période d'hospitalisation, mais également des patients sortis de l'hôpital, puisque l'ELSA intervient également après la sortie d'hospitalisation.

Cependant, cette entrée présentait l'inconvénient de réduire l'enquête à la file active de l'ELSA, qui ne représente pas la totalité des patients du CHS concernés par les addictions. L'ELSA rencontre les patients à la demande des services de l'hôpital. Or, ces derniers y ont inégalement recours, ils peuvent tout aussi bien assurer eux-mêmes la prise en charge des addictions sans faire appel à l'ELSA. Pour limiter ce biais, des entretiens ont été effectués avec des soignants (psychiatres, psychologue, cadres de santé...) de différents services du CHS en intra-hospitalier et en ambulatoire (CMP, Hôpital de Jour), afin d'en savoir plus sur la politique des services en termes de prise en charge des addictions et les partenariats noués à l'extérieur de l'hôpital.

Quelques données de contexte

Le secteur spécialisé en addictologie sur l'Agglomération

Au moment de l'enquête, l'Agglomération dispose de plusieurs Centres de Soins, d'Accompagnement et de prévention en addictologie (CSAPA), d'un service d'addictologie en hôpital général, et d'une unité d'addictologie de niveau 3 [145] dans un CHU, qui vient alors d'être créée. La plupart des CSAPA ont un statut associatif, à l'exception de l'un d'entre eux, rattaché au service de psychiatrie du CHU. L'absence de services hospitaliers d'addictologie de niveau 2 ou 3 a longtemps posé problème, avec notamment l'impossibilité matérielle de proposer des sevrages complexes pour les patients ayant à la fois des dépendances et des troubles mentaux. Par ailleurs, sur l'Agglomération, la participation de la psychiatrie publique aux prises en charge d'addictologie apparaît relativement récente : jusqu'au milieu des années 2000, le soin des consommations de drogues illicites s'est développé principalement autour d'une approche d'inspiration psychanalytique et peu médicalisée, défendue par les intervenants de la plupart des centres de soins. Cette approche a

---

[145] L'organisation des soins addictologiques hospitaliers en trois niveaux est définie dans le plan de prise en charge et de prévention des addictions 2007-2011 et la circulaire DGS/6B/DHOS/O2/2007/203 du 16 mai 2007. Les structures de niveau 1 dites de « proximité » ont pour missions : sevrage résidentiel simple, consultation d'addictologie et activité de liaison ; les structures de niveau 2 dites de « recours », proposent, en plus des missions de niveau 1, des sevrages résidentiels complexes ; les structures de niveau 3, portées par les CHU, ont, outre les missions de niveau 2, des activités de formation spécialisée (DU, capacité d'addictologie...), de recherche, et de coordination régionale des soins.

perduré plus longtemps que dans la plupart des départements de France, qui y ont renoncé dès le milieu des années 1990 avec la mise en place d'une politique de réduction des risques au niveau national (Bergeron 1999). Cette option thérapeutique et idéologique a contribué à la moindre participation de la psychiatrie publique à la prise en charge spécialisée des dépendances.

Les ELSA

Les équipes de liaison et de soins en addictologie ont été créées en 2000 [146] dans l'objectif de favoriser la continuité des soins en addictologie pour les patients hospitalisés. Leurs missions sont les suivantes : intervention auprès des patients hospitalisés ou pris en charge aux urgences ; élaboration de protocoles de soins en addictologie au niveau de l'établissement ; développement de liens avec des acteurs intra et extra hospitaliers pour améliorer la qualité de la prise en charge des patients ; formation et conseil en matière d'addictologie à destination des soignants l'établissement ; prévention et information sur les addictions au sein de l'établissement (Circulaire DHOS-DGS du 8 septembre 2000). Si ces missions ont, dans un premier temps, été élaborées en référence à la Médecine Chirurgie Obstétrique (MCO) et aux urgences (intervention brève et orientation), des ELSA ont vu le jour plus récemment en psychiatrie, sans pour autant qu'un texte officiel ne définisse les spécificités de leur intervention. Les moyens des ELSA ont été renforcés et leur développement encouragé dans le cadre du plan gouvernemental addictions 2007-2011. Le plan gouvernemental de lutte contre les drogues et les conduites addictives 2013-2017 mentionne, quant à lui, l'objectif « d'accentuer leur action dans les établissements autorisés en psychiatrie » (MILDECA 2013, p.32).

---

[146] Circulaire DHOS/O2-DGS/SD6B 2000/460 du 8 septembre 2000 relative à l'organisation des soins hospitaliers pour les personnes ayant des conduites addictives.

Dans l'organisation du CHS, l'ELSA est rattachée au Pôle Médical et Technique, qui se différencie des « pôles cliniques ». Il réunit différents professionnels proposant leurs « services » aux patients : dentiste, pédicure, médecin généraliste, diététicienne, pharmacie, laboratoire d'analyses médicales... Cette organisation en dit long sur la place de l'ELSA au sein de l'hôpital : d'une part, sa visibilité se trouve potentiellement amoindrie par la diversité des prestations proposées par le Pôle Médical et Technique. Il lui est parfois difficile de faire remonter ses besoins spécifiques aux instances décisionnelles de l'établissement. D'autre part, en rattachant l'ELSA à un pôle non clinique, l'hôpital la positionne clairement en dehors de la psychiatrie, en tant que prestataire de services au même titre que les soins somatiques et paramédicaux. La place de l'ELSA dans l'organigramme de l'établissement témoigne de l'ambivalence des relations entre addictologie et psychiatrie, à la fois étroitement liées, mais aussi séparées comme des disciplines autonomes.

Sur la base de données historiques et épidémiologiques, la première partie de ce chapitre montrera l'intérêt de relier la notion de « comorbidité » entre addictions et troubles mentaux à l'organisation des soins en addictologie et en santé mentale (partie I). Ensuite, les résultats de l'enquête empirique seront détaillés selon trois étapes des parcours des patients, afin de comprendre l'impact de l'addiction sur chacune des étapes de ces parcours dans le système local de prise en charge : la période pré-hospitalisation, avec une interrogation sur les conditions dans lesquelles ces patients arrivent à l'hôpital psychiatrique public (partie II) ; la période d'hospitalisation : comment les addictions sont-elles prises en charge lors d'une hospitalisation au CHS ? Quelles difficultés éventuelles posent-elles aux soignants ? (partie III) ; et enfin le devenir des prises en charge après l'hospitalisation : Quels sont les partenaires mobilisés par les soignants ? Quelle continuité des soins de l'addiction et du trouble mental à la sortie de l'hôpital ? (Partie IV).

Partie 1 – Troubles mentaux et addictions : de la nosologie à l'organisation des soins

1.1. Des patients à la croisée de deux filières de prise en charge historiquement séparées

Étant donné que les consommations de produits et la santé mentale procèdent, depuis le milieu du XXème siècle, de deux politiques publiques distinctes, les patients cumulant une addiction et un trouble mental se situent à la croisée de deux filières de soins. Il existe, d'une part, un dispositif spécifique aux addictions avec ses plans nationaux, ses acteurs, ses structures propres, et, d'autre part, un dispositif propre aux troubles mentaux. C'est à l'aune de cette organisation bipartite qu'il faut comprendre la notion de « comorbidité », et les différents types d'articulation des prises en charge qui en découlent.

1.2. Addictologie et psychiatrie : d'une autonomisation à un nouveau rapprochement théorique ?

« L'État n'avait pas plus tôt créé le secteur en 1960 pour prendre en charge ''les maladies mentales, l'alcoolisme et la toxicomanie'' qu'il créait, dans les mois qui suivaient, le dispositif médico-social pour lutter contre l'alcoolisme et la toxicomanie, fléaux sociaux nécessitant des structures spécifiques. » (Reynaud, 2014).

Historiquement, en France, l'organisation de la prise en charge des consommations de drogues et d'alcool s'est construite en dehors, voire en réaction à la psychiatrie. Même s'ils ont évolué de manière indépendante l'un de l'autre, le soin en toxicomanie et en alcoologie ont, de ce point de vue, une histoire similaire : rattachés dans un premier temps à la psychiatrie, ils ont connu un mouvement d'autonomisation vis-à-vis de cette dernière à partir de la fin des années 1960, sous l'influence notamment des courants anti-asilaires.

Les psychiatres qui se sont saisis des questions de drogues étaient relativement marginaux dans leur discipline et se démarquaient par leurs positionnements critiques vis-à-vis de la psychiatrie traditionnelle (Ehrenberg 1995). Le groupe professionnel des « intervenants en toxicomanie » s'autonomise notamment sous l'influence de Claude Olievensten qui fonde le premier centre de soins spécialisés en toxicomanie en 1971 et contribue à diffuser une approche clinique des consommations de drogues influencée par la psychanalyse (Bergeron 1999). L'ANIT, Association Nationale des Intervenants en Toxicomanie, a longtemps défendu une conception non médicalisée du « soin », en refusant de considérer « le toxicomane » comme un « malade ». Ces prises de position fortes, soutenues par les administrations centrales jusqu'au milieu des années 1990, ont signé une rupture durable entre la psychiatrie et la prise en charge spécialisée des consommateurs de drogues, tant en termes de positionnements théoriques sur les pratiques soignantes, que d'organisation des institutions.

La « dépsychiatrisation » de l'alcoolisme, quant à elle, a eu lieu sous l'influence de Fouquet, lui aussi tenant de l'antipsychiatrie, qui, dès les années 1960, prône la prise en compte de la dimension sociale dans la prise en charge des alcoolo-dépendants, au-delà du modèle médical proposé par la psychiatrie (Bergeron, 2001). L'émergence de l'alcoologie en tant que discipline autonome par rapport à la psychiatrie doit également beaucoup à l'implication du Comité National de Défense contre l'Alcoolisme (qui deviendra plus tard l'ANPA [147]) et des mouvements d'anciens buveurs (*Ibid.*). Dans le cas de l'alcool comme dans celui des drogues, l'autonomisation de ces disciplines s'accompagne d'un élargissement des catégories professionnelles qui prennent part à la prise en charge : psychologues, travailleurs sociaux…etc., et non plus seulement médecins et psychiatres (ibid.).

---

[147] Association Nationale de Prévention en Alcoologie. Aujourd'hui ANPAA, pour Addictologie.

Jusqu'à 2007, les consommations d'alcool et de drogues illicites étaient prises en charge dans des structures distinctes : les Centres de Cure Ambulatoires en Alcoologie (CCAA) pour l'alcool et les Centres de Soins Spécialisés en Toxicomanie (CSST) pour les drogues. Proposant au départ des thérapies d'inspiration psychanalytique, les CSST se sont élargis à une approche « médico-psycho-sociale » à partir du milieu des années 1990 avec la mise en place d'une politique de réduction des risques et l'autorisation des traitements de substitution aux opiacés suite à la crise sanitaire provoquée par le sida. Cette période marque la fin du rejet des médecins par le secteur spécialisé en toxicomanie.

L'approche commune des addictions, qui commence à se développer à la fin des années 1990 (voir notamment le rapport Roques en 1998), aboutira, en 2007, à la fusion des CCAA et des CSST en des établissements uniques, les CSAPA, Centres de Soins, d'Accompagnement et de Prévention en Addictologie, structures ambulatoires médico-sociales ayant pour mission de prendre en charge toutes les consommations de produits, y compris l'alcool et le tabac (et plus récemment, les addictions dites « sans substance »). La naissance de l'addictologie va contribuer au regain d'une approche des dépendances en termes de troubles psychiatriques.

La notion d'addiction s'est imposée en France au cours des années 1990 comme un nouveau référentiel de politique publique, unissant les consommations de produits licites et illicites (Fortané, 2010). Elle repose sur une conception neurobiologique de l'action des substances sur le cerveau humain, qui permet de les rapprocher autour d'un mécanisme similaire (Roques, 1998, Reynaud, 1999). La notion d'addiction est également imprégnée par la psychologie cognitive et comportementale : les « conduites » addictives, font leur entrée dans le DSM III au chapitre des « troubles mentaux liés à l'usage de substances psychoactives ». La notion d'addiction semble donc initier un retour de la psychiatrie sur les questions de consommations et de dépendances, à travers les approches neurobiologiques et comportementales.

Pourtant, ce nouveau rapprochement entre addictologie et psychiatrie est resté cantonné au plan théorique et scientifique. Il n'a pas été suivi par un changement dans les politiques publiques, qui reposent toujours sur deux filières distinctes et autonomes : la prise en charge des addictions relève du médico-social et est régie par les plans nationaux de la MILDECA [148], alors que la prise en charge des troubles mentaux dans les institutions de psychiatrie est régie par les plans Santé Mentale du Ministère de la Santé. Même si les addictions ont été incluses dans les troubles mentaux du DSM et de la CIM, l'organisation des soins est restée séparée.

Si, historiquement, les sous-disciplines réunies aujourd'hui au sein de l'addictologie se sont construites en cherchant à se distinguer de la psychiatrie, comment assurer la répartition des interventions entre les deux filières dans le parcours des patients réunissant addictions et troubles mentaux ? La notion de « comorbidité », couramment utilisée pour désigner ces patients, renvoie de manière sous-jacente à cette question d'organisation des soins.

1.3. Replacer la notion de « comorbidité » dans le contexte de l'organisation des soins : trois modèles concurrents de parcours de prise en charge

La présence simultanée d'addictions et de troubles psychiatriques est généralement décrite en termes de « comorbidités », de « double diagnostic » voire de « co-occurrences ».

La notion de « comorbidité » a été introduite par Feinstein en 1970 dans le cadre d'une étude portant sur les maladies chroniques. Selon cet auteur, « le terme de comorbidité se réfère à toute entité clinique distincte supplémentaire qui a existé ou qui est susceptible de survenir durant l'évolution clinique d'un

---

148 Mission Interministérielle de lutte contre les drogues et conduites addictives. La question des consommations de drogues est confiée à une compétence interministérielle car elles font aussi l'objet d'une politique pénale.

patient ayant une maladie donnée » (Feinstein, 1970, 456-457, notre traduction). Les « comorbidités » addictions-troubles mentaux constituent donc une spécification de cette catégorie générique. Ainsi, l'OMS définit la comorbidité entre addiction et trouble mental, ou « double diagnostic », comme la « co-ocurrence chez un individu d'un trouble lié à la consommation de substances psychoactives et d'un autre trouble psychiatrique » (OMS 1995, cité par Lukasiewicz 2006, 95).

Cette définition apparaît paradoxale à plusieurs égards. Outre son caractère tautologique – elle définit la comorbidité comme une « co-ocurrence » de deux troubles sans précisions sur les liens qui les unissent –, elle introduit une ambigüité sur l'appartenance des addictions à la catégorie plus large des troubles mentaux. Tout en se référant à la notion de « trouble lié à l'utilisation de substances psychoactives » issue du DSM et de la CIM, elle introduit une séparation entre, d'une part, les addictions et, d'autre part, ce qu'elle nomme, indistinctement, les « autres » troubles mentaux.

Cette contradiction résulte probablement en partie de la séparation historique des politiques publiques et des dispositifs de prise en charge des addictions et des troubles mentaux. La notion de « comorbidité » traduit le cloisonnement entre la psychiatrie et l'addictologie, qui oblige les soignants à penser le phénomène de manière duelle plutôt qu'unifiée [149].

Au sein même des prises en charge psychiatriques, Maj (2005) analyse l'approche en termes de « comorbidités » entre plusieurs pathologies mentales comme un effet de la division diagnostique des troubles dans le DSM, qui contraint les psychiatres à adopter une approche compartimentée de ces pathologies. Ainsi, les conditions cliniques complexes seraient artificiellement scindées en plusieurs co-diagnostics, empêchant une approche d'ensemble des troubles de chaque patient. La notion de « comorbidité », qu'elle concerne les addictions ou les troubles mentaux, s'inscrit dans le contexte de la construction

[149] D'ailleurs, ce qui est désigné comme « comorbidité » varie selon le point de vue duquel l'on se place : en psychiatrie on parlera de comorbidité addictive, et en addictologie de comorbidité psychiatrique.

historique de l’organisation des soins et de la construction sociale des diagnostics psychiatriques.

Cependant, même si elle participe d’une conception fractionnée des troubles, la notion de comorbidité permet de faire le lien entre la psychiatrie et l’addictologie, en suggérant que les patients concernés relèvent des deux dispositifs à la fois. C’est la raison pour laquelle elle reste aujourd'hui opératoire pour un grand nombre de professionnels : elle suggère la nécessité d’un dialogue et d’une répartition des tâches entre les deux filières de prise en charge. Plutôt qu’une recomposition des interventions, l’idée de comorbidité autorise un travail conjoint d’équipes issues de différentes institutions autour d’un même patient. Ainsi, la littérature médicale distingue trois stratégies thérapeutiques pour les patients présentant des addictions et des troubles mentaux : les prises en charge séquentielles, parallèles, ou intégrées.

Dans le cadre de la prise en charge séquentielle, « l’un des deux troubles [est] traité en premier par une équipe, puis le second trouble par une autre équipe, le plus souvent sans contact entre les intervenants successifs » (Cognat-Brageot, Louville, Limosin 2013). La prise en charge parallèle, quant à elle, implique « deux équipes, là encore distinctes, abordant en même temps le trouble psychiatrique et la dépendance. » (*Ibid)*. Contrairement à la prise en charge séquentielle, les deux troubles sont ici traités simultanément, mais par des équipes différentes qui coopèrent dans une optique de complémentarité des spécialisations (Lukasiewicz 2006).

Selon la littérature psychiatrique, les limites de l’approche parallèle résideraient dans les difficultés de communication entre les services, les conflits éventuels autour de la responsabilité du suivi du patient, la multiplicité des consultations avec la gestion simultanée de plusieurs traitements, ainsi que les risques d’exclusion du patient de l’un ou l’autre service à cause de la pathologie comorbide. Lukasiewicz (2006) souligne que ces limites sont en grande partie dues aux difficultés de collaboration entre deux secteurs ayant « des politiques, des protocoles et des *a priori* théoriques parfois divergents ». Là encore, la question de la « comorbidité » s'inscrit directement dans des enjeux institutionnels d'organisation des soins.

Le modèle intégré, plus récent, propose une prise en charge par une équipe unique formée au diagnostic et au suivi des deux types de troubles. Les études ayant cherché à mesurer l'efficacité des prises en charge intégrées fournissent des résultats concluants en termes de maintien sous traitement et de prise en charge de l'addiction, mais « décevants » en ce qui concerne l'évolution des troubles mentaux et les taux d'hospitalisation (Lukasiewicz 2006 ; Benzerouk *et al.* 2014). Par ailleurs, « l'étendue de l'intégration » varie selon les programmes (Lukasiewicz 2006) : elle peut porter sur la totalité de la prise en charge, ou bien sur des interventions plus ponctuelles (une évaluation globalisée des troubles, un groupe d'entraide spécifique, etc.). Le développement de ces prises en charge est préconisé en France par le plan 2013-2017 de la MILDECA, alors que le Plan Santé Mentale du Ministère de la Santé encourage simplement le renforcement des collaborations entre les équipes de psychiatrie et d'addictologie. On constate ici une absence de consensus dans les recommandations, due, encore une fois, au cloisonnement des politiques publiques relatives aux addictions et à la santé mentale.

Le modèle intégré fait écho aux débats actuels au sein de la psychiatrie autour de la notion de comorbidité. Certains psychiatres lui préfèrent en effet le terme de « pathologie duelle » afin de mettre l'accent sur les « processus synergiques entre les deux pathologies », qui conduisent à « l'apparition d'une nouvelle pathologie avec un tableau clinique propre qui devra alors être abordé dans sa globalité » (Casas 2014). Il ne s'agirait alors plus de deux troubles distincts, mais d'un seul, qui devrait être traité comme tel par des intervenants spécialisés. Cette conception nécessite, bien plus que la prise en charge parallèle ou séquentielle des « comorbidités », une recomposition des politiques et dispositifs de prise en charge, voire la mise en œuvre d'une nouvelle spécialisation des professionnels sur cette double compétence.

Concevoir le problème en termes de « comorbidité » ou au contraire de « pathologie duelle » a des conséquences sur l'agencement des interventions préconisé : séquentiel ou parallèle si l'on envisage deux troubles distincts, intégré si l'on envisage l'apparition d'un nouveau trouble. Les trois modèles de prise en charge nous intéressent au premier chef dans le cadre d'une analyse sociologique des parcours des patients. En effet, il s'agit bien de modèles de parcours, c'est-à-dire de schémas d'agencement des interventions de différents professionnels, issus de la psychiatrie et de l'addictologie, au cours de la trajectoire de soins d'un patient donné.

1.4. Trouble primaire, trouble secondaire : quel impact sur les parcours ?

La notion de « comorbidité » interroge la relation de causalité entre l'addiction et le trouble mental. Ainsi, il est d'usage de parler de trouble « primaire » ou « secondaire », même si les approches en termes de « pathologie duelle » tendent à considérer cette partition comme réductrice et désuète (Casas 2014). La littérature psychiatrique sur la question a coutume de différencier trois types de relation possibles :

Tout d'abord, les troubles mentaux peuvent être des « facteurs de vulnérabilité des addictions », dans le cas notamment des pratiques « d'automédication » de la souffrance psychique par la consommation de produits (Reynaud, 2014; Casas, 2014), ou encore de « comportements à risques » liés aux troubles mentaux, qui favoriseraient « l'exposition » aux produits (Lukasiewicz 2006). A l'inverse, un trouble psychiatrique pourrait être induit par les conséquences des produits consommés. Il s'agit là de « troubles secondaires » qui seraient souvent plutôt des « symptômes psychiatriques » que de véritables « pathologies psychiatriques avérées » (Reynaud 2014; Lukasiewicz 2006). Enfin, la « co-occurrence » peut être fortuite, cas qui, selon Reynaud, constitue plutôt un modèle théorique qu'une configuration rencontrée empiriquement.

Afin de différencier les deux premiers modèles, les autorités de santé publique États-Uniennes, préconisent l'emploi de la dénomination « troubles co-occurents » entendus comme « la coexistence d'un ou plusieurs troubles psychiatriques et d'un ou plusieurs troubles liés à des substances ». Les troubles co-occurents sont conçus comme distincts des « troubles liés à l'utilisation de substance », qui, selon le DSM et la CIM, peuvent eux aussi inclure des manifestations de l'addiction et des troubles ou symptômes psychiatriques, mais pour lesquels le focus est mis sur les addictions.

L'approche sociologique incite à déplacer le regard vers la question des parcours de prise en charge. La relation de causalité entre l'addiction et le trouble mental n'est pas sans poser problème aux équipes soignantes, et la réponse apportée semble susceptible d'établir les priorités d'intervention des professionnels vers l'une ou l'autre des deux « pathologies ». Ainsi, donner le primat au trouble psychiatrique (en considérant, par exemple, les prises de produits comme des pratiques d'automédication de ce trouble) implique-t-il de concentrer l'essentiel de l'intervention sur ce dernier ? Cela conditionne-t-il l'inscription du patient dans le dispositif psychiatrique plutôt qu'addictologique ?

1.5. L'association addictions-troubles mentaux : quelle ampleur quantitative du phénomène ?

1.5.1. Les enquêtes épidémiologiques

« De façon schématique, on peut considérer qu'un tiers des patients addicts ont des troubles psychiatriques et qu'un tiers des patients psychiatriques ont une pathologie addictive (et même plus de la moitié des patients ayant une pathologie mentale chronique) » (Reynaud 2014).

Ce type d'affirmation est relativement courant dans la littérature psychiatrique. Il a pour fonction essentielle de mettre en avant l'ampleur supposée du phénomène, sans toujours être forcément accompagné de chiffres précis ou de références aux enquêtes correspondantes.

En ce qui concerne la situation en France, unc enquête portant sur un échantillon de 127 patients hospitalisés en psychiatrie pour troubles de l'humeur, troubles psychotiques, ou troubles de la personnalité, révèle que 11,8% de ces patients présentaient un abus ou une dépendance à l'alcool au moment de l'enquête (25% avaient eu ce problème au cours de leur vie), et 11% un abus/dépendance au cannabis (Liraud, Verdoux 2000). Une étude rétrospective réalisée sur 22 ans dans un secteur de psychiatrie français sur 743 patients hospitalisés pour un épisode psychotique aigu, conclut que 17% des patients pris en compte ont présenté un abus ou une dépendance au cannabis durant leur vie, et 17% un abus ou dépendance à l'alcool (Saladini *et al.* 2005). Ces enquêtes françaises apparaissent relativement parcellaires (échantillon limité de patients pour la première, concentration sur un seul secteur pour la seconde).

À notre connaissance, aucune enquête n'a fourni de données sur la part de patients atteints de troubles mentaux pris en charge dans les centres de soin d'accompagnement et de prévention en addictologie (CSAPA). Les études de l'OFDT réalisées à partir des rapports d'activité des CSAPA ne semblent pas disposer de ces informations. Les données issues de la base RECAP [150] soulignent toutefois que 23 à 38% des patients pris en charge dans les structures spécialisées en addictologie en 2013 ont des antécédents d'hospitalisation pour raison psychiatrique, ce qui suggère, d'une part, l'existence de troubles mentaux chez ces patients[151], et d'autre part, des mouvements de patients entre l'addictologie et la psychiatrie : certains d'entre eux fréquenteraient alternativement les deux filières.

[150] Recueil Commun sur les Addictions et les Prises en charge. Données statistiques consultables sur le site de l'Observatoire Français des Drogues et Toxicomanies (www.ofdt.fr)

[151] Ces données en disent peu sur la part des comorbidités psychiatriques dans la file active des structures spécialisées en addictologie, elles ne renseignent que sur le nombre de patients ayant bénéficié d'une prise en charge en psychiatrie.

Cette revue non exhaustive montre la difficulté qu'il y a à quantifier cette population. Les critères de consommation/dépendance retenus peuvent être multiples, les substances incluses (en particulier le tabac) et les troubles psychiatriques considérés ou exclus produisent des différences majeures entre les études. De plus, l'échelle choisie (population générale, patients de la psychiatrie hospitalière ou ambulatoire, voire d'un seul établissement, secteur, ou service) rend difficile la comparaison entre toutes ces études. Par ailleurs, les personnes ayant des addictions et des troubles mentaux sont une population difficilement saisissable en un seul mouvement à partir des institutions de soins puisque comme on l'a vu plus haut, elle est répartie entre deux filières souvent perméables l'une à l'autre.

1.5.2. Pratiques de codage et stratégies de mise en visibilité des activités : l'impossibilité de quantifier les addictions en psychiatrie à partir du RIMP

Face aux difficultés méthodologiques posées par la quantification des addictions en psychiatrie, la base du RIMP pourrait, au premier abord, apparaître comme un moyen efficace d'évaluer la population concernée par les « comorbidités » dans les établissements psychiatriques. Pourtant, force est de constater que les données du RIMP ne permettent pas une telle mesure, du fait de variations considérables dans les pratiques de codage. Au vu de la parution d'enquêtes se proposant de mesurer les consommations d'alcool chez les patients hospitalisés à l'aide des données du PMSI MCO, Psychiatrie et SSR (Paille, Reynaud 2015), il est important de soulever la question de la fiabilité ou de la validité des données codées dans le RIMP.

La notion de « comorbidité » sous-entend qu'il existe un trouble « principal » ou « primaire », et un trouble « associé » ou « secondaire ». Or, le RIMP contient justement un item « diagnostic principal » et la possibilité de coder un ou plusieurs « diagnostics associés ». Le travail de diagnostic a donc un impact direct sur les pratiques de codage : dans le cas des

« comorbidités », l'ordre des diagnostics codés variera selon les options théoriques et thérapeutiques des professionnels et l'analyse qu'ils feront de la situation. Certains psychiatres expliquent choisir le diagnostic principal en fonction du motif de consultation. Mais la détermination de ce motif revient, bien souvent, au praticien lui-même plutôt qu'au patient :

Sociologue : « Quand vous avez un patient alcoolique, par exemple, vous codez comment ? »

Psychiatre : « Tout dépend de la raison pour laquelle il vient à l'hôpital. La raison qui motive la prise en charge, je le code comme diagnostic principal, et après je note un diagnostic associé. Si par exemple c'est un patient schizophrène qui s'avère boire de l'alcool mais qui vient là pour sa schizophrénie, je vais le coder schizophrène et en diagnostic associé alcoolique. S'il vient pour un problème d'alcool, je note en diagnostic principal alcool et si on trouve, par exemple, un trouble de la personnalité ou autre chose derrière, je le mets en diagnostic associé. «

Sociologue : « Ça vous arrive de le coder en principal ? »

Psychiatre : « Oui, tout dépend de la raison pour laquelle la personne vient. J'essaie de faire comme ça, mais peut-être qu'en discutant avec les personnes du service, ils auraient une autre manière de faire. Dans notre service je pense qu'on travaille à peu près de la même manière, parce qu'on discute ensemble et on essaie de faire les choses de manière harmonieuse, mais entre les différents services de l'hôpital, je suis pas sûr que ce soit la même chose, et à ce niveau-là il faudrait vraiment faire un travail de concertation et de communication pour qu'il y ait une certaine harmonisation dans la manière de coder. »

Souvent, les décisions relatives au codage semblent être laissées à l'appréciation de chaque médecin faute de directives émanant de l'établissement. Or, il arrive fréquemment que les addictions et les troubles mentaux soient étroitement intriqués lors de l'entrée à l'hôpital, notamment dans les cas de passage à l'acte en contexte de consommation de produits, ce qui complique l'identification du motif principal de consultation.

Ainsi, le codage des addictions en tant que diagnostic principal ou associé apparaît lié à la formation du médecin, à son interprétation de la relation causale entre l'addiction et le trouble mental chez un patient donné, et à sa conception du trouble qui doit faire l'objet de l'essentiel de l'attention durant la prise en charge (ce qui sera considéré comme le motif principal de la venue du patient). Choisir le diagnostic principal « troubles mentaux liés à l'usage de substance psychoactive » c'est faire l'hypothèse que la consommation de produits est le problème principal du patient. Par ailleurs, le codage de la « comorbidité » addiction-trouble mental suppose acquis, par les médecins ou ceux qui codent le diagnostic, le sens de la distinction faite par le Guide méthodologique du RIMP entre diagnostic principal et diagnostic associé, ce qui est loin d'être systématique.

La sensibilisation des professionnels à la question des addictions entre en jeu dans les pratiques de codage. Selon l'addictologue du CHS, la plupart des patients qu'elle rencontre n'ont pas de diagnostic addictologique codé avant de passer par l'ELSA. Étant donné qu'elle ne rencontre pas la totalité des patients présentant des addictions, il est probable que ces diagnostics soient sous-codés :

« Les diagnostics principaux sont d'une façon générale faits par l'équipe psychiatrique. Elle va mettre en avant, même si c'est pour un sevrage alcool, mettons si c'est un schizophrène, elle va mettre en avant le diagnostic psychiatrique et pas le diagnostic addicto » (Addictologue CHS)

Dans d'autres cas, le codage des addictions est fait en fonction de directives des établissements. Mais celles-ci s'avèrent extrêmement variables d'un établissement à l'autre : codage de la pathologie psychiatrique avec prise en compte ou non de l'addiction en diagnostic associé ; codage de l'addiction en diagnostic principal avec ou sans enregistrement d'un diagnostic psychiatrique associé, changement de diagnostic ou non d'une séquence à l'autre, etc. Généralement les addictions sont codées dans la catégorie « troubles mentaux et du comportements liées à l'utilisation de substance psychoactives », mais elles peuvent également parfois être enregistrées en tant que « facteurs influant sur l'état de santé et motifs de recours aux services de santé ». Par ailleurs, le code correspondant au sevrage alcoolique n'a été rencontré que dans un seul établissement privé, alors que plusieurs d'entre eux possèdent des lits dédiés à cette activité.

En outre, les addictions apparaissent la plupart du temps en diagnostic associé. Cela semble correspondre moins à une réalité des motifs de consultation et des troubles, qu'aux stratégies des établissements pour définir leur cible prioritaire d'intervention. En l'occurrence il s'agit de rendre moins visibles les addictions au sein de sa file active afin, souvent, de ne pas être identifié comme un établissement « faisant de l'addictologie » :

« Sociologue : « Les diagnostics associés c'est quoi alors ? »

Technicienne d'information médicale : « C'est par exemple l'alcool, chez nous. C'est-à-dire qu'au départ, un patient qui venait pour un sevrage d'alcool je codais, en diagnostic principal, qu'il venait pour des troubles du comportement dus à l'alcool. On nous a appris, lors des formations, qu'en fait on n'était pas un établissement qui prenait en charge la dépendance à l'alcool. Et c'est vrai que le patient qui vient pour un sevrage d'alcool il y a en général, derrière, une pathologie. »

Sociologue : « Le diagnostic principal ça devient autre chose que l'alcool ? »

TIM : « Voilà. » (Technicienne d'information médicale, clinique).

On voit bien dans cet extrait comment une pathologie psychiatrique peut devenir le diagnostic principal alors même que le patient consulte en priorité pour un problème lié à l'alcool. De ce fait, comme pour toutes les données de la période étudiée par l'équipe lors de l'exploitation statistique du RIMP (2010-2013), il est impossible d'interpréter les évolutions vers une hausse ou une baisse du nombre d'occurrences d'un diagnostic comme reflétant un changement dans la patientèle ou les prises en charge proposées : il peut tout autant s'agir d'un changement dans les pratiques d'enregistrement. Ce qui était codé en tant que trouble lié à l'utilisation de substances peut, deux ans plus tard, être codé en trouble de l'humeur avec diagnostic associé de trouble lié à l'utilisation de substances. De même, la présence de diagnostics associés en plus grand nombre en 2012 et 2013 dans plusieurs établissements peut correspondre à une volonté de mettre en avant la « lourdeur » de la patientèle.

« Au départ on n'attachait pas trop d'importance au diagnostic qu'on appelle associé. Et au fur et mesure, on a précisé de plus en plus le travail du RIMP. » (Technicienne d'information médicale, clinique).

Dans un établissement privé de l'Agglomération, des diagnostics de troubles liés à l'utilisation de substances sont codés en diagnostics principaux jusqu'à 2012, puis systématiquement en diagnostics associés par la suite. Ce changement s'accompagne d'une hausse générale du codage des diagnostics associés. Dans un autre établissement, on constate une baisse progressive des diagnostics principaux de troubles liés à l'utilisation de substances d'une année sur l'autre, au profit des diagnostics associés. Dans un troisième établissement privé, le codage de troubles liés à l'utilisation de substances en diagnostic principal reste relativement stable au fil des années. Par contre, on constate une augmentation du codage de troubles liés à l'utilisation de substances en diagnostic associé qui correspond en fait à une augmentation générale du codage de diagnostics associés (37,79% n'étaient pas renseignés en 2013 contre 79,48% en 2010).

Il est difficile de penser que ces données correspondent à un changement dans la composition des files actives en termes de diagnostic : il s'agit plus certainement de changements dans les politiques et pratiques de codage. Les données ne reflètent donc qu'imparfaitement les troubles dont souffrent les patients concernés, puisque les variables « diagnostic principal » et « diagnostic associé » sont manipulables au gré des stratégies des établissements.

Une étude comparative de la base RECAP et du PMSI MCO (Bourdais-Mannone *et al.* 2012) va dans le sens de nos propos. Elle suggère, elle aussi, l'existence de stratégies de « valorisation » des troubles psychiques par rapport aux addictions, en prenant notamment l'exemple des urgences psychiatriques : « Les urgences psychiatriques, bien qu'elles ne soient pas dédiées à cette problématique, accueillent massivement les patients ivres pour lesquels l'addiction mise en place par le patient est essentiellement à visée thérapeutique anxiolytique. Dans ce contexte, l'unité étant dédiée à la prise en charge des troubles psychiatriques, le codage des séjours valorise si possible les troubles psychiatriques sous-jacents. Beaucoup de patients ''addicts'' sont vus dans un second temps en consultation de post-urgence sans codage. » (*Ibid.*). Il ne s'agit donc pas là d'un phénomène local limité à quelques établissements.

En bref, les données du RIMP restent parcellaires concernant les addictions principalement pour deux raisons. D'une part, le codage ou non de l'addiction, ainsi que son inscription en tant que diagnostic principal ou associé dépend de la sensibilité individuelle des psychiatres à la problématique addictologique. Le codage les renvoie notamment à la difficulté à déterminer quel est le trouble « primaire » et quel est le trouble « secondaire », dans des situations ou les deux sont souvent enchevêtrés. D'autre part, pour certains établissements, la faible part des addictions dans les diagnostics (particulièrement en diagnostic principal), semble refléter des stratégies de mise en invisibilité d'une activité d'addictologie. De ce point de vue, la sous-évaluation des addictions dans le RIMP est probable, étant donné qu'il s'agit rarement d'un créneau que les établissements de psychiatrie souhaitent valoriser. Concernant la connaissance des parcours des patients étudiés dans ce chapitre, le RIMP ne peut finalement être d'aucune aide.

Partie 2 – Comment les patients ayant des addictions arrivent-ils dans un établissement psychiatrique public ?

Pour comprendre comment les patients ayant des addictions s'insèrent dans le système local de prise en charge en psychiatrie, il est utile de revenir sur ce qui s'est passé dans leurs parcours avant l'hospitalisation au CHS, et ce qui a motivé cette hospitalisation. Il s'agit ici de décrire les logiques régissant la circulation des patients ayant des addictions entre les différents établissements du système local de prise en charge. Ainsi, la politique restrictive de certains établissements privés vis-à-vis des addictions contribue à conduire beaucoup de ces patients vers le CHS.

2.1. Les parcours avant l'hospitalisation : quand l'entrée au CHS fait suite à des hospitalisations interrompues dans le privé

Les parcours de nombreux patients consommateurs d'alcool ou de drogues illicites rencontrés au CHS se caractérisent par la fréquentation successive de plusieurs établissements de psychiatrie. Pour nombre de patients ayant des addictions, les difficultés pour financer les soins, ainsi que les hospitalisations contraintes s'additionnent pour expliquer le passage du privé vers le public :

Notes d'observation à partir d'une consultation ELSA :

Patient hospitalisé pendant 3 mois à la clinique B., à sa demande, pour sevrage opiacés et alcool. L'arrivée au CHS : Il a passé 10 jours aux urgences psychiatriques. Il explique qu'un soir il a « pété les plombs » puis on lui a dit qu'il y avait une place au CHS, car dans le privé le remboursement est limité à 40 jours, or il les a « consommés » lors de sa dernière hospitalisation à la clinique. Il explique qu'il est sorti de cette clinique avec une dette de 600€.

Chez ce patient, qui a fréquenté deux établissements à peu de temps d'intervalle (il a quitté la clinique en mars, nous le rencontrons en juin au CHS), le changement d'établissement a emprunté le détour du service des urgences psychiatriques. Il explique l'impossibilité de retourner à la clinique (de laquelle il s'estime par ailleurs satisfait), par des raisons financières et administratives. La mention d'un « pétage de plombs » (expression récurrente chez les patients) lors de son passage aux urgences suggère qu'il a fait l'objet d'une hospitalisation contrainte au CHS.

Les analyses portant sur les patients suivis dans les services d'alcoologie des cliniques privées ont bien montré que de nombreux parcours sont profondément ancrés dans le secteur privé, les patients ayant peu de contacts avec les hôpitaux publics, y compris dans le cas où ils ont fréquenté plusieurs établissements. Certaines cliniques de psychiatrie présentent une offre spécialisée en alcoologie avec des lits dédiés au sevrage. Elles accueillent à plusieurs reprises les mêmes patients pour des ré-hospitalisations régulières. De ce point de vue, il pourrait paraître étonnant que de nombreux patients hospitalisés au CHS avec des problèmes d'alcool aient déjà fréquenté un ou plusieurs établissements privés de l'agglomération. Les raisons qu'ils donnent à leur changement d'établissement sont variées, et plus ou moins indépendantes de leur volonté : raisons financières, insatisfaction vis-à-vis des services proposés ou de la prise en charge, absence de place dans l'établissement privé fréquenté précédemment, et enfin hospitalisation contrainte. Mais certains psychiatres du CHS expliquent différemment ces mobilités. Ils évoquent des rejets de patients de la part de cliniques en cas de problèmes de comportement ou de consommations de produits dans l'enceinte de l'établissement. Interdits d'accès dans une ou plusieurs cliniques, certains patients n'auraient d'autre choix que de se tourner vers l'établissement public, que ces psychiatres décrivent comme le lieu de relégation des patients que les autres établissements refusent de prendre en charge.

Chez les patients ayant des addictions, – et en particulier les consommateurs d'alcool, pour lesquels certaines cliniques proposent une offre spécifique –, fréquenter un établissement privé de psychiatrie puis, dans un second temps, le CHS est un parcours atypique qui peut s'expliquer de plusieurs manières :

- Soit le patient, du fait de son comportement ou de ses consommations de produits, ne correspond pas au profil de patientèle privilégié par les cliniques et s'y est vu refuser l'admission. La consommation de drogues illicites apparaît comme un élément déterminant du rejet d'un patient par les cliniques.

- Soit la situation financière du patient ne lui permettait plus de retourner à la clinique dans laquelle il était suivi auparavant (la question de l'addiction intervient peu dans ce cas pour expliquer la bifurcation du parcours).

- Soit la dernière hospitalisation a eu lieu sous le régime de la contrainte, non prise en charge par la majorité des cliniques privées.

Dans tous ces cas, les patients ne satisfont pas aux critères de sélection des cliniques et l'établissement public s'inscrit comme un second choix. Le produit consommé (alcool *vs* drogues illicites), n'est donc pas la seule variable qui explique l'inscription d'un patient dans un établissement privé ou public.

Toutefois, pour nuancer ce tableau, il ne faut pas oublier que certains patients font le choix délibéré de se tourner vers le public suite à une déception vis-à-vis du privé. De plus, les hospitalisations réitérées dans des établissements différents ne concernent pas la totalité des patients rencontrés au CHS. Plusieurs patients ont connu leur première hospitalisation dans l'établissement public et y ont effectué la totalité de leur parcours, tout comme certains choisissent d'y être hospitalisés, voire de solliciter le CHS pour la prise en charge de leur addiction.

2. 2. L'entrée à l'hôpital public

Les trois principaux moyens d'arriver au CHS sont les hospitalisations contraintes ; les hospitalisations libres, qui font souvent suite à des hospitalisations contraintes antérieures ; et enfin les orientations depuis les CMP. Cette typologie dépasse le cas des patients ayant des addictions et peut s'appliquer à tout patient qui fréquente le CHS au cours de son parcours. Pour les patients consommateurs de produits, ces modes d'entrée peuvent s'accompagner de circonstances particulières liées à la problématique addictive. Nous avons rencontré peu de patients orientés depuis les CMP [152], nous nous concentrerons donc sur les deux premières modalités d'entrée : hospitalisations contraintes et hospitalisations libres en réhospitalisation.

2.2.1. Des hospitalisations contraintes après des passages à l'acte en contexte de prise de produit

Chez de nombreux patients rencontrés, l'hospitalisation fait suite à un « passage à l'acte » en contexte de prise de produits, qu'il s'agisse d'alcool ou de substances illicites. Ces passages à l'acte, que les patients désignent souvent par l'expression générique « pétage de plombs », peuvent être des mises en danger de soi, des agressions physiques ou verbales sur autrui, ou des troubles à l'ordre public : un jeune fumeur de cannabis qui profère des menaces de mort contre un membre de sa famille, une femme alcoolisée qui invective les passants dans la rue, un homme ivre qui se promène avec une arme, une femme qui fait une chute violente après avoir consommé de l'alcool…etc. D'autres patients mentionnent des états délirants, associés en particulier au cannabis. Ces motifs expliquent l'entrée en psychiatrie plutôt qu'en addictologie.

Ils expliquent également en quoi la psychiatrie est concernée de près par la prise en charge des addictions. Le contexte de la consommation de produits peut être le révélateur d'un trouble psychiatrique naissant ou non encore diagnostiqué.

L'hospitalisation contrainte, sous ses différents régimes, est particulièrement fréquente chez les patients présentant des

---

[152] Certains psychiatres des CMP semblent privilégier le recours aux cliniques privées dans le cas d'hospitalisations pour problème d'alcool sans décompensation psychiatrique, ces patients n'étant pas considérés prioritaires par le CHS.

addictions en plus de leurs troubles mentaux. Elle concerne la majorité des patients rencontrés à l'ELSA. La contrainte semble être le principal facteur qui explique l'entrée de ces patients au CHS plutôt que dans un autre établissement de psychiatrie. En effet, une seule clinique privée de l'Agglomération accepte ce mode d'hospitalisation, et la majorité des hospitalisations sous contrainte ont lieu au CHS.

On rencontre aussi des entrées par les urgences suite aux situations de « crise » décrites plus haut. Là encore, le régime d'hospitalisation contrainte explique l'entrée au CHS depuis les urgences.

Selon les psychiatres, les urgences orienteraient d'ailleurs rarement des patients vers le CHS avec une simple indication d'addictologie sans troubles mentaux : « Des sevrages simples qui nous arrivent des Urgences sans pathologie psy associée on en a très peu. » (Psychiatre CHS). Les passages par les urgences peuvent également correspondre à des réorientations de la part des cliniques lorsqu'elles excluent un patient pour ses consommations de produits :

« C'est jamais les cliniques [qui nous envoient les patients], c'est toujours les patients qui par le biais des urgences s'adressent ici, ou sont adressés à la clinique où on leur a dit qu'effectivement c'était fini, ils ne pouvaient plus revenir. » (Psychiatre CHS).

2.2.2. Les hospitalisations libres : des patients en demande d'une prise en charge addictologique auprès du CHS

En ce qui concerne les hospitalisations libres, elles peuvent avoir lieu lorsque les patients connaissent leurs troubles et anticipent un besoin d'hospitalisation. Dans ce cas, il n'y a pas de spécificité des patients ayant des addictions, excepté le fait que ces hospitalisations sont, pour certains d'entre eux, l'occasion d'avoir un suivi d'addictologie par le biais de l'ELSA, dont ils ne bénéficient pas forcément à l'extérieur.

D'autres hospitalisations libres peuvent être plus directement liées à l'addiction : demandes d'hospitalisation pour un sevrage de la part de patients ayant connu l'hôpital à l'occasion de la prise en charge de leurs troubles mentaux, ou encore « séjours de rupture » de quelques jours ou semaines, organisés par un service de suite, qui accueillent plusieurs patients en difficulté avec l'alcool. Pour ces derniers, le suivi d'addictologie est effectué intégralement au CHS, l'hospitalisation libre est un moyen d'assurer ce suivi. Dans tous les cas, les patients hospitalisés pour leur addiction ont déjà été suivis au CHS ou dans un CMP pour leurs troubles mentaux.

Il est important de différencier la première hospitalisation des hospitalisations suivantes. Selon les psychiatres rencontrés, la première hospitalisation au CHS a le plus souvent lieu à cause du trouble mental, mais le patient peut ensuite solliciter de nouveau le service pour un sevrage d'addictologie. Il s'agit là de patients qui souhaitent être pris en charge par une équipe unique pour leurs troubles mentaux et leurs addictions :

« Très souvent on observe que nos patients, soit ils sont pris en charge par une structure de toxicomanie et ça va devenir leur référence, même s'ils font des séjours en psychiatrie, soit ils sont pris en charge par un secteur de psychiatrie, et même s'ils vont avoir des interlocuteurs, pour eux la psychiatrie ça va rester leur référence. Et ce patient demande en particulier ces hospitalisations, et la dernière fois c'était pour se sevrer de cocaïne. On l'a fait à deux reprises, où ça a été extrêmement compliqué. » (Psychiatre CHS)

Les patients peuvent donc, en quelque sorte, forcer leurs soignants à mettre en place une prise en charge intégrée, par leurs recours et leurs demandes. Ici, la psychiatre a choisi de répondre positivement à ce type de demande, même si elle estime ne pas avoir les moyens techniques pour effectuer des sevrages complexes :

« On a aussi des patients qui sont consommateurs de cocaïne, je parle toujours de l'intra hospitalier. Donc on a déjà effectué des sevrages complexes, puisque c'est notre difficulté, c'est qu'on n'a pas de plateau technique somatique. On a des patients qui ont, bien sûr, beaucoup de comorbidités, qui ont des hépatites C actives, qui ont des HIV, qui ont des traitements parfois lourds, qu'on doit surveiller. » (Psychiatre CHS).

Les recours des patients contribuent ici à la structuration du système de prise en charge, puisque les professionnels étendent leur périmètre d'activité vers l'addictologie en réponse à leurs demandes. Par ailleurs, le fait que le CHS effectue des sevrages complexes sur demande des patients provient aussi probablement de l'impossibilité de les adresser ailleurs dans l'agglomération pour ce type de sevrage. La réponse que les professionnels font à la demande d'un patient dépend énormément des ressources disponibles au niveau local : le CHS ne peut décliner les demandes de sevrages complexes faute de lieu adapté sur l'Agglomération pour en effectuer. Les équipes se voient donc obligées d'assurer des prises en charge sans disposer des moyens correspondants, créant des problèmes d'organisation et des difficultés diverses (présence de produits sur l'hôpital, nécessité de recours à la zone fermée pour assurer le sevrage…).

En résumé, pour les patients ayant des addictions et des troubles mentaux, l'entrée à l'hôpital public semble avoir lieu majoritairement dans un contexte d'hospitalisation contrainte liée à la prise de produits. Outre les quelques cas de patients demandant explicitement une hospitalisation au CHS pour leur suivi d'addictologie, les patients cumulant addictions et troubles mentaux ont des possibilités réduites de contrôle de leur parcours entre les différents établissements. L'addiction les conduit souvent au CHS (quelquefois avec un détour par les urgences), d'une part à cause des critères restrictifs des cliniques vis-à-vis des consommateurs de drogues, et d'autre part à cause de la fréquence du régime d'hospitalisation contrainte pour les addictions. Ainsi, comparé aux autres établissements du système local de prise en charge, le CHS est confronté avec une acuité particulière à la problématique des comorbidités addictions-troubles mentaux, puisqu'il reçoit les patients les plus complexes n'ayant pas trouvé leur place dans le privé. Comment cet hôpital organise-t-il la prise en charge de ces patients compte tenu des forts clivages institutionnels entre psychiatrie et addictologie ?

Partie 3 – La prise en charge des addictions durant l'hospitalisation au CHS

Après la question des motifs d'arrivée des patients au CHS, il faut maintenant aborder le déroulement de la prise en charge des addictions durant l'hospitalisation. Nous nous pencherons dans un premier temps sur l'intervention de l'ELSA, pour ensuite nous intéresser à la prise en charge des addictions par les équipes psychiatriques des services de l'hôpital. Enfin, nous aborderons les problèmes que les addictions posent aux soignants, en particulier celui de la consommation et de la vente de produits au sein de l'établissement.

3.1. La prise en charge par l'ELSA

Le médecin et l'infirmière de l'ELSA proposent un suivi d'addictologie aux patients hospitalisés au CHS. Leurs consultations consistent principalement à évaluer le problème, à définir conjointement avec le patient un projet de gestion des consommations (l'abstinence n'est pas la seule solution mise en avant par l'ELSA), et à mettre éventuellement en place un relais pour la prise en charge addictologique à la sortie. Dans certains cas, l'orientation vers l'ELSA est l'occasion de reprendre un suivi addictologique après une rupture de soins. Pour les patients qui ont déjà effectué des sevrages d'addictologie en clinique, l'hospitalisation au CHS peut avoir lieu plusieurs années après une rechute, le patient n'ayant pas été en contact avec des établissements de soins ni pour les addictions ni pour les troubles mentaux. Par exemple, après de multiples échecs de sevrage alcoolique dans différentes cliniques, une patiente n'a eu aucune prise en charge durant plusieurs années, avant de se retrouver en hospitalisation contrainte au CHS. Pour elle, l'hospitalisation a été l'occasion de renouer avec un suivi d'addictologie par l'intermédiaire de l'ELSA, en même temps qu'un suivi de son trouble bipolaire auparavant non traité. De même, pour les patients en première hospitalisation, l'entrée au CHS pour un trouble mental et le contact avec l'ELSA peuvent permettre d'initier un suivi d'addictologie destiné à perdurer par la suite.

Comment l'ELSA intervient-elle dans les parcours des patients, quelle place y occupe-t-elle ? Nous allons chercher à comprendre comment les patients sont orientés vers l'ELSA, puis nous nous pencherons sur les interactions entre l'ELSA et les services pour la coordination des parcours des patients hospitalisés.

Les modalités de recours à l'ELSA de la part des services de l'hôpital révèlent plusieurs manières d'articuler le suivi addictologique à celui de la santé mentale, faisant écho aux débats entre prise en charge séquentielle, parallèle, ou intégrée.

La plupart du temps c'est le psychiatre référent du patient qui fait appel à l'ELSA lorsqu'il repère un problème d'addiction. Ce peut être, plus rarement, une demande d'un autre membre de l'équipe soignante (interne, infirmier, psychologue…), ou encore une requête du patient, qui devra néanmoins être relayée par un soignant. Les pratiques de recours à l'ELSA apparaissent différenciées entre les soignants et les services : tous ne font pas appel à l'ELSA, et ceux qui la sollicitent ne le font pas forcément pour les mêmes raisons. Certains psychiatres considèrent qu'ils peuvent prendre en charge les addictions eux-mêmes sans avoir besoin de l'ELSA, notamment lorsqu'ils ont une formation en addictologie. Selon l'addictologue, il existe également un effet « boule de neige » dans les orientations des psychiatres : s'ils constatent un bénéfice chez un patient, ils auront tendance à la rappeler pour d'autres et à en faire la promotion auprès de leurs collègues.

Des psychiatres établissent des critères selon lesquels ils vont, ou non, orienter un patient vers l'ELSA. Selon l'un d'entre eux, le recours à l'ELSA pour un patient donné dépendra essentiellement de son tableau clinique. Pour lui, certains patients nécessitent des prises en charge séparées des deux troubles, effectuées par des intervenants différents (les prises en charge parallèles) ce qui motive le recours à l'ELSA, alors que d'autres patients ont besoin d'une prise en charge intégrée, qu'il effectue lui-même au sein du service :

« Moi j'ai une formation d'addictologue, je me suis occupé d'un CSAPA pendant plusieurs années, donc même si j'essaye de travailler aussi avec l'ELSA, parce qu'à certains moments il me paraît important de dissocier ce qui relève de la prise en charge en addictologie de la prise en charge psychiatrique, et à d'autres moments je pense que c'est tellement intriqué que c'est peut-être pas la peine de dissocier, et au contraire dissocier risquerait de nuire à la santé de la personne, donc c'est assez variable. [...] Ça dépend un petit peu du niveau de perception des troubles de la part du patient. À certains moments il reconnaît avoir des difficultés sur le plan psychiatrique mais peut-être pas forcément sur le plan de l'addiction, auquel cas il peut être intéressant de travailler ça avec quelqu'un d'autre, de manière à ce que ça ne nuise pas à la possibilité de soigner les troubles psychiatriques. » (Psychiatre CHS).

L'ELSA est ici considérée comme une prise en charge parallèle, alors même qu'elle s'inscrit au sein de l'hôpital. Le recours à l'ELSA est une délégation du suivi addictologique, il n'inaugure pas un suivi intégré au sein du CHS, contrairement à ce que l'on pourrait penser au premier abord. Avec l'ELSA, le suivi addictologique est effectué par une équipe différente, avec laquelle la communication est parfois limitée. Ce psychiatre est d'ailleurs soucieux de laisser à l'ELSA le « créneau » de l'addictologie alors qu'il possède une formation sur la question : l'addictologie et la psychiatrie restent ainsi des juridictions professionnelles bien séparées, y compris au sein de l'hôpital.

D'autres psychiatres font appel à l'ELSA uniquement pour les situations qu'ils jugent complexes, qui dépassent les limites de leur propre compétence en addictologie. L'ELSA leur permet d'avoir un avis de spécialiste. Même lorsqu'ils ont reçu une formation en addictologie (ce qui est loin d'être le cas de tous), les psychiatres ne connaissent pas forcément les dernières molécules disponibles et les évolutions récentes en matière de prise en charge. L'addictologie ne constituant pas l'essentiel de leur pratique quotidienne, ils n'ont pas toujours l'occasion d'actualiser leurs savoirs : l'expertise de l'ELSA peut être un recours dans ce cas, à condition que le psychiatre admette avoir des lacunes.

D'autre part, certaines équipes ne sollicitent l'ELSA que pour les patients qu'elles jugent « motivés » à arrêter ou diminuer leurs consommations. L'addictologue, au contraire, souhaiterait rencontrer les patients indépendamment de leur désir d'arrêt. En accord avec les recommandations actuelles en matière d'addictologie, qui favorisent notamment la prévention et la réduction des risques, cette praticienne n'impose pas l'abstinence comme unique solution. Elle propose plutôt de s'adapter à la situation du patient en l'aidant à gérer ses consommations et à les rendre moins problématiques dans son quotidien. Cette démarche est quelquefois mal comprise par certaines équipes soignantes, qui associent la consultation d'addictologie avec une démarche de sevrage des produits, et sélectionnent sur cette base les patients pour qui il est utile de rencontrer l'addictologue.

Enfin, certains soignants disent faire appel à l'ELSA systématiquement pour leurs patients consommateurs, tout en respectant la décision de ces derniers s'ils refusent la consultation d'addictologie :

« On va le proposer à tous les patients qui présentent une problématique d'addiction, on va toutes les fois leur proposer de voir l'addictologue ou l'infirmière de l'ELSA, et d'avoir un avis spécialisé, on va dire, à la fois du CHS, et extérieur au service. Certains refusent d'en entendre parler. Parfois ils sont d'accord et puis ils vont être ambivalents, ils vont changer d'avis. Donc ça va être au cas par cas. Soit les patients sont d'accord et on va les adresser [...] et les patients vont la revoir, investir ou non le suivi, et nous finalement on va mener un suivi en parallèle et complémentaire. Et puis, il y a les cas, soit des patients qu'on connaît déjà, donc qui nous ont investi et qui ne veulent pas voir quelqu'un d'autre, ou des patients nouveaux qui ne veulent pas voir quelqu'un d'autre. Donc là on va essayer quand-même de leur proposer quelque chose, donc de leur expliquer, déjà, qu'ils puissent entendre en quoi la pratique de cette addiction pose problème, rend les choses compliquées et augmente leur temps d'hospitalisation. » (Psychiatre CHS).

Tout comme son confrère cité précédemment, cette psychiatre considère que l'orientation vers l'ELSA relève d'une prise en charge parallèle des deux troubles. Son discours traduit toutefois le statut ambigu de l'ELSA, à la fois interne à l'hôpital et extérieur aux équipes de psychiatrie, dans une sorte d'intermédiaire entre la prise en charge parallèle et la prise en charge intégrée.

En revanche ici, le recours ou non à l'ELSA ne provient pas seulement d'une décision du psychiatre mais aussi d'un choix du patient. Lorsque les patients refusent de consulter l'ELSA malgré la recommandation de leur psychiatre, ils incitent l'équipe du service à s'occuper de leur addiction et à mettre en œuvre une prise en charge intégrée. On peut cependant imaginer que dans les équipes peu sensibilisées à l'addictologie, les patients qui refusent de consulter l'ELSA s'exposent à une absence de prise en charge de l'addiction. Par ailleurs, dans plusieurs cas, les patients refusent de rencontrer un addictologue car ils ne souhaitent pas que leurs consommations soient prises en charge. Certains n'envisagent pas de modifier leurs pratiques, même lorsque les équipes soignantes les jugent problématiques.

La question du tabac peut servir de tremplin pour convaincre un patient de rencontrer l'addictologue. C'est pour cette raison, notamment, que certains patients poly-consommateurs sont, de manière à première vue surprenante, orientés vers l'ELSA avec pour seule indication « diminution de la consommation de tabac » (situation vue plusieurs fois en observation). Cela ne signifie pas toujours que les autres consommations n'ont pas été repérées par l'équipe de psychiatrie : le tabac constitue un prétexte qui permet de faire adhérer le patient au suivi d'addictologie et d'aborder, par la suite les autres produits consommés.

Le refus des patients de consulter l'ELSA malgré les recommandations du service peut être généré par la pathologie psychiatrique. Dans certains cas, si la situation n'évolue pas, il peut y avoir rupture du suivi addictologique pendant l'hospitalisation, malgré un « besoin » repéré par les équipes.

3.2. La prise en charge des addictions dans les services du CHS : des conflits de juridiction professionnelle doublés d'un manque de moyens matériels

3.2.1. Les addictions : un problème perçu comme extérieur aux missions de la psychiatrie

Beaucoup d'informateurs s'accordent pour dire qu'il persiste de nombreux préjugés chez le personnel infirmier et médical au sujet des patients ayant des addictions. La figure du « toxicomane » comme « mauvais patient » serait répandue au sein de l'hôpital. Nous n'avons cependant pas recueilli directement ce type de discours : selon nos enquêtés, il est toujours tenu par d'autres.

« Ceux qui ont une dépendance aux opiacés souvent ils sont catalogués : ce sont des psychopathes. Parce que ce sont des réfractaires. Ce ne sont pas des patients agréables à avoir, ce ne sont pas des patients compliants, ce sont des patients qui sont dans la revendication. C'est vrai tout ça mais il faut bien les traiter ! » (Addictologue ELSA).

« Vous avez des services qui effectivement vont considérer que les addictions sont la plaie de la psychiatrie, oui. Mais après chaque secteur, chaque service est indépendant, donc vous aurez des politiques très différentes d'un secteur à l'autre concernant la prise en charge des addictions. » (Psychiatre CHS).

« Je viens de l'hôpital X à [autre ville française]. Je suis retombée dans l'Antiquité ici. J'essaie d'orienter les membres de l'équipe vers des formations [...] J'en ai dans l'équipe qui ont de ces discours ! [de condamnation des consommations]. » (Cadre de santé CHS).

« La culture addicto dans l'hôpital, c'est vraiment une galère. Et le pire ce n'est peut-être pas les médecins, c'est les infirmiers, c'est les aides-soignants. Moi je les vois, les questions qu'ils posent au comité d'éthique, c'est hallucinant ! Des représentations extrêmement dures. L'emmerdeur, il va être en manque… allez iso [isolement]. Voire contention. » (Intervenant Réseau Addictions régional).

En termes de prise en charge des addictions, certaines équipes semblent difficilement envisager autre chose que le sevrage, comme en témoignent les propos de ce patient :

Sociologue : « Votre psychiatre vous a proposé quoi, pour le cannabis ?

Patient : « Elle m'a dit qu'il fallait arrêter, que c'était des toxines, c'est tout. Après j'ai jamais eu un quart du dialogue que j'ai eu avec l'addictologue. Je l'ai jamais sentie ouverte à quoi que ce soit. » (Patient ELSA).

D'ailleurs, certains patients associent la prise en charge au CHS à l'obligation d'abstinence. Ils n'envisagent pas que l'hôpital puisse leur proposer d'autres options de soin des addictions : « Je sais pas pourquoi je suis là. Étant donné que je compte modérer mais que je compte continuer à boire et que je compte continuer à fumer des pétards, je vois pas à quoi ça me sert d'être ici. » (Patient ELSA).

L'addictologue de l'ELSA, quant à elle, se montre critique face à cette conception de la prise en charge, d'autant plus que certains services font appel à elle avec une demande de sevrage qui ne correspond pas toujours au projet du patient :

« Pour les problèmes d'addiction, on est encore sur des questions d'injonction : ''il faut que vous arrêtiez le cannabis parce que comme ça votre schizophrénie ne flambera pas''. On n'est pas sur ''on va soigner votre addiction au cannabis parce que ça a des répercussions sur votre pathologie psychiatrique''. Non, c'est ''il faut que vous arrêtiez le cannabis''. Injonction paradoxale et pas efficace qui rallonge les prises en charge et augmente les hospitalisations. Il y a des études faites là-dessus. » (Addictologue ELSA).

La position de l'addictologue permet une « alliance thérapeutique » que les patients ne retrouvent pas nécessairement avec leur psychiatre : les envies de consommer deviennent indicibles dès lors que l'abstinence est le seul objectif envisagé par l'équipe soignante.

Selon un psychiatre, qui a reçu une formation en addictologie, imposer le sevrage revient à affirmer que les addictions ne sont pas l'affaire de la psychiatrie, donc à refuser de prendre en charge les patients consommateurs :

« Pendant très longtemps les psychiatres avaient une position un peu catégorique qui consistait à dire ''on s'occupe des toxicomanes une fois qu'ils sont guéris'', c'est-à-dire ''il faut les sevrer d'abord et après on s'occupe des toxicomanes''. Ce qui n'a jamais marché, c'était un moyen de ne pas s'en occuper. » (Psychiatre CHS).

L'imposition du sevrage correspond rarement à un véritable positionnement thérapeutique en matière d'addictions. Il s'agit plutôt d'affirmer par-là que le problème des produits ne fait pas partie de la juridiction professionnelle de la psychiatrie. La préoccupation pour l'abstinence manifeste ici un désintérêt envers la problématique addictive, les soignants considérant que ce problème est réglé dès lors que le patient ne consomme plus. Les psychiatres qui s'intéressent à l'addictologie cessent généralement assez vite de défendre cette option unique.

Au-delà de la question du sevrage, les addictions apparaissent souvent aux psychiatres comme un problème extérieur à la psychiatrie. Elles y sont traitées en quelque sorte par nécessité, et sont perçues avant tout comme des facteurs aggravants du trouble mental, qui ''parasitent'' la prise en charge :

« Nous, l'objectif c'est la stabilisation psychique. Or il y a des gens, il n'y a pas de stabilisation psychique sans réduction importante, voire arrêt du cannabis. Mais il y en a, il suffit qu'ils baissent ou qu'ils consomment beaucoup moins pour que ça s'apaise. [...] Mais nous l'objectif principal, comment dirais-je, l'addiction c'est une comorbidité et l'objectif principal c'est la stabilisation clinique, mais ça passe aussi par cet axe-là. » (Psychiatre CHS).

Même si cette psychiatre nuance l'injonction à l'abstinence, son propos montre que l'addiction est rarement considérée comme un problème en soi à prendre en charge en psychiatrie. L'addiction ne concerne la psychiatrie que dans la mesure où elle interfère avec les troubles mentaux, seul domaine d'intervention du psychiatre. Elle ne constitue plus un problème dès lors qu'elle n'a pas d'effet sur le trouble. D'ailleurs, ici, le choix entre réduction des consommations et abstinence prend pour seul critère l'incidence sur le trouble mental.

Le fait que de nombreux psychiatres excluent les addictions de leur juridiction professionnelle a des conséquences sur les parcours des patients. Lorsque le psychiatre établit que le problème principal du patient est l'addiction et non le trouble psychiatrique, ou lorsque ses troubles mentaux sont stabilisés, certaines équipes du CHS ont tendance à considérer que le patient ne relève pas de leur compétence. Le patient sera alors orienté vers un autre établissement. Ainsi, un patient suivi depuis de nombreuses années au CHS a été orienté par son psychiatre vers une clinique privée pour un sevrage de cannabis. Il n'est revenu au CHS qu'au moment de sa décompensation psychiatrique. De même, une infirmière affirme que l'hôpital reçoit de « vrais malades » [psychiatriques], qu'elle oppose aux alcooliques qui, selon elle, sont plutôt suivis en clinique.

Les parcours des patients ayant des addictions dans les services de l'hôpital s'expliquent donc en partie par des enjeux d'identité professionnelle. Le sort réservé aux addictions au CHS dépend de la conception qu'ont les soignants de l'étendue des tâches dévolues à la psychiatrie. Or, bien souvent, les addictions sont exclues du périmètre d'intervention revendiqué par cette spécialité médicale.

Ainsi, pour la prise en charge des addictions chez les patients hospitalisés, certains psychiatres font appel à des intervenants extérieurs issus de la filière addictologique (CSAPA). L'objectif est de poursuivre un suivi initié avant l'entrée au CHS, ou encore de débuter une prise en charge qui perdurera après la sortie. Les prises en charge restent ici cloisonnées, parallèles, durant l'hospitalisation, tout comme elles l'étaient en ambulatoire. La psychiatrie ne se mêle pas d'addictologie.

Notons néanmoins que ces situations ne concernent que les services d'admission. Dans les services de suite, où les patients restent plusieurs mois voire plusieurs années, la totalité de la prise en charge (psychiatrique et addictologique) a lieu au sein de l'hôpital. Si la sortie n'est pas envisagée à court ou moyen terme, il est rare que les soignants nouent ou conservent des partenariats avec des intervenants extérieurs. La question de la continuité des soins ne se pose plus puisque le lieu de vie du patient devient l'hôpital. Ces services font alors plutôt appel à l'ELSA, qui permet, elle aussi, des prises en charge parallèles en intra-hospitalier.

3.2.2. Un manque de moyens matériels et techniques pour la prise en charge des addictions dans les services

Les enjeux de juridiction professionnelle apparaissent insuffisants pour expliquer la faible intégration de la problématique addictive dans le travail des équipes psychiatriques. En effet, tous les psychiatres rencontrés expriment leur difficulté à mettre en œuvre un suivi intégré des deux troubles. Ils insistent sur le manque de moyens matériels et techniques de l'hôpital pour prendre en charge les addictions, alors même que certaines équipes souhaiteraient assurer le suivi addictologique des patients qui leur en font la demande.

La plupart des soignants rencontrés insistent sur leurs conditions de travail parfois difficiles, qui mettent à mal la prise en charge des addictions. L'engorgement des services, notamment, ne permet pas toujours aux psychiatres d'accorder autant de temps qu'ils le voudraient au suivi des consommations :

« Je crois qu'on a assisté, je dirais, ces dernières années, à vraiment une saturation de nos lits, puisqu'on est en général en sureffectif, on est à 22 patients, ce qui est le cas aujourd'hui dans mon service, au lieu de 20, ça veut dire qu'on est en sous-effectif soignant, il nous manque un poste aussi au niveau médical, et donc ça veut dire que de toute façon on est tout le temps en train de courir après le temps. Et à un moment quand-même on arrivait à mieux travailler, avec plus d'espace de réflexion, de discussion, ce qui est, très sincèrement, moins le cas maintenant. » (Psychiatre CHS).

À cause de cette « saturation » du travail des équipes, lors des hospitalisations de courte durée l'action est généralement concentrée sur les troubles psychiatriques. L'addiction n'est parfois pas traitée faute de temps. La « saturation » concerne aussi l'ELSA : le recours des équipes à ce service n'est pas toujours possible lorsque les délais sont très courts, par manque de place en consultation. Il est d'ailleurs fréquent que l'addictologue rencontre un patient pour la première fois quelques jours ou quelques heures avant sa sortie, ce qui l'oblige à aménager dans l'urgence une prise en charge addictologique à l'extérieur. De même, l'absence de lits dédiés à l'addictologie au sein de l'ELSA peut faire obstacle à l'admission des patients en psychiatrie.

Enfin, d'après les soignants, la circulation de différents produits au sein de l'établissement s'inscrit comme l'une des principales raisons qui entravent la prise en charge des addictions au CHS.

3.3. Le problème de la disponibilité des produits au sein de l'hôpital et les réponses ''bricolées'' des services

La nécessité, pour les équipes, de gérer les consommations et les trafics de produits dans l'enceinte de l'hôpital a des répercussions importantes sur leur manière de prendre en charge les addictions. Les patients se procurent des produits par le biais de tiers extérieurs – selon les soignants des dealers seraient régulièrement présents sur l'hôpital [153] – ou grâce à d'autres patients. Certains consomment et revendent des produits achetés lors de permissions, et sont ainsi désignés comme des « dealers » par le personnel des services.

3.3.1. Un problème à la fois légal, clinique et organisationnel

La consommation de produits dans l'hôpital pose plusieurs problèmes aux soignants. Un problème légal, d'une part, puisque les drogues illicites et l'alcool sont interdits par le règlement intérieur de l'établissement [154]. Des problèmes cliniques, d'autre part, car les consommations peuvent majorer certains troubles mentaux. Des problèmes d'organisation des soins, enfin, puisque la présence de produits dans l'établissement met en jeu la possibilité même, pour le CHS, de proposer une offre de sevrage.

Les consommations étant interdites par le règlement, toute hospitalisation au CHS implique, de fait, un sevrage des substances consommées. Lorsque les équipes soignantes imposent l'abstinence, elles avancent souvent l'argument du respect du règlement, et pas seulement des arguments d'ordre médical. Cela peut donner lieu à des tensions entre une logique de respect strict de la règle, et la logique défendue par l'ELSA, qui propose de s'adapter au projet des patients sans forcément imposer un arrêt brutal des consommations. Certains patients réinterprètent les discours de l'ELSA pour faire valoir aux services leur droit à consommer malgré le règlement, mettant ainsi l'équipe d'addictologie en « porte-à-faux » avec les équipes de psychiatrie.

[153] À la demande de la direction de l'hôpital, la police s'est déplacée afin d'évaluer l'ampleur du trafic. Elle a conclu que le trafic était peu structuré et pas assez important pour faire l'objet d'une intervention. On peut penser que l'ampleur du phénomène telle qu'elle est décrite et vécue par les soignants se comprend en partie au regard des moyens qu'ils doivent déployer pour y faire face.

[154] Le règlement intérieur stipule que « les patients et ou les visiteurs ne peuvent introduire, vendre ou consommer de l'alcool, des drogues ou des médicaments non prescrits ».

3.3.2. Notes d'observation, dialogue avec l'infirmière de l'ELSA

L'infirmière raconte qu'un patient a dit au pavillon que les addictologues lui avaient dit « 4 joints c'est ok ». Or, l'ELSA n'a jamais dit cela. Il a acheté de l'alcool et a fumé du cannabis, et fait fumer d'autres patients.

Elle explique la difficile position de l'ELSA sur la réduction des consommations. Elle a l'impression d'être en porte-à-faux entre le patient et le service. Les collègues des services disent qu'elles ont raison de ne pas imposer l'arrêt (sur le plan thérapeutique) mais que c'est impossible à mettre en pratique à cause du règlement.

La position de l'ELSA face au règlement (et aussi face au caractère illicite de certains produits) est délicate : exercer au sein de l'hôpital oblige les intervenantes à s'inscrire dans le cadre du règlement, mais ce dernier peut parfois entrer en contradiction avec les orientations thérapeutiques qu'elles défendent [155] . Elles tentent de justifier leur approche thérapeutique tout en évitant d'inciter les patients à enfreindre le règlement, comme en témoignent certains énoncés contradictoires qu'elles produisent à l'intention des équipes : « Réduire les risques, ça ne veut pas dire l'arrêt, mais ça ne veut pas dire qu'on autorise » (Addictologue ELSA), « On sait qu'il consommait mais on ne lui a pas dit de consommer » (infirmière ELSA).

D'autre part, les professionnels des services craignent que la consommation de produits durant l'hospitalisation ne provoque des décompensations psychiatriques chez des patients dont le trouble était stabilisé. L'existence d'un trafic au sein de l'hôpital fait courir le risque d'une « contamination » des prises de produits (en particulier pour le cannabis), certains patients incitant les autres à consommer, provoquant par ricochet des

[155] Ce problème renvoie à la question plus large la pénalisation de l'usage de drogues en France : comment soigner la dépendance à ces produits dès lors que les usagers sont passibles de poursuites judiciaires ?

états de « crise » dont la simultanéité chez plusieurs patients peut être difficilement gérable pour les équipes.

Enfin, les consommations et trafics posent un problème organisationnel : c'est la crédibilité de l'hôpital en tant que structure de soin qui est en jeu, comme en témoignent ces propos recueillis auprès de la mère d'un patient :

« J'ai demandé à ses amis, parce qu'il avait reçu la visite de ses amis à [service du CHS]. Et ses amis m'ont dit de ne pas le renvoyer dans ce service pour une seconde hospitalisation, parce qu'il fumait du cannabis là-bas et qu'on pouvait entrer et sortir. C'était pas assez secure pour lui. » (Mère d'un patient).

La volonté de maintenir l'abstinence malgré la présence de produits dans l'hôpital conduit certaines équipes à mettre en œuvre des mesures coercitives afin d'empêcher la diffusion des produits d'une part, et pour « protéger » les patients de la tentation de consommer, d'autre part.

3.4. Les fouilles et les saisies : empêcher la diffusion des produits

Les réponses faites au trafic sont très hétérogènes en fonction des équipes et, notamment, de l'ampleur différenciée du problème d'un service à l'autre. Plusieurs soignants mentionnent des saisies ou des fouilles de chambres, qu'ils effectuent dans l'objectif d'éviter que les produits ne se répandent dans l'hôpital : « l'idée que c'est intéressant de saisir des produits, c'est, 1, pour voir ce que c'est, et, 2, ça veut dire aussi que c'est des produits qui ne circulent plus et ça veut dire aussi que ça protège les patients. » (Psychiatre CHS).

Ces pratiques débordent la fonction thérapeutique des équipes soignantes en les conduisant à endosser, parfois contre leur gré, un rôle policier. L'enjeu est donc de les encadrer afin de les rendre compatibles avec la fonction soignante :

« On a essayé de trouver une modalité qui fasse que le trafic soit réprimé de manière légale et de manière naturelle dans un établissement public, mais pas par les soignants, qui eux n'ont évidemment pas l'autorisation ni de dénoncer nominativement, ni d'interpeller. » (Psychiatre CHS).

« Je dis à l'équipe ''si vous avez une suspicion que ces personnes ont dans leur chambre du shit, je vous autorise à vérifier les affaires en présence du patient''. Mais par contre on voit le patient avant. On fait la vérification avec lui et il faut que ça soit suivi d'un entretien médical. C'est mes exigences. Sinon ça n'a rien de thérapeutique, c'est du flicage. » (Cadre de santé CHS)

Ici, la fouille devient un acte « thérapeutique » à condition qu'elle soit effectuée en présence du patient et encadrée médicalement. Il s'agit par-là de lutter contre les consommations tout en refusant d'endosser un rôle purement répressif.

3.5. Les tests de dépistage des toxiques : identifier les consommateurs

Les tests de dépistage des toxiques, qu'il s'agisse d'analyses urinaires ou d'éthylotests, sont largement utilisés dans les services du CHS. Ils servent à identifier les consommateurs, et, plus encore, à faire la distinction entre les comportements attribuables aux effets de produits psychotropes, et les symptômes des pathologies mentales. Le test peut également servir à prouver une consommation repérée chez un patient, lorsque celui-ci refuse de l'admettre.

Selon certains patients, un test positif a pour conséquence de rallonger l'hospitalisation. Le test est donc aussi conçu comme un outil de dissuasion à la consommation : si le patient veut sortir bientôt, il a tout intérêt à ce que le résultat soit négatif. Le test oblige à l'abstinence. Pour les patients, le maintien en hospitalisation prend ici une dimension punitive :

Sociologue : « Il y a d'autres patients que vous connaissez, qui fumaient du cannabis ? »

Patient : « Là je suis souvent avec un fumeur, on est tout le temps ensemble, pourtant je suis pas plus tenté que ça. »

Sociologue : « Et il fume ici ? »

Patient : « Ouais il fume ici, tranquille. Après il y en a un deuxième, je sais, après ça fume un peu partout, tout le monde fume, chacun fait ce qu'il veut, moi j'ai pas envie parce que je sais qu'ils vont me faire des tests d'urine et ça va retarder ma sortie, et pour l'instant j'en ressens pas le besoin ni l'envie. [...] Il y en avait une, ils lui faisaient à chaque fois des tests, et elle se faisait piéger à chaque fois, et ils lui prolongeaient son séjour tout le temps. » (Patient ELSA).

Dans d'autres cas, un test positif a pu mener à des mises en zone fermée, dans l'objectif d'éloigner le patient des sources d'approvisionnement.

3.6. Contraindre pour protéger

Les pratiques de mise en chambre fermée dans le but de « protéger » les patients des produits présents sur l'hôpital ont été mentionnées, parfois à demi-mot, par la plupart de nos interlocuteurs. Les patients les interprètent souvent comme des « punitions », alors que d'après les soignants il s'agit de mesures de « protection » : mise en pyjama pour que le patient ne sorte pas du service et n'aille pas s'approvisionner dans le parc, voire zone fermée pour les patients qui ne parviennent pas à maîtriser leur envie de consommer. Les soignants sont souvent mal à l'aise avec ces mesures, qu'ils jugent probablement peu légitimes, mais qu'ils justifient par la nécessité de maintenir l'abstinence, notamment chez les patients venus pour des sevrages.

Même s'ils la justifient comme une mesure thérapeutique, la mise en zone fermée pour protéger les patients contre les consommations semble plutôt révéler l'impuissance des professionnels face à la problématique addictive, leur difficulté à y apporter une réponse dans un contexte où les produits sont immédiatement disponibles :

« À des moments on est un peu débordés par une offre qui atteint tous les patients. Ça met en colère, parce qu'ils viennent là pour se soigner, et en même temps vraiment on ne peut pas, on est quand-même pieds et poings liés par le secret professionnel, on peut mettre des mesures de rétorsion mais comme je vous dis, prolonger l'hospitalisation pour certains qui restent ici, ça ressemble à leur quotidien, supprimer une permission, mettre la personne en pyjama, on essaye de trouver des stratégies qui soient pas que sur l'aspect répressif, parce qu'il est parfois pas du tout perçu comme thérapeutique, mais bon…

-C'est pour les dissuader, ce genre de mesures là ?

-Ah ben quelqu'un qui sort, qui va approvisionner tout le monde en alcool etc., le lendemain il risque pas de ressortir, il est en pyjama dans le service et on lui donne pas ses chaussures et il va pas aller alimenter tout le monde. » (Psychiatre CHS)

La visée dissuasive de l'emploi de ces méthodes est manifeste, comme pour les tests de dépistage : si le patient ne veut pas se retrouver en pyjama ou en zone fermée, il ne doit pas consommer. Le sevrage comme horizon unique de la prise en charge joue également un rôle important dans le choix de ces mesures : selon certains psychiatres, un patient ne peut être soigné convenablement s'il continue à prendre des produits. Toutefois, plusieurs équipes rejettent ces pratiques en les attribuant à d'autres services. Même pour ceux qui les utilisent elles semblent rester fortement problématiques.

Les patients ne comprennent pas toujours le sens « protecteur » que les soignants revendiquent pour ces pratiques. La mise en zone fermée peut être vécue sur le mode de la punition.

Au CHS, la restriction de circulation des patients consommateurs ou trafiquants semble s'inscrire comme une alternative à leur exclusion de la prise en charge telle qu'elle est pratiquée dans des cliniques. Si certaines cliniques tentent d'endiguer le trafic en triant leurs patients, il est évident que l'hôpital public ne dispose pas de la même marge de manœuvre : d'autres stratégies sont donc déployées pour limiter la disponibilité des produits tout en maintenant les patients en hospitalisation. Un psychiatre du CHS assure utiliser la zone fermée uniquement dans les cas où il est impossible de faire sortir le patient en raison de ses troubles mentaux. Au contraire, si les troubles sont stabilisés, une consommation dans l'hôpital peut donner lieu, avec ce psychiatre, à une sortie hospitalisation, en particulier pour les patients venus explicitement pour un sevrage. On constate des pratiques différentes entre les services, puisque dans d'autres cas les consommations de produits rallongent l'hospitalisation.

Durant l'hospitalisation, les parcours des patients cumulant troubles mentaux et addictions se heurtent à des problèmes d'ordre à la fois légaux, idéologiques et organisationnels. La solution privilégiée la plupart du temps est une prise en charge parallèle des deux troubles impliquant les équipes psychiatriques et l'ELSA ou les CSAPA. Même si des tentatives de suivis intégrés existent dans les services, ces suivis ont souvent lieu dans des conditions difficiles, et le traitement des troubles mentaux reste prioritaire aux yeux des équipes au vu des faibles moyens dont elles disposent.

Partie 4 – La sortie d'hospitalisation et la prise en charge ambulatoire

Cette partie s'intéresse à la prise en charge des addictions pour les patients suivis en ambulatoire, ainsi qu'à cette étape du parcours qu'est la sortie d'hospitalisation. Quelle continuité des soins addictologiques entrepris durant l'hospitalisation ? Quelles structures sont amenées à prendre le relais par la suite ? Comment les addictions sont-elles prises en charge dans les structures ambulatoires de l'hôpital ? Quelles sont les passerelles possibles vers la filière addictologique ? Quels éléments déterminent la suite du parcours du patient après son hospitalisation ? Nous nous intéresserons d'abord aux structures ambulatoires du CHS, pour ensuite nous pencher sur le cas des patients suivis à l'ELSA alors qu'ils ne sont pas hospitalisés, et nous envisagerons enfin les liens avec la filière addictologique à travers les relais et partenariats.

4.1. La prise en charge des addictions dans les structures ambulatoires de l'hôpital

Dans les différentes structures ambulatoires de l'hôpital, les addictions sont inégalement prises en compte : même si quelques nouvelles offres à destination des patients consommateurs sont en cours de mise en place au moment de l'enquête (essentiellement des ateliers centrés sur les addictions en hôpital de jour), la plupart des structures ambulatoires ne considèrent pas la prise en charge des addictions comme un domaine prioritaire de leur intervention.

Concernant les CMP, même les psychiatres ayant des connaissances en addictologie affirment peu prendre en charge les addictions dans ces établissements, et faire plutôt appel aux CSAPA, à l'ELSA ou aux médecins généralistes. Les raisons avancées sont liées soit à un manque de formation spécialisée, soit à des problèmes d'organisation, notamment pour la délivrance des traitements de substitution aux opiacés, qui nécessitent des consultations fréquentes et encadrées. La prise en charge des addictions n'est pas considérée comme l'une des vocations prioritaires des CMP.

En ce qui concerne les structures d'hébergement affiliées à l'hôpital psychiatrique (centre de postcure psychiatrique, appartements thérapeutiques), elles semblent difficiles d'accès pour les patients ayant des addictions. Les consommations de produits y sont rigoureusement interdites et peuvent être un motif de refus d'accès à la structure, voire donner lieu à des exclusions temporaires ou définitives, comme nous avons pu l'observer :

4.2. Extrait d'observation, consultation ELSA

Le patient a perdu son appartement au centre de postcure du CHS à cause de l'alcool. Grâce au soutien de l'ELSA, il a obtenu, tout de suite après, une place en appartement thérapeutique, mais il a déjà reçu trois avertissements concernant ses consommations d'alcool. Selon l'addictologue, il est « catalogué alcoolique » et les infirmiers le surveillent de près. Le premier avertissement : les infirmiers l'avaient vu acheter de l'alcool, mais il n'a pas eu le temps de le boire. Quant au dernier avertissement, qui vient d'avoir lieu au moment de la consultation, les infirmiers ont été alarmés par son « haleine légèrement alcoolisée » (termes consignés dans le dossier informatisé). Ils ont noté qu'il « reconnaît avoir bu de la bière ». Ils lui ont fait un test d'alcoolémie. Le patient raconte qu'il a été « mis dehors » pendant deux jours de l'appartement thérapeutique, il a dormi dans un hôtel Formule 1.

Lorsque les infirmiers l'ont « pris » en train d'acheter de l'alcool, ils ont appelé l'ELSA pour savoir quoi faire. L'addictologue leur a demandé si cela avait causé des problèmes, mais non. *Idem* pour le dernier avertissement : pas de violence, d'ivresse, d'agressivité. Cela conduit l'addictologue à relativiser l'ampleur du problème. Elle refuse qu'il « se fasse exclure pour une bière ». Elle va assister à la réunion de synthèse de l'appartement thérapeutique la semaine prochaine pour défendre le patient. Elle dit que ce sera l'occasion d'aborder avec eux la question de l'alcool « à partir de ce cas clinique ».

4.3. Des suivis ambulatoires effectués par l'ELSA

L'ELSA prend en charge de nombreux patients en dehors de leurs périodes d'hospitalisation, ce qui dépasse ses missions premières de liaison. Pour certains patients combinant des troubles psychiatriques et des consommations de produits, le suivi ambulatoire des addictions a lieu au sein même de l'hôpital psychiatrique. Cette donnée témoigne de la difficile intégration de ces patients dans un suivi ambulatoire de leurs addictions, tant dans les structures spécialisées en addictologie que dans les dispositifs psychiatriques tels que les CMP. Si l'ELSA suit des patients en ambulatoire, c'est souvent pour éviter les ruptures de prise en charge, ce qui témoigne de l'insuffisance de l'offre locale pour les patients issus de la psychiatrie publique qui ont des addictions.

4.4. Des patients qui s'intègrent mal dans la filière addictologique

Dans de nombreux cas, l'ELSA continue le suivi des patients après leur sortie d'hospitalisation faute d'avoir trouvé une structure susceptible de prendre le relais. L'addictologue essuie quelquefois des « fins de non-recevoir » de la part de CSAPA qui refusent de prendre de nouveaux patients car ils ont une file active déjà élevée. La prise en charge par l'ELSA après la sortie de l'hôpital peut d'ailleurs être temporaire, lorsque les délais avant la première consultation en CSAPA sont longs. L'ELSA permet ainsi d'assurer la continuité des soins à la sortie de l'hôpital, avant que le patient n'entre dans le dispositif spécialisé en addictologie. L'ELSA fait office de sas, en maintenant le suivi durant une période de transition entre la psychiatrie et l'addictologie.

Dans d'autres cas, le patient est dans l'impossibilité de satisfaire les injonctions requises pour être pris en charge par une structure spécialisée en addictologie : certains CSAPA ont établi une procédure d'admission complexe, qui peut s'avérer inadaptée aux patients ayant des troubles mentaux (rencontres successives de plusieurs membres de l'équipe soignante pour s'assurer de la « motivation » du patient, procédure d'admission s'étendant sur plusieurs semaines ou mois, en particulier pour la prescription de traitements de substitution aux opiacés…) : « il faut qu'il soit vu par Untel et Untel. Pour des patients qui ont des troubles cognitifs ce n'est pas évident. » (Addictologue ELSA).

Les structures spécialisées en addictologie n'ont pas pour vocation première d'accueillir des patients atteints de troubles mentaux, même si l'on observe, sur l'Agglomération, le recrutement récent de psychiatres dans certains CSAPA, ce qui dénote probablement une prise de conscience de cette question du côté de l'addictologie. L'ELSA prend donc en charge les patients qui ne s'insèrent pas en addictologie du fait de leurs troubles psychiatriques. C'est parce que la psychiatrie ne propose pas d'autres dispositifs de suivi des addictions, que l'ELSA en vient à avoir cette activité de consultation ambulatoire. On voit ici la pertinence d'une analyse en termes de système local de prise en charge, régi par l'interdépendance entre les acteurs locaux : pour assurer la prise en charge des patients qui ne trouvent pas leur place en addictologie, l'ELSA est amenée à étendre ses missions originelles vers le suivi ambulatoire. L'ELSA pallie l'insuffisance de l'offre locale pour les patients à double diagnostic.

4.5. Quand les CMP orientent les patients vers l'ESLA

Certaines équipes de CMP font appel à l'ELSA pour un suivi ambulatoire complémentaire : le CMP prend en charge ce qui relève des troubles psychiatriques, et l'ELSA s'occupe des addictions, sur demande du psychiatre du CMP. Cette situation a lieu pour des patients qui étaient suivis à l'ELSA lors de leur séjour à l'hôpital, mais également pour des patients qui n'ont jamais été hospitalisés au CHS ou qui n'ont pas rencontré l'ELSA au cours de leur hospitalisation. La première rencontre d'un patient avec l'ELSA peut donc avoir lieu dans le cadre d'une prise en charge ambulatoire.

Pour les CMP, faire appel à l'ELSA est une alternative au suivi conjoint avec les CSAPA ou les médecins généralistes. Le choix des équipes des CMP de faire appel à l'ELSA plutôt qu'à un CSAPA semble souvent lié aux troubles mentaux, qui imposent que le patient soit suivi entièrement dans la filière psychiatrique. Par exemple, une patiente bipolaire a été orientée vers l'ELSA pour un suivi tabacologique car l'arrêt spontané du tabac lui provoquait des décompensations.

Pour d'autres patients, c'est un suivi psychiatrique antérieur qui va expliquer que les addictions continueront d'être prises en charge en psychiatrie par l'ELSA. L'un des patients rencontrés a des problèmes somatiques importants qui lui imposent l'arrêt du tabac. Il est encore suivi en CMP même s'il n'a pas été hospitalisé depuis longtemps en psychiatrie. Il a été orienté vers l'ELSA car c'est le CMP qui a effectué l'adressage et non pas un médecin somaticien. On peut faire l'hypothèse que si une équipe de médecine somatique avait procédé à l'orientation, il aurait probablement été aiguillé vers une consultation de tabacologie en hôpital général. Ce patient se rend à l'hôpital psychiatrique uniquement pour la consultation de tabacologie, alors qu'il existe le même type d'offre en dehors. Les antécédents psychiatriques du patient, ainsi que l'appartenance institutionnelle de l'acteur qui fait l'orientation, déterminent si le patient sera pris en charge dans la filière psychiatrique (ELSA) ou dans la filière addictologique.

Une fois de plus, le rôle de l'ELSA est élargi : elle devient une véritable consultation d'addictologie au sein de l'hôpital psychiatrique, qui s'adresse à la fois aux patients hospitalisés et aux patients suivis en CMP. L'ELSA pallie à la fois les difficultés des structures spécialisées en addictologie pour prendre en charge les troubles psychiatriques, et les difficultés des structures ambulatoires de psychiatrie pour prendre en charge les addictions. Mais, une fois de plus, le manque de moyens alloués à l'ELSA pour effectuer cette mission supplémentaire produit des problèmes d'organisation du travail, en contribuant notamment à rallonger les délais d'attente pour accéder à ses consultations.

4.6. Le choix du patient : la continuité d'un suivi commencé pendant l'hospitalisation

Enfin, dans plusieurs cas, le maintien du suivi par l'ELSA après une hospitalisation résulte d'un choix du patient : ce dernier souhaite conserver les mêmes interlocutrices et prolonger le travail entrepris durant l'hospitalisation. Cette situation se retrouve pour les patients qui n'ont pas eu de suivi d'addictologie avant leur hospitalisation, ou un suivi qui ne les satisfaisait pas. Le refus de multiplier les interlocuteurs rencontrés durant leur parcours de prise en charge est récurrent chez les patients rencontrés.

La prise en charge ambulatoire peut également être assurée par l'ELSA dans le cas de patients dont les hospitalisations sont fréquentes, et pour lesquels il est plus logique que le suivi addictologique soit effectué en intra-hospitalier. Ils peuvent être amenés à consulter l'addictologue en dehors de leurs périodes d'hospitalisation. Cela a été observé en particulier dans le cas de patients effectuant régulièrement des « séjours de rupture » (hospitalisations de courte durée programmées de manière récurrente) dans un service de suite.

Le choix du patient de continuer à consulter l'ELSA après son hospitalisation peut être mis en parallèle avec les cas évoqués précédemment, où des patients sollicitent leur équipe de psychiatrie pour effecteur leur prise en charge d'addictologie, obligeant par cela les soignants à mettre en œuvre une prise en charge intégrée. Dans les deux situations, le périmètre de compétence des acteurs est assigné par les recours des patients. Les logiques d'action des patients doivent donc être prises en compte dans une analyse du système local de prise en charge, puisque ces derniers, en attribuant des rôles aux différents soignants intervenant dans leur parcours, contribuent à définir les actes effectués par chacun et les formes de collaborations possibles.

4.7. Les collaborations et relais avec la filière addictologique

4.7.1. Les adressages vers la filière addictologique : quels critères de choix des partenaires pour l'ELSA et les services ?

L'ELSA comme les psychiatres des services font régulièrement appel à la filière addictologique pour prendre le relais d'un suivi à la sortie d'hospitalisation. Cependant, le choix des partenaires n'obéit pas toujours aux mêmes logiques : alors que l'ELSA privilégie des critères tels que la disponibilité des structures ou leur proximité géographique avec le lieu de vie du patient, les orientations des psychiatres fonctionnent la plupart du temps sur la base d'une logique affinitaire avec leurs interlocuteurs. Enfin, certaines logiques sont communes à l'ELSA et aux services : ils sont quelquefois forcés d'adresser les patients vers des structures d'addictologie du fait de refus de la part des structures de psychiatrie.

Pour les patients suivis par l'ELSA durant leur hospitalisation, dans la grande majorité des cas c'est l'addictologue qui s'occupe d'établir le relais du suivi addictologique à la sortie. Il existe une division des tâches entre l'ELSA et le psychiatre référent du patient : ce dernier s'occupe de l'orientation concernant les troubles mentaux (généralement le patient sera suivi en CMP par la même équipe), et l'addictologue établit l'orientation vers une structure d'addictologie en complément.

Le critère principal d'adressage de l'addictologue est géographique : lorsqu'elle oriente vers un CSAPA, elle va privilégier le plus proche du lieu de vie du patient. En particulier, elle adressera les patients habitant hors de l'Agglomération vers le seul CSAPA possédant des antennes de consultation dans la région. Pour les patients qui ne sont pas à proximité d'une antenne de CSAPA, elle orientera uniquement vers le CMP ou continuera elle-même le suivi : par exemple, un patient alcoolo-dépendant vivant en milieu rural se fait hospitaliser une semaine par mois au CHS, ce qui lui permet d'être suivi par l'ELSA.

La disponibilité des structures et leurs délais d'attente est également un critère important, de même que les contraintes imposées par les centres à l'initiation d'une prise en charge : le seuil d'exigence du centre doit être adapté au profil du patient. Cela demande, pour l'addictologue de l'ELSA, une connaissance fine de l'offre locale en addictologie, qui se forge par l'expérience d'orientations précédentes qui ont ou n'ont pas fonctionné avec tel ou tel centre.

De plus, même si elle considère que tous les CSAPA devraient être en mesure de prendre en charge n'importe quelle addiction, dans les faits elle tient également compte de la spécialisation informelle des médecins de ces structures, en envoyant les patients vers le centre qu'elle juge le plus compétent pour le produit consommé par le patient. Elle affirme faire particulièrement « confiance » à certains centres pour l'alcool, et à d'autres pour les drogues illicites ou les poly-consommations.

Enfin, la situation du patient intervient dans le choix des structures relais : pour les patients sans logement, par exemple, elle privilégiera les séjours en SSRA (soins de suite et de réadaptation en addictologie), ou les CSAPA proposant des appartements thérapeutiques ou un hébergement en famille d'accueil.

Les logiques d'orientation de la part des services sont tout autres : elles sont basées en grande partie sur une interconnaissance avec les équipes de certains CSAPA. La connaissance du tissu local de soin spécialisé en addictologie est primordiale dans les logiques d'adressage : l'addictologue de l'ELSA possède une connaissance globale de l'offre locale, tous les CSAPA sont donc pour elle des interlocuteurs potentiels. Par contre, les psychiatres des services privilégient les partenaires qu'ils connaissent bien et avec qui ils ont noué des habitudes de travail.

Enfin, on observe une logique commune à l'ELSA et aux services concernant les soins de suite et de réadaptation. Pour les patients consommateurs de produits, l'orientation aura lieu préférentiellement vers les SSRA plutôt que vers les cliniques proposant des postcures de psychiatrie, étant donné que ces dernières refusent les consommateurs :

Psychiatre : « Un centre de postcure comme G. [postcure psychiatrique], ils nous demandent une analyse d'urine et de certifier que le patient n'a pas consommé de cannabis. Il faut une analyse d'urine. Donc ça restreint, quand-même. Alors qu'il y a des gens qui vont consommer de temps en temps mais qui sont pas symptomatiques. Qui vont aller en postcure pour un problème précis et qui est pas forcément celui d'une agressivité, ou d'une désinhibition, ou d'une violence, ou même d'une tristesse majeure, ils vont y aller pour un projet de réadaptation. Bien sûr que ce serait mieux si ils fumaient pas un joint le soir, mais… on y travaille, quoi. Mais pour vous dire, ça devient un critère restrictif.

Sociologue : « Du coup c'est plus compliqué pour les orienter ? »

Psychiatre : « On les oriente pas, on peut pas les orienter là. Ça c'est clair. Après il y a la postcure de K. qui accepte volontiers nos patients, donc très différent, là c'était une réadaptation pour des patients psychiatriques stabilisés, à G., alors que par exemple K. c'est une postcure d'alcoologie, donc ils acceptent forcément des gens qui ont aussi une polytoxicomanie à ça ou à d'autres choses. » (Psychiatre CHS).

Une partition nette existe entre les établissements de postcure d'addictologie et de psychiatrie. Du fait de la réglementation stricte des consommations dans les postcures psychiatriques, une addiction inscrit d'emblée le patient dans la filière de soins de suite addictologiques, alors même qu'il existe des structures équivalentes en psychiatrie. Ici, les logiques de construction de patientèle des établissements déterminent fortement le parcours à la sortie d'hospitalisation. Si un patient souhaite accéder à une postcure de psychiatrie, il devra auparavant devenir abstinent : un patient rencontré à l'ELSA affirme ainsi avoir arrêté de boire depuis quelques semaines afin de pouvoir entrer en postcure.

Concernant les SSRA on observe également un critère d'orientation en termes d'opportunité. Le patient sera orienté vers un SSRA car, au titre de son addiction, il y est éligible : étant donné qu'une structure vient d'ouvrir quelques mois avant l'enquête, on y trouve facilement des places, alors que les délais d'attente ailleurs sont plus longs.

4.7.2. Les prises en charge partenariales simultanées

En plus de la question des relais, il faut aborder celle des partenariats mis en place pour des prises en charge simultanées d'un même patient. Sur ce point, l'ELSA apparaît comme un dispositif qui crée des liens entre la filière psychiatrique et la filière addictologique.

Certains patients rencontrés à l'ELSA sont pris en charge par des intervenants multiples et simultanés issus à la fois de la psychiatrie et de l'addictologie. Par exemple, un patient, en plus de sa consultation d'addictologie à l'ELSA et de sa consultation de psychiatrie au CMP, se rend à des activités au CATTP, aux ateliers de l'ELSA, et à des ateliers d'art thérapie dans un CSAPA, vers lequel il a été orienté par l'ELSA. La fréquentation de plusieurs structures proposant des activités différentes permet, pour ce patient, un suivi quasi quotidien dont il estime avoir besoin. Plutôt qu'un chevauchement d'interventions qui se recoupent, la multiplication des intervenants agissant en parallèle assure une régularité du suivi. Il s'agit là de prises en charges parallèles démultipliées [156]. Elles restent compartimentées, puisque les CMP-CATTP s'occupent prioritairement des troubles mentaux, et les CSAPA et l'ELSA des addictions. Cependant, les différences semblent s'estomper lorsqu'il s'agit de proposer aux patients des activités thérapeutiques (relaxation, art thérapie…), puisque ces dernières existent dans les deux filières.

Les prises en charge simultanées posent cependant la question de la communication entre les professionnels intervenant autour d'un même patient. À l'ELSA, on rencontre les mêmes problématiques que pour la coordination avec les services de l'hôpital : les espaces d'échange sont rares, et la communication se fait le plus souvent par téléphone ou par courrier, dans des circonstances particulières (problème à résoudre, etc.).

---

[156] Notons toutefois que de nombreux patients s'y opposent et souhaitent être pris en charge par une seule équipe pour tous leurs problèmes.

Conclusion

Ce chapitre a montré la place centrale du CHS et de son ELSA au sein du système local de prise en charge pour les patients ayant des addictions conjointement à leurs troubles mentaux. La thématique des addictions est, de ce point de vue, exemplaire pour montrer comment les logiques d'établissement influencent les parcours de soins en psychiatrie. Le CHS, hôpital public, prend en charge les patients aux comorbidités les plus lourdes et complexes, que les cliniques privées refusent de suivre ou de fidéliser. L'organisation du système local de prise en charge laisse une grande partie de la gestion des comorbidités addictions-troubles mentaux à un seul établissement, le CHS. Cela occasionne des problèmes internes aux services de cet hôpital, dont celui de la disponibilité des produits, gérée tant bien que mal par les équipes soignantes au moyen de méthodes souvent coercitives pour les patients. À l'issue de ce chapitre, le manque de moyens de la psychiatrie publique pour traiter ces patients apparait comme une problématique centrale. Le fait que les addictions soient peu ou mal prises en charge en psychiatrie ne correspond pas uniquement à une réticence des professionnels. Certes, la construction historique séparée des deux dispositifs engendre un désintérêt de la psychiatrie pour les questions d'addictologie, mais certaines équipes tentent bel et bien d'effectuer une prise en charge des addictions. Elles le font néanmoins avec difficulté, faute de disposer des moyens techniques, matériels et humains nécessaires. Là encore, le fait que les addictions et la santé mentale reposent sur des politiques publiques distinctes ne contribue pas à la prise de conscience du problème ni au déploiement de moyens pour le résoudre au niveau des instances gestionnaires. Les initiatives en faveur d'une prise en charge des addictions dans les services de psychiatrie du CHS restent marginales, elles dépendent fortement de la volonté des équipes et des chefs de services plutôt que d'une politique concertée.

En bout de ligne du système local de prise en charge, à l'intérieur du CHS, l'ELSA a la responsabilité d'une grande partie des cas de comorbidités addictions-troubles mentaux. L'ELSA apparait comme un « dispositif frontière »[157] qui fait le lien entre la psychiatrie et l'addictologie, mais elle n'inaugure pas pour autant une prise en charge intégrée des deux troubles au sein de l'hôpital psychiatrique. En témoignent les difficultés de coordination, voire simplement de compréhension de la démarche de l'addictologue par les services. Ces problèmes de coordination interne à l'hôpital sont finalement identiques aux problèmes de coordination entre la filière psychiatrique et la filière addictologique que l'on observe à l'extérieur. Il n'en reste pas moins que tous les acteurs s'accordent pour souligner que l'ELSA est indispensable car le CHS n'offre pas d'autres réponses à la question des addictions. Certains soignants considèrent même que la délégation du suivi addictologique à l'ELSA est préférable au suivi intégré préconisé par la littérature scientifique en psychiatrie. De fait, notre étude suggère que les patients hospitalisés au CHS qui ne sont pas orientés vers l'ELSA peuvent voir leurs addictions ignorées et non prises en charge.

Enfin, il faut souligner que les addictions participent à construire la figure du « mauvais patient » de la psychiatrie, ce qui rend plus instables les parcours de ces patients au sein du système local de prise en charge. Les professionnels associent les consommateurs de produits à des problèmes de comportement (agressivité, trafic, etc.) qui les rendent difficilement « gérables » dans un hôpital. Les parcours de ces patients sont particulièrement susceptibles d'être ponctués d'hospitalisations successives dans plusieurs établissements, dès lors que les consommations de produits sont des motifs de refus ou d'interruption de prise en charge pour de nombreuses structures.

---

[157] Nous nous référons ici à la notion d'« objet-frontière » (Star, Griesemer 1989).

Synthèse : Les parcours de patients cumulant troubles mentaux et addictions

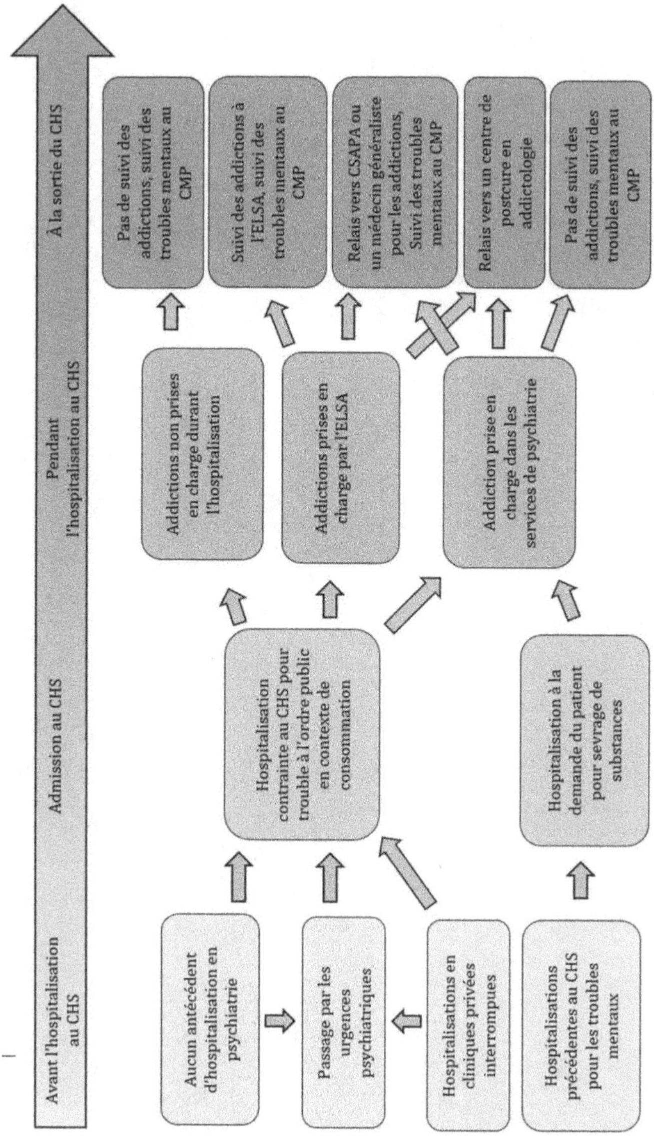

CHAPITRE IV

UN PMSI EN PSYCHIATRIE POUR QUOI FAIRE : CONNAÎTRE LES PARCOURS OU RÉGULER L'ACTIVITE DES ETABLISSEMENTS ?

François Sicot et Benoit Tudoux

Il existe depuis quelques années une base de données statistiques enregistrant toutes les activités de soins réalisées dans les hôpitaux et les cliniques : le Programme de Médicalisation des Systèmes d'Information : PMSI. Il paraît donc possible de savoir si, dans un établissement donné, sur un territoire de santé ou sur la France entière le nombre de patients soignés pour un cancer ou des troubles de l'humeur a évolué, quels sont les soins qui leurs sont prodigués ainsi que le parcours de soin des patients c'est-dire à la fois l'évolution de leur morbidité et de leurs prises en charge dans le temps. La planification de l'organisation des soins sur les territoires comme au niveau national s'appuie désormais fortement sur cette base de données.

Le type de prise en charge effectué dans les établissements de Soins de Suite et de Réadaptation SSR et en psychiatrie étant sensiblement différent, l'Etat a donc crée des recueils adaptés à leurs particularités. C'est ainsi qu'il existe un PMSI en MCO, en SSR et un PMSI en psychiatrie : le Recueil d'Informations Médicalisé en Psychiatrie : RIM-P.

Depuis 2007 [158], tous les établissements de santé ayant une activité en psychiatrie ont l'obligation de l'enregistrer dans le RIM-P. A chaque fois qu'une activité est réalisée par un professionnel avec un patient – une hospitalisation à temps plein ou partiel, un placement en famille thérapeutique, un entretien une démarche ou un accompagnement en ambulatoire… - celle-ci est comptabilisée. Des variables renseignent la structure où

[158] L'arrêté du 29 juin 2006 met en place le recueil d'information médicalisée en psychiatrie (RIM-P). La saisie de données débutera au 1er janvier 2007 dans tous les établissements.

s'est déroulée l'activité, le lieu d'où vient le patient, celui où il va. Ses caractéristiques socio-démographiques et son niveau de dépendance sont également notés. Deux numéros lui sont attribués qui permettraient de connaître l'historique des activités le concernant : un identifiant interne à l'établissement (IPP) et un numéro anonyme qui lui reste attaché quel que soit l'établissement qu'il fréquente (ANO). On peut donc *a priori* connaître grâce au RIM-P l'enchaînement des prises en charge des patients de psychiatrie avec toutes leurs caractéristiques, c'est-à-dire leur parcours à la fois au sein d'un même établissement mais aussi entre plusieurs.

Depuis le début des années 1990, l'absence de connaissances statistiques sur la prévalence des troubles mentaux et leur prise en charge était soulignée par les rapports officiels sur la psychiatrie et la santé mentale. Jusqu'au RIM-P en effet et hormis des enquêtes ponctuelles, on ne disposait que des données issues de la Statistique annuelle des établissements de santé (SAE) et des rapports d'activité en psychiatrie (RAPSY) très incomplets sur ces deux versants des caractéristiques des patients et de leur prise en charge.

Un des arguments en faveur du développement de l'instrument est qu'il permettrait de répartir plus équitablement les moyens entre territoires et établissements. Il existe en effet historiquement des disparités massives de moyens d'un département à un autre. « Les rapports publiés annuellement par le Ministère en témoignent. Le chiffre le plus souvent cité porte sur la densité des lits rapportés à la population, qui varie de 1 à 10 d'un département à l'autre » (DIM).

Plusieurs recherches ont déjà été menées en sociologie et en sciences politiques sur le PMSI en MCO, soit pour en analyser la sociogenèse (Juven, 2016), soit pour en étudier les effets sur les pratiques de soins (Acker, 2005 ; Mas 2011), soit dans le cadre d'analyses sur l'instrumentation de la réorganisation des grandes administrations, dont les hôpitaux, via l'implantation des méthodes de gestion du secteur privé (Belorgey *et.al.*, 2013). De manière plus générale, le PMSI peut être considéré comme particulièrement exemplaire de l'emprise gestionnaire en santé (Ogien, 2009) et de la forme du « gouvernement par les nombres » caractéristique du néo-libéralisme (Desrosières, 2008).

Dans ce chapitre, il s'agit de s'interroger sur l'intérêt et les limites du PMSI en psychiatrie dans une autre perspective : comme un outil de connaissance épidémiologique pour la planification de l'offre de soins sur les territoires ou au service de la recherche médicale ou sociologique [159]. Depuis 1996 et l'obligation faite aux établissements de santé de renseigner le PMSI, les chercheurs, les médecins des Départements d'Information Médicale (DIM) ont publié plus de 3000 articles à vocation épidémiologique en analysant les données du PMSI en Médecine Chirurgie Obstétrique (MCO). En psychiatrie, le recueil est trop récent pour avoir donné lieu à une production scientifique aussi abondante qu'en MCO. Mais dans la vingtaine d'articles parus, lorsque la question des limites de la base de données pour une connaissance épidémiologique est émise, elle ne concerne que la qualité du codage ou l'exhaustivité de l'enregistrement. En 2014 dans un document de travail, le RIM-P est présenté par la Direction de la recherche du Ministère de la Santé comme une base de données susceptible d'exploitations épidémiologiques lorsque « l'exhaustivité de la transmission des données, de la qualité du chaînage et de l'exhaustivité du codage diagnostique » auront été réunies [160].

La possibilité nous ayant été donné d'exploiter les données du RIM-P, nous avons cherché à décrire et expliquer des parcours de soins en psychiatrie sur les deux territoires de notre enquête : le département rural et l'Agglomération. Cependant, il n'y a pas d'enquête sociologique s'appuyant sur des données administratives qui ne s'interroge sur la qualité des données. Outre l'exhaustivité de la transmission ou du codage, quels autres problèmes doivent être examinés concertant la qualité des données ? Plus fondamentalement, un même outil peut-il servir à la fois à financer l'activité des établissements de soins et à

---

[159] Sur ces deux usages de l'épidémiologie ; Buton, 2006.

[160] DREES, 2014.

décrire la population prise en charge, voire la morbidité dans la population ? Des objectifs tels que l'amélioration de la performance des services et la description scientifique des modes de prise en charge de la schizophrénie sur des territoires ou dans des établissements sont-ils compatibles ? Les statistiques produites par les professionnels et les administrations pour les tutelles peuvent-elles être à la fois un instrument d'action, de régulation de l'activité de ces professionnels, et d'observation ?

Après un exposé de l'historique de la constitution du RIM-P qui permettra d'interroger d'une première manière la pertinence du recueil d'informations dans une perspective épidémiologique ou sociologique, le chapitre abordera la question de la qualité des données en distinguant ce qui relève de deux ordres de problèmes : celui de la fiabilité et celui de la validité. Une troisième partie montrera les usages par les acteurs sociaux dont les professionnels du soin, du recueil. Si les informations ne peuvent être considérées comme fiables c'est que les conditions dans lesquelles elles sont enregistrées sont hétérogènes d'un établissement à l'autre, que les professionnels poursuivent des intérêts différents en abondant la base et que les usages des informations recueillies par les acteurs sociaux – soignants, cadres des établissements et tutelles – peuvent entrer en contradiction avec des objectifs de connaissance épidémiologique : contrôler l'activité des salariés, moduler le financement, le négocier, modifier les pratiques de soins.

Finalement, il nous a semblé que le RIM-P soulevait trop de problèmes pour permettre de connaître les parcours des patients au sein des établissements de psychiatrie. C'est pourquoi le chapitre se clôt sur la présentation d'un petit nombre seulement d'analyses statistiques du RIM-P ; celles qui nous ont semblé à la fois fiables et valides. Elles ne sont pas sans intérêt, relativement à la connaissance des prises en charge mais d'une manière très limitée si l'on garde à l'esprit à la fois la diversité des objectifs fixés à l'outil et le travail que requiert, de la part des professionnels et des administrations, l'enregistrement et la mise en circulation des données.

Outre l'exploitation statistique de la base de données, le chapitre repose sur des entretiens avec des professionnels du soin et des départements d'Information médicale (DIM) de dix établissements psychiatriques, avec des experts ayant participé à l'élaboration du PMSI psychiatrie au début des années 90, avec des agents d'une Agence Régionale de Santé ainsi que sur des observations des opérations de codage et d'enregistrement au sein de DIM ou lors de consultations [161]. Pour analyser les données produites pour le RIM-P et tenter d'y déceler des parcours, nous n'avons pas cessé de faire des allers-retours entre les statistiques, les entretiens et les observations. En effet, un certain nombre de chiffres sont apparus incongrus ou très difficilement interprétables. Nous avons interrogé les professionnels pour savoir à quelle réalité pouvait correspondre tel effectif ou telle évolution d'un effectif au sein de leur établissement, tel changement dans les modalités de prise en charge. L'augmentation brutale du nombre de patients accueillis en urgence correspondait-elle selon eux à un recours accru de la population ou à un changement donné dans l'enregistrement des informations par le service ? Pourquoi tel établissement avait-il un nombre si important de patients soignés pour Troubles de l'humeur comparé aux autres établissements proches : du fait de la spécialisation de ses médecins, d'un recours différencié des patients ou des modalités de codage des troubles associés ?

Partie 1 – De la Fiche patient au PMSI psychiatrie et au RIM-P : quelles informations recueillir pour quels objectifs ?

Pour une grande partie, la trajectoire de l'instrument visant à enregistrer les activités des établissements de psychiatrie est homologue à celle du PMSI en MCO. A dix ans d'intervalle, le Ministère de la Santé va travailler à constituer un recueil

161 Nous avons participé à des consultations thérapeutiques au cours desquelles il s'est avéré que certains médecins enregistraient leur activité en même temps qu'ils interrogeaient le malade, d'autres après la consultation.

d'information en MCO – dit aussi de court séjour - puis en psychiatrie. En MCO c'est en 1983 que débute une réflexion visant à connaître l'activité des hôpitaux. En 1992 débutent des travaux pour déterminer le coût des prises en charge (études nationales de coûts, ENC) et en 1996, le PMSI MCO est généralisé à l'ensemble des établissements hospitaliers, publics et privés. Dans ce recueil d'informations, les séjours hospitaliers sont regroupés en Groupes Homogènes de Malades (GHM), en fonction du diagnostic principal, des actes effectués et d'autres informations telles que l'âge du patient ou les diagnostics associés. Les situations présentées par les patients sont enregistrées et codées pour entrer dans un de ces GHM. En 1996 également, le PMSI et l'enquête nationale des coûts permettent une première modification de la manière dont les tutelles financent les établissements. Ceux-ci ne seront plus rémunérés seulement avec une dotation globale mais en la modulant en fonction de l'activité effectuée. Enfin en 2003 est votée la loi qui met fin au financement par dotation globale et instaure le financement à l'activité ; la T2A [162]. Pour chaque GHM, l'ENC permet de faire correspondre un tarif (sur cette histoire Juven, 2016).

En psychiatrie, le Ministère enclenche la dynamique en nommant en 1990 un groupe de treize experts – ils passeront à la postérité sous le nom de Groupe des treize - qui seront chargés de réfléchir à un mode de financement adapté aux spécificités de la psychiatrie. Ces spécificités sont de soigner les patients en hospitalisations à temps complet et partiel ainsi qu'en ambulatoire en mettant en œuvre des pratiques de soins très diverses et peu protocolisées, au long de séjours de durée très variables mais qui ne peuvent être considérés comme courts. En 1994 le Groupe des treize rend son rapport et propose

[162] « La T2A est « un mode de financement, qui vise à fonder l'allocation des ressources aux établissements de santé publics et privés sur la nature et le volume de leur activité réalisée, mesurée, pour l'essentiel, sur la base des données issues du programme de médicalisation des systèmes d'information (PMSI) » (Ministère de la santé, octobre 2003). Sur l'histoire de la mise en place du PMSI, Engel F., *et.al.*, 2000.

d'expérimenter deux modèles de classification des prises en charge : à la journée pondérée et à la trajectoire.

Dans le premier modèle, les soins ambulatoires bénéficient d'un paiement à l'acte, « les CMS [caractéristiques médico-sociales] du patient pouvant alors intervenir comme modulateurs tarifaires » (Agence Technique de l'Information sur l'Hospitalisation, ATIH). Les hospitalisations sont, quant à elles financées en fonction de leur appartenance à tel ou tel Groupes Homogènes de Journées (GHJ) [163] qui sont des groupes ayant une cohérence médicale et économique, c'est-à-dire un coût standard. Les CMS du patient doivent venir pondérer le financement.

Dans le second modèle, il s'agit de pouvoir repérer des trajectoires types, en fonction là encore de la pathologie et des caractéristiques médico-sociales du patient et de rémunérer ces trajectoires types. Pour le dire autrement, on cherche à discriminer des « lourdeurs de prise en charge ». L'hypothèse de départ était que « le poids économique d'une prise en charge thérapeutique considérée sur un an, voire dans sa globalité, serait prédictible par les caractéristiques sociales, médicales du patient - y compris les consommations de soins antérieures - et par les caractéristiques des structures qui accueillent ce patient » (ATIH). Cette perspective prend en compte le chaînage des différentes actions de soins, c'est-à-dire des combinaisons types de modalités de soins, exercées auprès d'un même patient en faisant l'hypothèse qu'il est possible de repérer des enchaînements systématiques caractéristiques de types de trajectoires. La typologie qui pourrait en résulter permettrait, in fine, de définir des groupes de patients homogènes du point de vue économique.

[163] Sur le modèle des Soins de suite et de Réadaptation (SSR), le moyen séjour, le principe a été de déterminer un nombre limité de séquences courtes de prise en charge, cliniquement homogènes et présentant un niveau identique de consommation de ressources. La semaine ayant été retenue comme période pertinente, chaque semaine d'hospitalisation d'un patient est ainsi classée dans un groupe homogène de journées (ou GHJ) en fonction de critères relatifs au patient, tels que l'âge, la nature des prises en charge cliniques et de rééducation-réadaptation, la dépendance.

Sans cesse dans ces premiers travaux, les auteurs insistent sur leur ambition de prédire des coûts, des « lourdeurs » de prise en charge en réussissant à mettre en exergue « des caractéristiques médico-sociales qui se seront révélées discriminantes ».

Parallèlement aux travaux qui visent à identifier et à classer les prises en charge effectuées en psychiatrie dans leur diversité, des études de coûts sont réalisées. Le principe étant que ces deux ensembles d'évaluations fonctionnent de pair pour assurer un financement des établissements.

De 2002 à 2004, un premier recueil expérimental est réalisé sur quatre Régions pilotes. Le modèle des trajectoires a été abandonné, l'unité d'analyse retenue est la semaine/patient, qui sera classée dans des groupes homogènes de journées (GHJ). L'expérimentation du PMSI psychiatrie est considérée comme un échec : décrivant mal l'activité il est pourtant complexe à renseigner et surtout les études ne réussissent pas à isoler des variables déterminantes dans la lourdeur des prises en charge. C'est donc un recueil dit simplifié, le RIM-P qui est diffusé à partir de 2006, abandonnant toute hypothèse sur des variables classantes ou déterminantes des parcours.

Si en 2017, les principes d'une valorisation de l'activité en psychiatrie (VAP) ne sont toujours pas arrêtés, c'est moins cette question du financement et de ses obstacles qui nous intéresse ici que celle des objectifs du recueil et des choix effectués au cours des seize années (1990-2006) de sa fabrication.

Le début de l'histoire des PMSI en MCO et en psychiatrie est marquée par la même indétermination apparente des objectifs poursuivis avec l'instrument : s'agissait-il dès le départ de financer à l'activité et/ou pouvait-on envisager de construire un outil qui permette de faire de l'épidémiologie ? Dans son ouvrage sur le financement de l'hôpital en MCO, Juven montre bien l'évolution des objectifs du PMSI. Au commencement des réflexions, il s'agit de connaître l'activité des hôpitaux. C'est plus tard que l'outil servira à réguler les pratiques ou financer les établissements. C'est progressivement que l'objectif d'allouer plus justement les dotations évoluera vers un financement à l'activité. Les GHM s'inspirent des Diagnosis Related Groups (DRG) américains. « Les DRGs n'avaient pas non plus vocation à devenir un outil de tarification bien que le réforme Medicare de 1983 les ait tordus en ce sens. C'est là un point crucial dans l'histoire des instruments de gestion hospitaliers : c'est précisément ce cas de figure qui se reproduira en France avec le passage du PMSI à la T2A » (Juven, 2016, 63).

Un participant à la mise en place du PMSI MCO interviewé par un autre chercheur explique quant à lui :

« Il y avait une ambigüité dans les propos des dirigeants politiques parce qu'on nous disait « le PMSI ne servira pas à des fins budgétaires », on disait « le PMSI c'est le moyen de mieux connaître son activité et ce qu'on fait. C'est quelque chose qui vous est utile à vous et nous n'avons pas d'intention en tant que tutelle de nous servir de cet outil-là et surtout pas en tant qu'outil budgétaire ». Ce qui était évidemment faux et on était un certain nombre à penser que c'était faux. Mais le discours officiel c'était celui-là. » (Directeur d'hôpital, expert Mission-PMSI)[164].

En tout cas, lors de cette phase d'élaboration, dans les années quatre-vingt -dix, de nombreux articles s'interrogent sur l'usage à faire du PMSI. Les chercheurs considèrent qu'il faut éviter d'utiliser le PMSI pour l'épidémiologie mais aussi pour l'évaluation des pratiques.

Tenter de comprendre l'histoire de la fabrication de l'instrument, c'est chercher à savoir pourquoi des informations ont été retenues au détriment d'autres. Or celles-ci sont liées aux objectifs poursuivis. On ne retiendra pas les mêmes variables s'il s'agit de contrôler les pratiques des soignants, de financer les hôpitaux ou de comprendre la logique des parcours des patients au sein du système de soins. Le lent et long travail de choix et de construction des variables réalisé pendant vingt ans, les négociations entre experts et les décisions politiques sur la configuration de l'outil ne relèvent pas d'une amélioration de

[164] Abena Tsoungui, 2013.

la représentation de la réalité des prises en charge et des parcours [165] mais en produisent une connaissance considérée comme pertinente pour des objectifs pratiques. Quels ont été les objectifs poursuivis par les acteurs qui ont participé à la mise en place d'un PMSI en psychiatrie ? Ont-ils toujours été clairs et partagés ? Comment le recueil a-t-il évolué ?

Interviewés, des acteurs de l'époque évoquent des objectifs hétérogènes dont l'épidémiologie. Un membre de la mission PMSI nous livre ses souvenirs :

« A l'époque on parlait pas encore de tarification à l'activité ? Non. On envisageait plutôt un indicateur du volume d'activité de l'hôpital sur lequel serait calé le financement. Ce qui revenait au même. En tout cas clairement dans notre esprit c'était un outil de financement. Quoi qu'en aient dit à l'époque mes supérieurs. Vous aviez un discours irénique : le PMSI c'est d'abord un service que l'hôpital se rend à lui-même. Pour nous c'était clair, c'était le financement ».

Participant aux premières expérimentations d'un recueil, un psychiatre DIM explique que son établissement étant situé en zone rurale et difficilement accessible par nombre de patients, il lui importait d'abord de disposer d'un instrument de connaissance du devenir de ses patients après leur hospitalisation pour négocier des places en structures ambulatoires avec les tutelles. Un autre, membre du Groupe des treize, souhaitait avant tout aller vers l'informatisation d'un dossier patient, seule à même selon lui de permettre d'organiser et de faire circuler une information de qualité pour une bonne prise en charge. Lancé dans la création d'un outil informatique, il voit dans la participation aux groupes de travail un moyen de développer voire de vendre ses futurs produits.

Dans les revues de psychiatrie, on peut lire qu'un objectif de type épidémiologique aurait été présent au départ. Pourtant, il semble avoir toujours été clair que l'objectif de la mission

---

165 Même si évidemment certaines modifications visent l'objectif de rendre plus clair l'intitulé d'une variable ou de préciser des pratiques d'accueil en en déclinant de nouvelles modalités par exemple.

PMSI pour la psychiatrie était de faire évoluer le mode de rémunération des établissements par rapport à la dotation. Le rapport du Groupe des treize (1994) est intitulé : « Un mode de rémunération adapté à la psychiatrie de secteur » et l'avant-propos du rapport stipule bien que « le travail du Groupe des 13 DIM a porté sur la recherche d'un mode de rémunération en psychiatrie liant les moyens alloués à la nature de l'activité réalisée pour des malades aux caractéristiques médico-sociales identifiées ».

Comment expliquer ces divergences d'interprétation de la sociogenèse de l'instrument ? Nos matériaux ne nous permettent pas de trancher. D'abord l'énoncé selon lequel il s'agissait de « réduire les inégalités budgétaires à partir de l'analyse médicalisée de l'activité des établissements de soins » semble avoir été le plus acceptable par tous. Ensuite, on pourra évoquer une « hésitation quant à la finalité principale de l'outil » ou un malentendu entre des acteurs – membres de directions du Ministère de la Santé, experts – poursuivant en réalité des objectifs différents. Le malentendu permet que les différences ne se transforment pas en divergences bloquant le processus.

« Sur l'objectif du groupe les choses étaient claires ? C'était de faire de la valorisation ou de la mesure de l'activité ? Plutôt un travail de type épidémio ? - Oui au départ il y avait ça. Mais très vite on a compris que ça allait servir à faire du financement à moyen terme - Très vite ça veut dire avant 94 ? - Ah oui - Ça n'a gêné personne ? - Bah on a rappelé quand même à Kervasdoué[166]… Quand on a lancé le groupe ça n'avait pas un objectif financier. Et deux ou trois ans après on lui a rappelé qu'on en était plus là. Et c'est là qu'il m'a sorti : ″oui mais à l'époque je pouvais pas le dire″ » (DIM, G13-2).

L'opportunisme aurait permis que travaillent ensemble des acteurs aux objectifs différents :

[166] Le PMSI est apparu à l'initiative du directeur des Hôpitaux de l'époque, Jean de Kervasdoué, en 1982

« Est arrivé ce qui devait arriver mais qu'on n'avait pas prévu : la conférence des présidents de CME des hôpitaux psychiatriques a commencé à se manifester sur le thème : pourquoi les autres et pas nous. Bien entendu on aurait dû le prévoir. Comme on a distribué des sous, on a créé des postes dans les hôpitaux avec les DIM, le naturel a repris le dessus : quand il y a des postes qui passent … Ils ont donc exigé la mise en place de DIM » (Mission PMSI).

La première étude de trajectoires avait été menée avec la fiche par patient mise en place par la DGS en 1985 parce qu'il fallait disposer d'informations sur les prises en charge réalisées auprès de patients sur plusieurs années. Sur la fiche par patient, très simple d'utilisation, le recto permettait de noter les caractéristiques socio-démographiques du patient et son diagnostic ; au verso, les différentes modalités de prise en charge mois par mois. Les données étaient donc recueillies avant la recherche d'un mode de financement de la psychiatrie.

La variable « date de la première prise en charge » qui était enregistrée dans la fiche par patient a disparu dans le PMSI psychiatrie, une variable qui paraît pourtant pertinente lorsqu'on veut étudier la trajectoire de maladies chroniques et sa continuité [167]. L'opinion d'un DIM est ainsi que le RIM-P s'oriente vers le modèle MCO-séjour :

« On n'a pas une perspective longue, on n'est pas capable de dire 'finalement, un psychotique, qu'est-ce qu'il requiert ?' Depuis le moment où on pose le diagnostic jusqu'à l'entrée en soin, les modalités d'entrée en soin et comment ensuite il va être pris en charge… Si on n'a pas le temps long de la prise en charge on peut pas comprendre la trajectoire ».

La fiche par patient présentait ainsi un intérêt épidémiologique.

[167] Le Guide de 2002 pour le recueil comportait l'information sur l'ancienneté du séjour. On pouvait y lire : « Cet item vise à connaître, *au sens médical* de cette notion, l'ancienneté du séjour du patient dans un même établissement pour une même nature de séjour (…). Ce que recherche cette rubrique est la continuité des soins ».

« Vous avez donc sur cette fiche par patient de la DGS une volonté qui était très claire, qui était une volonté d'épidémiologie. Et il y avait déjà à l'époque sur la fiche par patient DGS, une volonté de trajectoire. Elle était déjà là, dans la fiche par patient. Ce qu'on comptait c'étaient des venues, en CMP, en hôpital C'est bien de la trajectoire - Oui ça n'a aucun intérêt médico-économique - Exactement. Ça devait aboutir a : le patient il est passé par ici il est passé par là il repassera là. Théoriquement c'était ça. C'était pas mal. C'était une idée pour le coup véritablement épidémiologique. La fiche par patient elle n'expliquait pas du tout l'activité. Un système RIM-P qui est abouti, vous pouvez en sortir de la fiche par patient mais pas l'inverse. La fiche par patient elle avait tout le volet médico-social, la famille, le travail, l'environnement quoi. Tout l'environnement était décrit » (DIM, G13,1).

Comme le relève effectivement le Guide Méthodologique de 2002, la fiche par patient « n'avait pas été constituée dans un but d'analyse médico-économique. Le groupe technique travaillant sur des trajectoires a dû utiliser une base de données déjà existante ».

La fiche par patient et les recueils utilisés pour les expérimentations comprenaient plusieurs (six) variables permettant de connaître les caractéristiques socio-démographiques des patients. En 2002 alors que l'on recherche encore des variables classantes, le recueil débute par ces variables. Depuis 2006, ces informations sont pourtant devenues seulement « complémentaires », ce qui signifie qu'elles ne sont pas traitées par l'ATIH et ne sont rendues disponibles ni pour les établissements, ni pour les ARS, ni pour les chercheurs. Il est désormais de facto impossible de tenter d'expliquer les parcours par les caractéristiques sociales des patients ou de clore la controverse sur les différences de patientèle des établissements publics et privés par exemple.

De fait, dans les articles à vocation épidémiologique utilisant le RIM-P et parues à ce jour, les seules caractéristiques des patients connues sont le sexe, l'âge et le diagnostic, ce qui restreint singulièrement la portée des analyses.

Il est théoriquement possible de pallier en partie ces difficultés en estimant le groupe social auquel appartiennent les individus en les rapportant à leur lieu de domiciliation [168]. Or le RIM-P enregistre le code postal de résidence des patients. L'IRIS [169] produit par l'INSEE étant un découpage des quartiers d'environ 2000 habitants relativement homogène en termes de caractéristiques sociales, il suffirait de rapprocher les deux ensembles d'informations pour estimer les caractéristiques sociales des patients.

Mais le code postal du domicile est renvoyé par l'ATIH aux utilisateurs potentiels de la base après avoir été transformé en un code géographique. « Conformément à l'autorisation de la CNIL, la population de chaque code géographique ne doit pas être inférieure à 1000 habitants » (ATIH). L'ATIH a été bien plus loin que ces recommandations puisque les villes n'ont pas été découpées en IRIS, ce qui aurait été permis par la CNIL. Tous les patients des grandes villes sont ainsi regroupés au sein du même code géographique, quels que soient les quartiers où ils résident. La variable « code géographique » choisie par l'ATIH est uniquement constituée dans une perspective médico-économique, pour financer l'activité et particulièrement abonder le compartiment dit géo-populationnel de la VAP, c'est-à-dire prendre en compte la distance que doivent parcourir les habitants pour accéder à un établissement de soins.

Dans les zones rurales, le problème est d'un autre ordre : l'ATIH a dû se résoudre à rassembler au sein d'un même code géographique des patients résidant à des distances extrêmement variables des structures de soins afin de respecter la limite des 1000 habitants. Au final, on ne peut pas savoir à quelle distance se trouve un patient de la structure de soins la plus proche. Sur les territoires enquêtés, des communes peuvent se retrouver à plus d'une demi-heure de voiture (on postule que les habitants ont tous une voiture pour se rendre chez le médecin) de la commune qui sert de référence pour leur attribuer un code

---

183 Lalloué, 2012.

169 Ilots regroupés pour l'information statistique

géographique. Avec le même code géographique, des patients sont à dix minutes du CMP, d'autres à trois quarts d'heure.

Quoi qu'il en soit des objectifs poursuivis par les uns et les autres au départ des travaux pour la mise en œuvre d'un PMSI en psychiatrie, des choix ont ainsi été progressivement opérés au détriment de l'intérêt épidémiologique ou sociologique de l'outil.

Partie 2. La faible validité épidémiologique du RIM-P

Le premier ordre de problèmes soulevé par les différentes options prises au cours de la création puis des évolutions du RIM-P concerne la validité de certaines des variables finalement retenues. Que me permet de savoir l'enregistrement de l'activité des professionnels sur les parcours des patients de psychiatrie ? La représentation que le RIM-P offre des patients, des prises en charge et des parcours est-elle conforme à leur réalité ? Autrement dit, le choix de variables pour estimer le coût d'une activité – un des objectifs de l'instrument - permet-il d'offrir également une représentation juste de la pathologie ou des soins effectués du point de vue clinique ? Le second ordre de problème concernera la fiabilité des données c'est-à-dire la régularité dans la mesure quels que soient les acteurs, les lieux, les organisations. L'exhaustivité – un faible taux de non-réponse – est par exemple souvent considérée comme un indicateur de la fiabilité des données. Mais la fiabilité d'une mesure peut être améliorée sans que sa validité le soit. Autrement dit, la validité n'est pas affectée par les conditions de production des données, elle tient à autre chose : au choix des variables.

Kirk et Kutchins (1998) [170] ont bien montré à propos de la fabrication du DSM que les deux ordres de problèmes devaient être distingués et que l'Association psychiatrique américaine avait esquivé la question de la validité des diagnostics – le sens

[170] Voir également Chapireau, 2013.

du concept de maladie mentale, la possibilité de distinguer le normal du pathologique, l'existence de sous-classes clairement distinctes – en lui substituant celle de la fiabilité c'est-à-dire le fait que des cliniciens différents aboutissent au même choix de diagnostic pour un patient donné.

On ne discutera pas ici de la validité de toutes les variables contenues dans le recueil mais de trois ensembles qui concernent le diagnostic, les actes réalisés auprès des patients et la mesure de la dépendance.

2.1. Un diagnostic pour quelle information ?

La validité du diagnostic, seule variable qui subsiste qui permettrait d'expliquer les parcours est sujette à caution à double titre. On ne développera pas le premier ensemble de critiques[171] qui ne concerne pas uniquement le RIM-P mais les diagnostics psychiatriques de manière générale quelle que soit la classification, CIM 10 ou DSM :

« En l'absence de marqueurs biologiques et de frontières nettes entre pathologie et normalité, aucune classification ne peut se réclamer d'une réelle scientificité. Allan Frances l'affirme très clairement : « Il n'y a pas une seule manière de diagnostiquer n'importe quel trouble mental qui puisse être considérée comme scientifiquement prouvée et ne laissez aucun expert vous soutenir le contraire ». De ce point de vue, la CIM-10 n'est pas supérieure au DSM-IV, dont elle est d'ailleurs proche. Comme la recherche de marqueurs biologiques se détourne déjà du DSM et que la recherche épidémiologique gagnerait à s'en affranchir, de plus en plus de voix s'élèvent en faveur d'une classification simplifiée optimisant l'utilité clinique » (Gonon, 2013, 289).

---

171 La question de la validité du diagnostic est posée de manière spécifique par les soignants d'obédience psychanalytique qui critiquent le paradigme scientifique même de la psychiatrie.

Interrogé sur l'intérêt épidémiologique du RIM-P, un psychiatre DIM lie la question du contrôle du codage et celle du diagnostic en psychiatrie :

« Quand j'étais à l'hôpital de X en 2003 2004 j'ai vu les premiers contrôles des caisses, sur des établissements MCO avec des redressements. Je peux vous dire que les DIM se sont bougé le cul pour avoir de l'information exacte. Je suis d'accord avec [Y], le truandage sur le diagnostic en MCO c'est marginal, c'est quelque chose qui va modifier en plus ou moins 10 %. C'est relativement marginal. Parce qu'il y a des possibilités de contrôle. En psy, il n'y a aucune possibilité de contrôle, il y a rien qui vient appuyer de façon paraclinique un diagnostic. Vous faites de la cardio, si l'électrocardiogramme ne montre pas telle chose, vous pouvez pas dire c'est tel diagnostic. Alors que c'est possible en psychiatrie. Vous n'avez pas d'appui paraclinique. Vous en avez dans pratiquement toutes les pathologies d'organes »[172].

Parmi les raisons de douter de la validité des diagnostics psychiatriques, soulignons toutefois celle-ci :

« Le DSM-IV et la CIM-10 sont organisés en différentes classes de pathologies qui sont divisées en entités très spécifiques, mais prévoient pour chaque classe une catégorie non spécifiée (*not overwise specified* [NOS]). Les enquêtes

---

[172] Lors d'une précédente recherche, un psychiatre interrogé en CMP nous affirmait recevoir de nombreux patients demandeurs d'asile politique atteints de syndrome post-traumatique (F431 dans la CIM 10). Il expliquait s'être formé à la reconnaissance et à la prise en charge de ces troubles ainsi : « Moi je suis d'origine étrangère, je ne savais pas que j'allais trouver ce genre de population mais quand je les vois, j'ai une certaine sensibilité, oui ». Les autres psychiatres du CMP interrogés n'avaient quant à eux pas rencontrés de patients atteints de ce type de pathologie. Sicot, Touhami, 2015). En 2011, constatant dans leur étude l'insuffisante fiabilité des diagnostics dans le RIM-P, des auteurs situaient le problème du côté de son impact pour une gestion économique et administrative de la psychiatrie. Richieri *et. al.*, 2011. En 2016, dans une enquête sur le codage du diagnostic dans le RIMP, d'autres auteurs relevaient que « les médecins étaient 75 % à rencontrer des difficultés dans le codage en CIM10. Parmi eux, 57 % considéraient le codage chronophage, 48 % jugeaient les outils inadaptés et 39 % pensaient manquer de formation ». Hemmendinger *et. al.*, 2017, S34.

montrent que les catégories NOS sont beaucoup plus souvent utilisées que les autres par les praticiens, et en particulier les médecins généralistes, alors qu'elles auraient dû rester l'exception » (Gonon, 2013, 287).

La difficulté à réduire la complexité du vécu des patients dans un diagnostic s'exprime dans la réticence maintes fois entendue :

« Il y a des psychiatres qui disent vous voulez enfermer mes patients dans une définition qui va être unique, je suis pas d'accord. Un diagnostic ça enferme les gens » (DIM).

Par le passé, nombre de psychiatres ont pu exprimer leur réticence à figer le patient dans un (code) diagnostic. Le codage en F99 - Trouble mental, sans autre indication – a même été revendiqué comme un acte de résistance à l'informatisation, au fichage ou à l'enfermement des individus dans des grilles. Par ailleurs, des psychiatres expriment une réticence à l'enregistrement d'un diagnostic dès lors qu'ils connaissent peu le patient ou ne l'ont vu que dans des situations d'urgence. Pourtant, force est de constater que ces rejets ou ces réticences ne se traduisent pas dans le RIM-P. Lorsqu'on analyse les données de la base, on constate que le code F99 qui correspond à « Trouble mental, sans précision » n'est quasiment pas utilisé par les médecins. En 2013 pour la France entière, seulement 0,9% des diagnostics des patients hospitalisés étaient codés F99. 6,6% des diagnostics étaient non renseignés. En ambulatoire, le code F99 ne représentait que 0 ,1% des actes et dans 8% des cas seulement, le diagnostic était non renseigné.

Les psychiatres s'interrogent par ailleurs sur un choix de catégorisation propre au RIM-P : le remplacement du couple diagnostic longitudinal / diagnostic de l'instant qui était proposé dans les expérimentations au profit du couple diagnostic principal / diagnostic associé qui a explicitement pour objet de mieux évaluer le coût de la prise en charge lors de la séquence. C'est ce qui ressort de la définition qu'en donne le Guide : « Le diagnostic principal est celui qui a mobilisé l'essentiel de l'effort – du coût - de soins pendant la séquence ». De même le diagnostic associé renvoie t-il à la lourdeur de la prise en charge au sens de la mobilisation de l'équipe et donc à son coût[173].

Un patient débute un séjour ou une séquence pour un épisode dépressif. C'est cet épisode qui donne lieu à l'enregistrement d'un diagnostic dit principal. Pour autant, ce malade est peut-être un patient alcoolique chronique soigné pour cette raison depuis vingt ans. Son alcoolisme chronique pourrait expliquer son parcours. Malheureusement avec le RIM-P, cette cause est invisibilisée car le diagnostic longitudinal – le diagnostic de la maladie chronique, celui qui pourrait expliquer la trajectoire – n'est plus enregistré.

« On avait introduit dans le premier recueil un diagnostic qui correspondait au séjour, à la séquence et un diagnostic longitudinal. Qui est effectivement lié à une pathologie chronique. Par exemple le cas le plus simple, on mettait un diagnostic principal psychose maniaco-dépressive, on dit état bipolaire aujourd'hui. Et un diagnostic de séjour qui était phase maniaque ou phase mélancolique. On mettait les deux diagnostics, ce qui avait un intérêt pour connaître les trajectoires. Eh bien ça, ça a sauté (…). Si vous étudiez les trajectoires, avoir le même diagnostic sur l'année [diagnostic longitudinal] c'est pas un inconvénient. C'est un problème si on veut corréler ça au coût. Parce que mettre que quelqu'un il est schizo ça peut expliquer sa trajectoire de soins, hospitalisation, hôpital de jour etc. Ça explique pas pourquoi on l'a mis en chambre d'isolement pendant quatre jours. Il y en a un qui est en hôpital de jour et l'autre en chambre d'isolement mais ils ont le même diagnostic ; qu'est-ce que ça veut dire en termes de coût ? » (DIM, G13,2).

Dans cet extrait d'entretien, le psychiatre DIM explique qu'il y avait deux options pour informer sur la pathologie des patients. Dans la première, c'est un diagnostic longitudinal ou de structure qui est retenu avec l'hypothèse que la trajectoire du

173 « L'effort de soins » comme « la lourdeur de la prise en charge » sont des termes qui sont utilisés dans les expérimentations de l'outil pour signifier leur coût.

malade peut peut-être y être rattachée. Mais ce diagnostic de structure n'explique pas une hospitalisation à un moment donné et ne rend pas compte de la lourdeur, du coût qu'elle engendre, par exemple si elle nécessite la mise en chambre d'isolement. En ne retenant finalement que la seconde option, le diagnostic du séjour, on a privilégié la connaissance du coût du séjour.

Dans le même sens, pour cet autre DIM qui a également travaillé au sein du groupe des 13 :

« Le diagnostic de l'instant c'est beaucoup plus symptomatique que le diagnostic de structure. Le diagnostic symptomatique est très mal posée la plupart du temps. Tout le monde va devenir un moment donné schizophrène, tout le monde va devenir dépressif et puis comme c'est la mode aujourd'hui tout le monde va avoir un moment donné des troubles bipolaires. La mode est très présente dans les diagnostics et en particulier dans le diagnostic immédiat[174]. C'est un scandale mais c'est comme ça. Ç'est pas là-dessus qu'on peut s'appuyer. On devrait pouvoir s'appuyer sur le diagnostic de structure, mais c'est quelque chose de pas partagé au niveau de l'OMS (…). Ce diagnostic de structure, même s'il n'est pas présenté comme ça dans la CIM 10, dans la CIM 10, on a plutôt du diagnostic longitudinal. Plutôt. Le diagnostic immédiat non, en psychiatrie ça sert à rien - Mais pour la valorisation ? - Ce qui fait qu'un soin va être lourd ou pas lourd, c'est pas le diagnostic. Ça on l'a prouvé dès 1996 dans les premiers recueils expérimentaux. Aucun rapport entre diagnostic et lourdeur de prise en charge. Et je pense que vous retrouvez les mêmes choses aujourd'hui (…). Le diagnostic longitudinal a été abandonné, c'était vraiment psychiatrique. Le principal c'est beaucoup plus en référence au MCO » (DIM, G13,1).

Pour ce DIM, le diagnostic pertinent au plan psychiatrique est le diagnostic de structure. Mais le diagnostic quel qu'il soit n'est pas un critère permettant d'expliquer ni le poids de la prise en charge ni la trajectoire. Le diagnostic associé quant à lui s'inscrit clairement dans une logique de coût : il désigne des

[174] Il s'agit ici du diagnostic principal.

troubles qui vont compliquer la prise en charge, nécessiter des soins supplémentaires.

Si l'on suit ces DIM, le diagnostic longitudinal présente un intérêt épidémiologique, mais il est contre-productif en termes de calcul de coût au sens où il ne permet pas d'expliquer la mise en chambre d'isolement, ce que permet au contraire le diagnostic principal finalement retenu dans le RIM-P. Le choix opéré pour le RIM-P soulève la question de la possibilité de constituer des variables – ici le diagnostic – qui soient valides à la fois au plan de la connaissance de ce qui détermine la trajectoire et de ce qui coûte dans une prise en charge[175].

Nous avons vu dans le chapitre sur les addictions les difficultés et les pratiques hétérogènes de codage des pathologies en diagnostic principal versus en diagnostic associé. Des symptômes donnés peuvent en effet être enregistrés à titre principal ou pas.

Finalement, comme le soulignent des chercheurs engagés dans l'exploitation de la base de données :

« Les premiers éléments de la revue de la littérature ainsi que les experts psychiatres rencontrés s'accordent à dire que le diagnostic principal doit être complété avec d'autres informations pour comprendre la variabilité des prises en charge. Il a en effet été démontré qu'en psychiatrie, les diagnostics sont insuffisants pour expliquer les différences de coûts entre patients ou les variations de durée de séjour. C'est un constat effectué au niveau international. Plusieurs facteurs vont entrer en compte, dont notamment : la gravité du trouble et la coopération du patient et l'existence ou l'absence d'un support social et familial. Ainsi, à diagnostic équivalent, un individu aura moins de chances d'être hospitalisé si le trouble est léger, s'il est coopérant et qu'un support social et familial est présent. À l'inverse, en l'absence de support social et familial, un patient non-coopérant atteint d'un trouble sévère aura de

[175] Sur les critères du codage de la pathologie dans une logique médicale *versus* gestionnaire, Ogien, 2000.

fortes chances d'être hospitalisé » (Coldefy, Nestrigue, Or, 2012, 33).

Or ces facteurs qui sont repérés dans la littérature n'apparaissent pas dans le recueil.

2.2. Les actes : une vision restrictive des soins

Depuis le début des réflexions sur le PMSI psychiatrie, les soignants expriment une autre réticence qui touche cette fois à la validité de l'information de ce qui est fait auprès et pour le patient : l'activité. En ambulatoire, le soin est enregistré en fonction d'une grille dite EDGAR pour Entretien, Démarche, Groupe, Accompagnement, Réunion.

Que nous apprend la grille EDGAR sur le soin, la prise en charge ? Peu de choses si on adhère à l'idée que le soin psychique comme tout soin relationnel est constitué d'une part de travail invisible (Acker, Bourret, 2011), de travail émotionnel (Mercadier, 2017), de « l'inestimable des relations de soin » (Chanial, 2010), de care autant que de cure (Molinier, 2010). L'activité au sens administratif rend assez mal compte du travail de soins effectué par les équipes auprès mais aussi pour les patients. Il en est de même pour les journées comptabilisées en hôpital de jour.

« Les contacts avec la famille, la coordination entre soignants, et les rencontres avec les partenaires ont souvent la même fréquence et la même intensité quelle que soit la durée effective de présence du patient dans la semaine. Bien plus, une absence (et donc la baisse d'activité au sens du RIM-P ou de la facturation) peut être l'occasion d'un travail de soins supplémentaire, pour accompagner un patient au cours d'une insertion scolaire ou professionnelle, ou pour aller à son domicile s'enquérir d'une éventuelle aggravation » (Linet, Chapireau, Cacot, 2014, 278).

Dans son principe, la délimitation d'actes considère commensurable un ensemble de pratiques très hétérogènes. La modalité Entretien recouvre typiquement des pratiques cliniques extrêmement diverses. Pour qu'un entretien puisse avoir lieu avec un patient, il a parfois fallu réaliser un travail important en amont de l'ensemble de l'équipe. A l'inverse dans certains établissements, saluer le patient le matin en arrivant dans le service peut être enregistré comme un Entretien par un médecin.

Plus de dix ans après la mise en place du RIM-P, les soignants ont toujours des difficultés à inscrire leurs soins dans des actes et, plus généralement, à faire correspondre la réalité de leurs pratiques, des lieux de son exercice aux catégories du RIM-P. Des interrogations subsistent pour savoir si telle action est un acte au sens du RIM-P. Qu'est-ce qu'un accompagnement, qu'est-ce qu'un groupe pour les soignants exerçant en ambulatoire ?

« Je passe un coup de téléphone c'est une démarche ? Non je réponds au médecin c'est pas une démarche ça. On leur dit bon écoutez, non, quand vous donnez un coup de téléphone… parce qu'ils disaient « je prends le téléphone je palabre une heure pour avoir une place « eh bien je leur dis « non, c'est pas une démarche » Alors pourquoi ? C'est quoi une démarche ? Alors, je dis, non, c'est de votre rôle de faire ça, c'est donc pas une démarche que vous faites à la place du patient. Pour celui qui est en hospitalisation il va se dire, celui-là je l'ai vu dans mon bureau c'est un acte ambulatoire » (Médecin DIM).

Les entretiens comme la lecture des blogs des DIM sur internet attestent ainsi de la difficulté persistante à coder des actes ou des situations – qu'est-ce qui distingue un transfert d'une mutation, un établissement pénitentiaire est-il un domicile… ? - ou même des structures de soins.

« C'est quoi la différence entre un CATTP et un Hôpital de Jour ? A l'hôpital de jour c'est que si le patient y prend son repas ? - C'est faux. Mais ça ne répond pas à la problématique de savoir qu'est-ce qui se fait dans un CMP, qu'est-ce qui se fait dans un CATTP, qu'est-ce qui se fait dans un Hôpital de Jour (…) Après quelques recherches sur la toile et demandes à mon réseau, je n'ai que cette circulaire du 14 mars 1986 comme début de réponse. Cet arrêté serait depuis obsolète, mais je n'ai pas trouvé d'autre texte de référence, aussi si vous en avez un plus récent, je suis preneur » (Blog d'un DIM de psychiatrie) [176].

S'élevant contre le réductionnisme de la description du travail réalisé en ambulatoire au travers de la grille EDGAR, un psychiatre considère que :

« La description en miettes du travail dans les CMP dissimule la complexité des formules de soins proposées au patient. Citons parmi celles-ci le suivi en consultation de loin en loin, le traitement régulier, la postcure, l'accueil et le traitement des ébauches de rechute, la prise en charge intensive sur des périodes prolongées, le maintien à domicile, l'hospitalisation à domicile réalisée par l'équipe psychiatrique ou le plus souvent de concert avec une équipe hospitalière. (…). Au fond le travail psychiatrique ambulatoire consiste à mettre en relation le patient avec les différents soignants, les différentes instances, les différentes institutions à temps partiel ou très partiel, et dans un deuxième temps à mettre en relation ce que dit le patient, ce qu'il fait, à reconnaître ce qu'il adresse aux uns et aux autres, comme des traces de ces investissements voire mieux des réinvestissements favorisés par l'appareil de soins ». (Odier, 2017, 35).

2.3. Les AVQ et la dépendance

La cotation de la dépendance des patients à partir des actes de la vie quotidienne (AVQ) pose également question. Le choix de cet indicateur au détriment d'autres échelles de mesure de la dépendance (EGF [177] et ADL [178]) a d'abord été pragmatique : elles ont été considérées comme trop complexes à remplir lors des expérimentations. L'EGF utilisée jusqu'en 2006 était pourtant spécifique au champ psychiatrique et permet encore de coter l'axe V de la nosographie psychiatrique américaine (le

[176] Voir aussi Benatia, 2008.
[177] Echelle globale de fonctionnement (EGF)
[178] Echelle Activities of Daily Living, ADL, issue du champ de la gérontologie.

DSM). La grille des AVQ provient par contre du champ de la gérontologie et est utilisée également en SSR.

Il pourrait être intéressant de savoir si les parcours diffèrent selon la dépendance des patients ou s'il faut mieux rémunérer les établissements qui accueillent les patients les plus dépendants. Dans le RIM-P, la dépendance physique et relationnelle du patient est évaluée au travers de six variables : Habillage ; Déplacement/Locomotion ; Alimentation ; Continence ; Comportement ; Relation. Chaque variable est cotée selon quatre niveaux: Indépendance ; Supervision ou arrangement ; Assistance partielle ; Assistance totale.

L'absence de validité de cette mesure de la dépendance est perceptible dans les données collectées dans le RIM-P. Dans plusieurs établissements d'après notre exploitation de la base, les taux de non-réponse sur le niveau de dépendance dépassent les 30%, voire atteignent 60% dans l'un d'entre eux. L'évolution des scores d'AVQ d'une année sur l'autre ne confirme pas une amélioration de l'information puisque plusieurs établissements renseignent moins les AVQ la dernière année d'observation que la première. Dans tous les cas, les écarts de niveau de dépendance, quelle que soit la dimension, sont extrêmes d'une année sur l'autre et n'évoluent dans aucun sens repérable : aucune régularité ou tendance n'est discernable. Enfin, il est notable que plusieurs établissements ont des scores d'AVQ exactement identiques quelle que soit la dimension de la dépendance considérée (Habillage ; Déplacement/Locomotion ; Alimentation…), ce qui témoigne du fait que les infirmiers n'évaluent pas véritablement les situations et cotent la dépendance d'un individu de manière globale et non dimension par dimension.

Cette variable paraît difficilement appropriable par les soignants. A quoi cela tient-il ? L'enquête sur la pratique de l'enregistrement des AVQ montre la résistance des infirmiers à renseigner un indicateur dont ils considèrent qu'il n'est pas adapté aux formes de la dépendance des patients de psychiatrie et que de ce fait il ne rend pas compte de la qualité et de la quantité de leur travail auprès des patients. En outre, les infirmiers perçoivent mal l'intérêt de ce surcroît de travail considéré comme bureaucratique. Il ne s'agit pas d'une résistance de cette profession à un outil et aux perspectives de financement ou de contrôle de l'activité qu'il augure, mais du sentiment d'inadéquation entre la variable et les caractéristiques du public accueilli.

Partie 3 – Les raisons de la médiocre fiabilité des données : conditions, intérêts, usages

Les informations sont-elles bien remplies par les acteurs sociaux, en l'occurrence les médecins, les infirmiers, les Techniciennes de l'Information Médicale ? Les variables retenues dans le recueil sont-elles comprises de la même manière par tous les acteurs ? Les taux de non-réponse ne sont-ils pas trop importants ? Si les données sont saisies par des professionnels aux compétences hétérogènes pour ce faire, à l'intérêt plus ou moins marqué pour la tâche, sous le contrôle plus ou moins tatillon de la direction des établissements, sont-elles fiables ? Peut-on additionner ou comparer les pathologies et les activités de deux établissements dont les conditions de production du recueil sont hétérogènes ? Comment ceux qui réalisent des situations de soins complexes les traduisent-ils, les font-ils correspondre à des variables statistiques par définition réductrices ? Comment d'une observation clinique qui peut occuper une page manuscrite dans un dossier papier passe- t-on au code F07.8 ou F20.5 ? [179]

La production de statistiques administratives comporte tout un travail d'organisation. Elle nécessite un grand nombre de dispositifs, de processus et engagent des acteurs divers. L'activité, les faits, les situations que l'on veut compter doivent être d'abord enregistrées par les acteurs de terrain, des professionnels dont le métier n'est pas d'être statisticien ou chercheur mais soignant ou secrétaire médical. Au sein des

[179] Nos analyses recoupent largement celles de Juven sur le codage des dossiers pour le PMSI en MCO. Juven, 2013.

hôpitaux, le recueil est organisé, contrôlé, mis en forme, anonymisé. Pour le PMSI, l'Etat a ainsi financé des postes de département d'Information médicale (DIM) dans les hôpitaux. Puis les données circulent hors des structures et sont à nouveau manipulées : contrôlées, validées, traitées par les ARS. Enfin, c'est l'Agence Technique de l'Information Hospitalière (ATIH) qui rassemblera toutes les données des PMSI produites en France et à nouveau, au sein d'une organisation, les contrôlera et les traitera. Dans un dernier mouvement, les données des PMSI sont renvoyées vers les acteurs sociaux : les ARS, les hôpitaux, la Direction Générale de l'Offre de soins, voire les chercheurs qui le souhaiteraient. L'ATIH ne renvoie pas toutes les informations, elle en a agrégé d'autres, elle les a mises en forme. Elle transforme les codes postaux des domiciles des patients en codes géographiques.

Au terme de ces circuits complexes, des documents de planification de l'offre peuvent affirmer par exemple que « la part d'hommes suivis pour schizophrénie est de 22% en [département X] vs 28% en région » (document d'une ARS) ou que « près de la moitié des patients du département hospitalisés à temps plein plus de 292 jours en 2011 l'ont été pour une pathologie du groupe « Schizophrénie, trouble schizotypique et troubles délirants », 11 % pour un retard mental, et 10 % pour des troubles du développement psychologique » (document d'un ORS).

Quelle est la fiabilité des données du RIM-P ? Elle est réputée médiocre. En 2014 encore, on pouvait lire dans le compte-rendu d'un Comité paritaire de l'ATIH :

« Les fédérations et le CNIM alertent l'agence sur la variabilité de l'exhaustivité ou de la qualité des données RIM-P en fonction des établissements. Cette variabilité aurait des origines multiples : niveau de motivation des équipes pour coder, lien non systématique entre « projet thérapeutique » et codage RIM-P, manque d'outils d'aide au codage dans les logiciels des établissements, utilisation non systématique des bases de données par les établissements (cliniciens, direction) ou les ARS » (CTP ATIH, avril 2014).

Tous les DIM rencontrés parlent de données de mauvaise qualité. Aucune des personnes interviewées dans cette recherche ne soutient que les données du RIM-P sont de qualité.

Du côté de l'ARS du territoire enquêté, le constat est identique :

« Déjà nous quand ils nous transmettent leurs données on est content. Des fois on les relance deux trois fois (…). L'ARS impose un cadre, une autorisation tous les cinq ans, il y a le CPOM [180]… mais ils codent ce qu'ils veulent quand ils veulent, comme ils veulent » (ARS1).

Notre enquête confirme ces constats. On peut en donner trois raisons qui sont liées aux conditions de production de l'information, à l'intérêt qu'y portent les acteurs et aux usages du RIM-P par les responsables de service ou d'établissement et les tutelles.

3.1. Conditions de production de l'information

Parce que c'est une information majeure dans le RIM-P, nous pouvons étudier le cas des conditions d'enregistrement d'un diagnostic. Pour de très nombreux psychiatres, établir un diagnostic exige plusieurs contacts avec le patient et un temps d'observation suffisant. Or un très grand nombre de patients sont pris en charge de manière brève. Pour l'exploitation du RIM-P, nous avons calculé une durée de prise en charge en équivalent journée (EJ). Pour chaque patient, nous avons sommé ces nombres sur le principe suivant : une journée compte pour 1 EJ ; une demi-journée ou un acte en ambulatoire compte pour 0,5 EJ. Sur la période des quatre ans de l'observation (2010-2013) on constate que 22,73% des patients ont eu 0,5 jour de prise en charge. 50,26% ont eu 1 à 4,5 jours de prise en charge [181].

---

180 Contrats pluriannuels d'objectifs et de moyens

181 Soit un effectif cumulé de 50,3% de patients qui ont eu, en quatre ans, 4,5 jours de prise en charge maximum.

Lors d'un entretien avec un professionnel fin connaisseur des producteurs de données celui-ci insiste sur la réticence des psychiatres, en particulier à la saisie d'un diagnostic.

« Interviewer : Vous disiez au téléphone il y a encore beaucoup de résistances chez les psychiatres - Il y a des réticences techniques et intellectuelles et politiques. Techniques c'est le boulot que ça demande. Ils arrêtent pas de dire c'est le travail que ça demande on a déjà pas le temps de soigner les gens. Plus on augmente la charge administrative moins on a le temps de soigner les gens. Pour être clair, c'est vrai (...). Après c'est des résistances intellectuelles et politiques. Il y a des psychiatres qui disent vous voulez enfermer mes patients dans une définition qui va être unique, je suis pas d'accord. Un diagnostic ça enferme les gens. Alors quand on leur demande revoir le diagnostic à chaque rencontre... »

Pour autant, les médecins sont rappelés à l'ordre par les DIM de leurs établissements car une activité ne peut être validée qu'à la condition qu'un diagnostic soit saisi. Ils s'obligent donc à coder leurs observations cliniques, parfois plusieurs semaines après avoir rencontré le patient, suite aux rappels à l'ordre de l'administration. Face à l'obligation administrative d'enregistrer un code CIM 10, les réticences et la prudence clinique ne sont plus acceptées.

Les observations menées aux Urgences de l'Agglomération et dans le CHS du Département rural en sous-effectif chronique montrent que les conditions de travail influent fortement sur l'enregistrement du diagnostic. Plus le temps d'observation du patient est bref et moins on dispose de temps pour enregistrer l'information, plus sa qualité s'en ressent. Aux Urgences, les internes constituent une part substantielle des médecins. Bien qu'ils effectuent les observations, ils n'enregistrent pas de diagnostic dans le dossier : c'est le médecin sénior qui s'en charge. Sauf exception, les médecins séniors eux-mêmes ne rédigent pas leur diagnostic immédiatement. Les dossiers papiers des patients s'entassent dans un rayonnage du bureau de la secrétaire médicale, en attente de la saisie du diagnostic par un sénior qui voudra bien prendre sur son temps pour le faire.

Lorsque le tas devient encombrant, après plusieurs rappels de la secrétaire médicale qui attend l'information pour pouvoir archiver les dossiers, plusieurs semaines peuvent s'être écoulées. Finalement un sénior « se dévoue », prend tous les dossiers les uns après les autres, qu'il ait vu le patient ou non, et pose un diagnostic, choisit un code CIM 10. Au bout du compte, l'ARS ne peut que constater la mauvaise qualité de l'information.

Aux urgences du CHS du Département rural, dans la mesure où l'équipe psychiatrique ne dispose pas de lit dédié, l'entretien se déroule dans le box d'accueil (MCO) où le patient a été installé par les urgentistes. Le temps pour poser un diagnostic et organiser l'orientation n'est que de quelques heures et le patient ne peut pas être mis en observation. Le manque de lits fait de la sortie rapide la priorité des soignants.

« Ici on est tellement pressés pour que les choses aillent vite. Tu as vingt-quatre heures pour qu'il fasse ses valises, on n'a pas le temps nécessaire pour voir ce qui se passe vraiment » (Infirmier).

Le manque de temps médical amène néanmoins les infirmiers à enregistrer un diagnostic :

« On n'est pas censés poser un diagnostic psychiatrique mais c'est bidon parce qu'on en code un. On prend des responsabilités qui ne nous appartiennent pas. Mais bon, on n'a pas le choix. Il faut le faire pour le patient » (Infirmier).

Enfin, dernier exemple de modalité d'enregistrement du diagnostic remarquable ; tandis que dans certains établissements c'est le médecin qui code ses propres observations, dans d'autres c'est une Technicienne de l'Information médicale (TIM) qui transforme en codes de la CIM 10 les observations notées par le médecin dont elle prend connaissance sur le dossier papier. Dans une clinique, nous observons ainsi la TIM qui prend les dossiers un par un, et lit les observations médicales. Pour certains dossiers, elle va vite parce qu'un diagnostic est posé et qu'elle doit uniquement lui faire correspondre un code. Dans d'autres cas par contre, en l'absence de diagnostic, elle lit et relit le compte-rendu à la recherche de mots clés, choisit un diagnostic et le code. Lorsqu'elle hésite, elle se rend sur le site internet aideaucodage.fr, recherche un code en s'appuyant sur des mots-clés du dossier. La TIM nous parle de sa formation au codage :

« Disons qu'au départ, quand on m'a mis sur ce poste, les médecins cotaient un petit peu on va dire, très peu. Moi aussi je dois dire. J'ai pas été formée au départ. J'ai dû me mettre là-dessus comme ça. Donc on cotait de façon... très basique. C'est-à-dire quelqu'un qui était dépressif je saisissais « Etat dépressif, sans précision ». Tout était sans précision. C'est-à-dire ce sont des codes qui se terminent par 9. Et au fur mesure j'ai eu des formations, pas beaucoup j'en ai eu deux (...). Bon appris à coter en une journée... enfin je pense que je peux dire que je me suis formée par moi-même, sur le tas. Je lis beaucoup. J'ai appris toute seule. Et j'ai été aidée quand même au départ par l'ancienne responsable qualité qui avait été longtemps infirmière en psychiatrie, toute sa vie. Et qui a terminé sa carrière dans le bureau qualité - Vous vous n'avez aucune formation psychiatrique ? - Ni médicale ni psychiatrique. Et donc c'est au fur et mesure... ».

Plus généralement, ce ne sont pas toujours les mêmes professionnels qui renseignent les variables. Soit c'est le praticien, soit c'est une secrétaire médicale, soit c'est une Technicienne de l'Information, ces deux dernières à partir de notes manuscrites qu'elles réduisent, traduisent en codes. Dans un établissement, la TIM rectifie les informations notées par les soignants quand elles ne lui semblent pas correctes :

« Bon quand les infirmières remplissent les AVQ... Là pour ce patient il y a 1 partout, je considère que ça n'a pas été fait. Donc dans ce cas-là, si le patient a eu un comportement délirant je peux pas le laisser en 1. Je vais consulter les observations. Je vais quand même pas laisser qu'il y a rien du tout ».

Mais le plus souvent, elles doivent se livrer à un travail cognitif de compréhension et de traduction plus ou moins important. Lors des observations, on peut remarquer que des dossiers manuscrits sont enregistrés rapidement dans le logiciel par les TIM. Dans d'autres cas, les TIM hésitent, feuillètent le dossier à la recherche de critères de codage voire appellent ou envoient un mail aux soignants pour décider. Les hésitations peuvent être liées à l'absence d'évidence sur le sens d'une modalité. L'enregistrement des actes donne ainsi lieu à des interprétations très diverses.

« Je passe un coup de téléphone c'est une démarche ? Non je réponds au médecin c'est pas une démarche ça. Et donc je redonne la définition : une démarche c'est quand (...). Eh bien non, on y va de son existence, on met des choses, en surabondance. On se positionne du point de vue de son unité, il faut montrer qu'on a bien travaillé, qu'on était là à huit heures » (DIM).

Les logiciels constituent un support matériel de l'enregistrement qui influe également sensiblement sur celui-ci. Au cours de notre enquête, nous en avons croisé cinq. Or ces logiciels sont construits selon des logiques différentes : d'abord constituer un dossier patient ou d'abord faciliter l'interface avec le logiciel de facturation par exemple. Dans une clinique on explique qu'on a choisi tel logiciel « parce que de toute façon à l'époque c'était un des rares produits qui était bien sur le marché et qui nous permettait de répondre aux obligations règlementaires ». Dans un hôpital, le logiciel sera paramétré de manière à envoyer des alertes lorsque des informations ne sont pas mises à jour lors de nouveaux séjours. De manière générale, les évolutions au cours du parcours du patient sont peu prises en compte par les logiciels. Un patient qui est sans domicile fixe la première fois qu'il entre dans la file active a beaucoup de chances de l'être encore au long de sa prise en charge, même si sa situation par rapport au domicile a changé. Plus précisément, lorsque les données socio-démographiques sont enregistrées au titre du dossier patient ou de la facturation, elles font l'objet d'un meilleur suivi que lorsqu'elles le sont au titre du RIM-P [182]. L'idée de diagnostic par séquence [183] n'est quasiment pas

---

[182] Il faut bien rappeler que la facturation, l'enregistrement des données du le dossier patient et le recueil pour le RIM-P sont trois opérations très différentes, réalisées *via* des applications informatiques différentes.

retenue. La logique séquentielle du RIM-P se heurte à la lourdeur que représente pour les professionnels la révision des informations tout au long de la trajectoire des patients. Dit autrement ; l'automatisation du report des informations se heurte à la logique des séquences retenue dans le RIM-P.

Un des logiciels utilisés dans un établissement contient en son sein un véritable guide de compréhension des modalités et des variables. Les écrans de saisie qu'ils proposent aux professionnels vont avoir pour effet de guider l'enregistrement. Les manipulations à réaliser pour passer d'une variable à une autre, d'un module à un autre, pour contrôler les informations sont plus ou moins aisées, coûteuses en temps : l'enregistrement s'en trouve affecté. Le choix du logiciel et les configurations particulières qui peuvent en être faites à la demande des établissements traduisent les préoccupations de l'établissement vis-à-vis de l'enregistrement des données. De nombreux professionnels ne savent pas qu'ils abondent un RIM-P : ils remplissent un dossier patient informatisé ou saisissent des informations qui permettent la facturation. Or les acteurs enregistrent des informations en fonction du sens qu'ils donnent ou que leur établissement donne à cette action et aux usages qui en sont ou pourraient en être faits.

3.2. Intérêts

Ce sont d'abord les différents professionnels des établissements : psychologues, infirmiers, médecins, assistantes sociales qui portent des intérêts très divers à l'enregistrement de l'information. Quel est l'intérêt des infirmiers à scorer la dépendance des patients séquence par séquence, séjour après séjour ? Aucun dans les établissements étudiés. Notre enquête confirme les analyses faites par d'autres :

« Seuls certains éléments clefs du DPI [dossier patient informatisé] sont réellement investis par les infirmiers. Comme

---

[183] Le RIM-P impose de découper les séjours en séquences lorsqu'une nouvelle activité est réalisée ou lorsque le mode légal de soins change. Un séjour d'une semaine peut donner ainsi lieu à un grand nombre de séquences.

le résume un cadre de santé d'une unité de soin psychiatrique dans une communication sur ce sujet : « les soignants investissent le DPI dans ce qu'il leur rend comme service [...]. Ce qui au contraire nous paraît lourd (car l'architecture informatisée reste lourde), n'est pas investi. » Cadre de santé, ancien ISP). Les instruments de mesure de l'activité contenus dans le DPI et, plus largement, dans le RIM-Psy, ne font l'objet d'une mobilisation que s'ils intègrent et servent l'activité infirmière en psychiatrie. Les modalités proposées ne s'inscrivent pas dans la logique de l'activité des équipes et restent ainsi et dans une large mesure, des « indicateurs inertes » au sens de Valérie Boussard [184]. Des pans entiers de l'architecture logicielle sont abandonnés par la plupart des utilisateurs. Seuls quelques éléments « fourre-tout » et reprenant les grandes lignes du dossier matérialisé sont investis. Restent dans l'ombre l'immense majorité des procédures minuscules traversant l'ensemble des modalités proposées sans pouvoir s'y installer » (Mougeot, 2013, 32).

Mais l'intérêt de la direction des établissements a des effets considérables sur celui des salariés, en particulier via le contrôle et la formation. Dans un établissement où la direction manifeste depuis des années son désintérêt le plus total pour le RIM-P, les DIM se succèdent sans réussir à intéresser les professionnels à un enregistrement conforme au Guide. Celui que nous rencontrons nous donne plusieurs exemples de séjours, de séquences, de diagnostics, d'actes mal saisis malgré ses explications au sein des services. Il nous dit :

« Ils ne veulent rien entendre. Quand vous passez tout ça pour faire l'envoi vous avez des listes à supprimer extraordinaires (…). Ici la propreté des bases… les bases disent n'importe quoi, n'importe quoi - Mais vous avez des demandes de la DRH ou de la direction pour contrôler l'activité ? - Non la direction elle s'en fout ! Enfin, si : l'année dernière j'ai eu une demande de l'inter-secteur de psychiatrie qui avait un problème avec un psychologue qui voyait une file active de six enfants sur

[184] Boussard, 2001.

l'année. La chef de service m'avait demandé son activité » (DIM).

Dans un autre Centre Hospitalier, la saisie se fait à la source, tous les professionnels ont une formation à leur arrivée dans l'établissement et une formation continue est mise en place. Des référents par corps professionnel sont désignés qui sont plus fréquemment réunis, formés et chargés de faire circuler les informations du DIM vers les soignants et réciproquement. Une chaîne de contrôle est mise en œuvre et le DIM appuyé par la direction envoie régulièrement des mails pour avertir des erreurs dans la saisie ou pour rappeler l'attention à lui prêter.

Dans les établissements privés rencontrés, unanimement, on ne fait pas mystère du fait que « tant que ça ne tarifera pas », on se limitera à répondre à l'obligation légale d'enregistrer les activités sans investir sur la formation des personnels, leur motivation, le contrôle de la qualité des données.

Au vu de l'enquête, il paraît donc risquer de comparer les établissements d'un territoire ou de la France entière pour décrire précisément et plus encore expliquer la disparité des patientèles et des prises en charge, tant l'intérêt qu'ils portent à l'instrument est hétérogène.

3.3. Usages

Les statistiques produites dans le cadre de la « modernisation de l'État » poursuivent des objectifs gestionnaires inspirés du New Public Management : améliorer l'efficacité (performance) et l'efficience (réduction et maîtrise des coûts) des administrations publiques et en évaluer les résultats (reddition de compte) (Bezès, 2009). Le phénomène a été amplement documenté : puisque ceux qui enregistrent l'activité sont ceux-là mêmes qui sont évalués par les chiffres, ils sont poussés à les trafiquer (Bruno, Didier 2013). « Les indicateurs du NPM induisent des effets de rétroaction » (Desrosières, 2014, 36). Non seulement les chercheurs (Bruno, 2008), les policiers (Didier 2011), les soignants (Belorgey 2010 ; Pierru, 1999 ; Bertillot 2016) infléchissent leur travail d'enregistrement pour atteindre les objectifs fixés (Juven 2013) par les tutelles mais ils modifient également leurs pratiques professionnelles. L'idée reste toutefois inacceptable tant elle contrevient aux présupposés des théories de l'incitation qui constituent un des fondements du New Public management et du PMSI (Lenay, 2000).

Depuis son instauration en 2006, les usages du PMSI se sont multipliés : management des équipes et contrôle de l'activité des services et des professionnels par les directions des hôpitaux, amélioration de la performance [185], benchmarking, négociations avec les tutelles sur les budgets, incitations de l'Assurance Maladie à développer certaines activités de soins considérées comme favorables à la santé publique. Peut-on attendre de professionnels qui savent que leur travail est susceptible d'être contrôlé par leur hiérarchie ou de services ou de pôles qui verront leurs budgets affectés par l'enregistrement de leur activité qu'ils le fassent de manière fiable pour la connaissance des parcours des patients ?

« J'ai eu deux milliards de fois cette discussion : c'est pas parce que c'est un outil de financement que pour autant l'information est mauvaise. Ceci pour deux raisons différentes. La première c'est que le système peut être conçu de telle sorte qu'il peut être un peu compliqué de le frauder. Vouloir faire pencher la balance en sa faveur est humain et c'est un comportement humain prévisible. La seule chose c'est que c'est pas forcément évident de savoir dans quel sens faire pencher la balance. Tous les arguments qu'on entend habituellement du genre on sélectionne les malades rentables sont juste des bêtises. Pour ce qui concerne le court séjour. A imaginer que vous vouliez le faire, ce qui apparaît assez logique, notamment dans les établissements privés, toute la question est de savoir si c'est possible à faire. Deuxième raison : les médecins ne mentent pas. C'est la différence entre l'évasion fiscale et la fraude fiscale. Il y a de l'embellissement où on va jouer sur les

---

185 Le PMSI permet par exemple à l'ANAP d'abonder plusieurs de ses indicateurs de performance tels que la DMS ou l'activité rapportée aux effectifs.

marges et l'exemple typique c'est l'hématurie mais on va pas inventer à quelqu'un un cancer qu'il a pas » (Membre de la mission PMSI).

Dans ces propos, on comprend que l'outil a été conçu en attribuant un certain nombre de caractéristiques pour ainsi dire anthropologiques et sociales aux soignants. Les soignants sont pour partie des agents économiques comme les autres : ils agissent en fonction d'incitations et il est de leur nature de vouloir valoriser leur activité, c'est-à-dire en tirer un plus grand bénéfice pour eux-mêmes ou leur établissement. Il fallait donc se prémunir contre cette tendance. Mais d'un autre côté, la conception de l'outil repose sur l'idée que ces acteurs sociaux ont, à la différence d'autres professionnels, une conscience qui leur interdira de franchir la frontière qui sépare la valorisation ou l'optimisation de la fraude lors de l'enregistrement de leur activité.

En MCO, le phénomène serait contenu grâce aux contrôles exercés par l'Assurance maladie via ses médecins-conseils sur les erreurs et les fraudes dans le codage des informations. Paradoxalement alors qu'en psychiatrie le RIM-P ne sert pas encore à la Valorisation de l'Activité en Psychiatrie, les acteurs anticipent la tarification et optimisent leur codage. Optimiser le codage, c'est le réaliser en ayant à l'esprit les conséquences en termes de valorisation financière de l'activité.

L'absence de financement sur la base des données du RIM-P – sinon à la marge à ce jour - signifie l'absence de contrôle sur le codage à la fois par les ARS et l'Assurance maladie :

« Je vous interrogeais sur cette notion de validation par l'ARS que j'ai vu sur un document RIM-P, ça signifie quoi ? - Techniquement de cliquer sur une case qui s'appelle validation et une fois que c'est validé, l'ATIH peut traiter les données - Mais qu'est-ce que vous validez ? - On a une batterie de suivis qui nous permettent de voir s'il y a une anomalie. C'est statistique. S'il y a une bizarrerie. Attention je vous parle de T2A, je vous parle pas de psychiatrie ou de SSR - Et quel pouvoir vous avez sur les établissements pour qu'ils fassent un peu mieux le boulot ? Un pouvoir de sanction, est ce que vous allez dans les établissements les former, les sensibiliser, qu'est-ce que vous pouvez faire ? - Le pouvoir de sanction il y est en MCO puisqu'il y a les contrôles T2A. Ça c'est pour HAD et MCO - Mais en psychiatrie, qu'est-ce que vous avez comme pouvoir ? - Il y a pas de contrôle en SSR et en psychiatrie. Il y a pas de contrôle T2A. Il n'y a donc pas de sanctions. Il n'y a même pas de datim : détection des atypies. Il y a un datim en MCO il y a un datim en HAD, pas en psychiatrie. Datim c'est un outil ATIH. Ces outils d'information médicale sont pas mûrs encore. Puisque le jour où on cale un peu le système, l'ATIH fournit un outil de détection des atypies. Ce n'est pas le cas en SSR, on s'en rapproche. Mais en psychiatrie on voit même pas le dessin à l'horizon » (entretien avec un membre d'une ARS).

Le RIM-P ne sert pas encore à financer les établissements psychiatriques. Pour autant, il sert déjà d'argument dans les négociations entre les directions et les ARS sur les moyens. Les directions de plusieurs établissements enquêtés exercent un contrôle du codage avec ce souci de la négociation avec les tutelles et en anticipant sur la Valorisation à l'Activité (VAP). Ils insistent dans leurs consignes sur ses possibles conséquences financières :

« Malgré une amélioration des pratiques de codage de l'activité, le DIM et le bureau des entrées constatent la non-application de la règle de fermeture de séjour HTC [Temps complet] lors d'absences de courtes durées, supérieurs à 48 heures. Le non-respect de la règle posée par le guide du RIM-P de fermeture-réouverture des séjours lors d'absences de plus de 48 heures va désormais pénaliser financièrement l'établissement. En effet l'ARS met en œuvre à partir de 2014 une modulation progressive des finances allouées aux établissements sur la base de différents critères, dont le nombre de séjours en temps complet constitue un élément majeur ... » (Exemple d'un courrier (extrait) envoyé aux salariés dans un établissement).

Comme l'atteste la suite de l'entretien réalisé avec le chargé de mission PMSI cité auparavant, le problème ne se limite toutefois pas à l'enregistrement des informations mais vise également une possible modification des pratiques professionnelles afin d'atteindre les objectifs fixés par la hiérarchie, la tutelle ou en tenant compte du contrôle exercé sur l'activité :

« Le système marche dans la médecine parce qu'il y a une conscience professionnelle, c'est en général des gens bien intentionnés vis-à-vis de leurs malades. Ce ne sont pas des assassins. Donc le système fonctionne parce qu'il a été conçu pour que les comportements stratégiques soient pas faciles et parce qu'il repose sur une certaine éthique professionnelle. On sait qu'on s'adresse à des médecins et pas à des techniciens automobiles. Un système de ce type, si vous êtes quelqu'un de totalement ignorant en mécanique automobile et qu'on vous explique que votre bagnole est foutue et qu'il faut la changer... Il y a des médecins qui font ça pour la vessie. Il y en a pas des masses, il y en a eu à Toulouse. Ça été un épisode très marquant dans les années 90, trois médecins dans une clinique de Toulouse qui vous enlevaient la vessie, fallait pas tomber dans leurs pattes. Mais c'étaient des monstruosités. On a toujours des fous furieux. Un type qui a choisi de faire de la médecine son gagne-pain, certes ce sera son gagne-pain mais il essaiera d'éviter dans la mesure du possible d'éviter de faire des interventions chirurgicales inutiles ».

Ce que postule encore ce plaidoyer pour le PMSI, c'est que dans leur pratique, les médecins ne modifieront pas leurs pratiques, ne réaliseront pas d'actes inutiles ou dangereux pour les patients uniquement dans le but de valoriser financièrement leur activité. En cela, ils auraient une conscience professionnelle supérieure aux techniciens automobiles mais aussi à la police. En effet, les recherches ont amplement documenté les changements de pratique des policiers pour atteindre les objectifs fixés par ce qu'il est convenu d'appeler la politique du chiffre (Matelly Mouhanna, 2007 ; Mouhhana, 2011 ; Fassin, 2014).

Or, même si notre enquête n'a pas porté sur cette question qui reste à étudier, des indices portent à croire que le RIM-P pourrait entraîner une modification des pratiques. Selon la formule connue : ce qui n'est pas compté ne compte pas.

L'enregistrement de l'activité devient un moyen pour les chefs de service et les directions de contrôler l'activité des salariés : le nombre insuffisant d'entretiens ou de visites à domicile dans un CMP, la trop longue durée des séjours, le recours à l'isolement thérapeutique, etc. « Moi je croise les données DRH, les données financières et les données activités. Je peux vous dire que dans tel CMP l'acte médecin coûte tant » (DIM CH5). Le sachant, les salariés utilisent les marges que leur laisse l'outil pour éviter d'être critiqués.

« Le RIM-P c'est une machine à standardiser les pratiques. Ça nous on le voit bien. Je vous donne un exemple : l'Hôpital de Jour pour qu'il soit valorisé il faut qu'ils fassent trois heures - Donc on garde les gens trois heures ? - Oui alors qu'il y a des patients c'est impossible. Les adultes souffrant de troubles psychiatriques ils peuvent pas forcément rester trois heures. On frôle la maltraitance quand on fait ça. Mais quand c'est valorisé… Et l'ATIH n'en démord pas. On a envoyé plusieurs requêtes en ce sens en disant : qu'est-ce qu'on fait ? On n'a jamais eu de réponses. On a des prises en charge en Hôpital de Jour dont le contenu et la prescription signifient bien qu'il y a Hôpital de Jour mais on a beau le coder ça ne sort pas à l'export. Là il faut savoir que dans vos statistiques il y a plein de patients à temps partiel que vous ne voyez pas. Parce qu'ils font moins de trois heures. Le logiciel, en dessous de trois heures pile c'est pas exporté. A trois heures une minute, c'est exporté » (DIM CH1).

« J'ai un exemple qu'on m'a donné à X [établissement] : un gamin si on le prend pas en charge quatre heures c'est pas comptabilisé donc même si c'est pas bon pour lui on va le garder quatre heures dans la structure… - Tout à fait, je partage pleinement. En particulier en pédopsy. Un gamin de trois ans qui a des troubles du comportement, vous pouvez pas le prendre en charge plus de trois quarts d'heure. Donc de ce fait, même s'il est en hôpital de jour, il n'est pas considéré comme une demi-journée. Parce qu'il ne reste pas assez longtemps - Alors comment ils font les pédo-psy chez vous ?- Alors jusqu'à ce que les CATTP deviennent de l'ambulatoire, ils faisaient passer les enfants de ce type en CATTP. Parce que les CATTP étaient considérés comme du temps partiel. Donc peu importe le temps. Alors changement en 2013. Donc il leur a fallu trouver un autre biais pour rendre compte de leur pratique. Aujourd'hui on se retrouve avec une baisse importante de la pratique de l'hôpital de jour simplement parce que ce type de patient est enregistré dans l'ambulatoire. Ça va même plus loin. Lorsqu'on a voulu faire la répartition de la DAF [dotation annuelle de financement] en Midi-Pyrénées, l'ARS s'est appuyée sur les données qu'elle avait sur la base régionale du RIM-P. Là où je dis qu'il y a eu une erreur gravissime au niveau de l'ARS, j'ai pu leur démontrer que ce qu'ils étaient en train de mettre en place c'était une promotion à la triche. Pourquoi ? Parce qu'un établissement qui déclare de l'activité de pédo-psy et dans ses hôpitaux de jour il n'a que des journées, même pas de demi-journées, c'est impossible. Parce que quand on fait de la pédo-psy on ne peut pas garder un enfant plus de six heures, c'est impossible. Professionnellement tout le monde vous dira c'est déconnant. Or ils avaient 0 demi-journée. Nous on a des gamins qui restent deux heures et demie, trois heures. Et les autres ils étaient tous à plus de six heures ! C'est impossible. Le gros souci qu'il y a aujourd'hui avec le RIM-P c'est la qualité des données. C'est-à-dire qu'on n'a aucun contrôle mis en place pour vérifier la véracité des données. Ils ont voulu mettre en place une modulation, une péréquation. Ils se sont dit puisque le RIM-P existe, on a déjà des données depuis deux ans dans notre base, on va les utiliser. Mais quand ils ont sorti les données, c'était évident que c'était de la triche volontaire. Il y a des établissements, à partir du moment où un gamin il met les pieds dans l'établissement, ils mettent un jour. Parce que leur prestataire de service dans le cadre du recueil du RIM-P dont je tairai le nom, qui est un fournisseur de matériel pour la MCO, n'avait pas voulu travailler et mettre au point pour mettre les choses au point dans la mesure où le RIM-P n'était pas valorisant des dotations - Une erreur informatique disons - C'est ça. Seulement, derrière, un établissement comme le nôtre qui est très à cheval sur la réglementation etc. Excusez-moi on s'est trouvé cocu - Ça a donné quoi au bout du compte, ils ont rectifié le tir ? - Oui mais pas complètement. Au lieu de favoriser l'amélioration du recueil de données, ils ont considéré qu'on allait prendre le même principe que celui qui trichait entre guillemets. C'est-à-dire que nous, un gamin qui est déclaré en hôpital de jour, qu'il y reste demi-heure ou qu'il y reste six heures, c'est toujours un. C'est l'inverse de ce qu'il faudrait faire. Je suis effaré quand je vois ça Alors vos pédo-psy comment ils ont résolu le problème avec le passage du CATTP en ambulatoire ? - Alors la décision qui a été prise : on déclare le réel. Si c'est de l'ambulatoire on met ambulatoire. Du coup on a une activité en hôpital de jour qui a fortement chuté - C'est intéressant parce que quand on exploite les statistiques on ne sait pas à quoi correspondent les évolutions… Nous la décision qu'on avait prise en 2014 c'est : on ne va pas changer nos habitudes thérapeutiques pour un problème de données informatiques » (DIM).

Tant la sociogenèse de l'instrument que le manque de validité d'un certain nombre de variables - les actes, le diagnostic, les AVQ – choisies d'abord pour financer l'activité, invitent à douter de l'intérêt du RIM-P dans une optique épidémiologique ou sociologique. En l'absence d'informations sur les caractéristiques socio-démographiques des patients - hormis le sexe et l'âge - les chercheurs et les experts chargés de la planification en santé mentale risquent d'utiliser le diagnostic dont le principal intérêt est d'exister.

Quant à la fiabilité de la base de données, l'enquête empirique a montré qu'elle était perfectible. Néanmoins, la formation des acteurs sociaux au codage, l'apprentissage de la définition administrative de leurs pratiques, le contrôle accru exercé par les DIM participent sans doute à son amélioration. Le constat de cette amélioration est fait par l'ATIH et il est partagé par l'ensemble des acteurs interrogés. D'un autre côté pourtant, la multiplication des usages de l'instrument – contrôle et pilotage de l'activité des salariés par les directions, benchmarking – introduisent de nouveaux effets pervers, délétères vis-à-vis de l'objectif de fournir une représentation juste de l'activité, de la patientèle et des parcours. Du point de vue de la connaissance des prises en charge, en trajectoires ou non, le financement de l'activité fondé sur cet instrument aura nécessairement un impact sur l'enregistrement des données. Il n'est nul besoin de reprendre les débats sur les effets de la T2A sur ce que d'aucuns nomment pudiquement « l'optimisation du codage » pour l'affirmer. Toute production de connaissance est liée à un objectif. En changeant l'objectif, on modifie les données enregistrées. Le phénomène peut être marginal sur le plan du financement de l'activité, il est fondamental sur le plan de la connaissance épistémologique ou sociologique des parcours des patients.

Dans les précédents chapitres de l'ouvrage, nous avons utilisé le RIM-P en tenant compte de ses limites. Toutefois, l'instrument n'est pas sans intérêt ; à condition de ne pas prêter trop d'importance au diagnostic, il est possible d'en tirer des enseignements généraux sur certains aspects de l'activité tels que la file active, la durée des séjours, la fréquence des ré-hospitalisations, la nature de la prise en charge. Il permet d'obtenir quelques informations sur les caractéristiques des patients : l'âge, le sexe, le mode légal de prise en charge. En revanche, le RIM-P ne permet de mettre en exergue aucun facteur explicatif de la variabilité des recours ou de la disparité des activités sur les établissements ou les territoires.

Partie 4 – Les parcours en psychiatrie : d'abord des prises en charge isolées et de très faible durée

Le RIM-P enregistre la succession des prises en charge, en ambulatoire ou à l'hôpital, dont bénéficient les patients des établissements de psychiatrie, qu'il s'agisse d'hôpitaux publics ou de cliniques. Nous avons exploité les données du RIM-P sur quatre ans (2010-2013), en privilégiant l'analyse des données de l'ensemble des établissements, tant publics (deux CHS, un CHU) que privés (douze) des deux territoires de l'enquête. Ces établissements accueillaient, au total, près de 35000 patients-

IPP [186] en 2013. En excluant toutes les variables dont nous avons estimé qu'elles posaient un problème, nous avons pu aboutir tout de même à un certain nombre de constats.

Ces constats concernent des trajectoires ou des parcours en un sens très étroit. Le RIM-P ne permet pas, par constitution, de savoir si un patient a bénéficié de prises en charge hors établissement, par exemple auprès d'un psychiatre ou d'un médecin généraliste en ville, au sein d'un établissement médico-social. Le RIM-P fournit une image en trompe l'œil de trajectoires de soins en psychiatrie qui ne sont en réalité que très partiellement des trajectoires institutionnelles. Un patient perdu de vue par les établissements pendant deux ans aura très bien pu bénéficier d'un suivi intense, en libéral, pendant cette période. Deux ans sans se rendre au CMP ni être hospitalisé ne signifie absolument pas une absence de continuité des soins.

En outre, les typologies de trajectoires présentées infra ne portent que sur quatre années. Or les maladies mentales sont des maladies chroniques qui peuvent s'incliner vers des rémissions ou le rétablissement mais il n'est pas rare que des patients qui n'ont pas été vus depuis dix ans le soient à nouveau à l'occasion d'une crise, d'un événement ou que des prises en charge s'effectuent au long cours, sur toute la vie d'un malade. Comme le dit un médecin, « vous avez des schizo qui sont pas hospitalisés de l'année ». Nous avons choisi d'exploiter quatre années (2010-2013) et nous ne savons donc rien de ce qui se passe avant ou après ces quatre années. Que représentent quatre années de prise en charge – ou dix - dans un parcours de psychiatrie ? Nous ne le savons précisément pas mais sans doute une petite partie seulement de leur parcours pour un certain nombre de patients. Surtout, les parcours ainsi dessinés sont nécessairement des artefacts dans la mesure où il s'agit de parcours sans début ni fin. Le début et la fin de ce que nous

---

[186] L'IPP est l'identifiant permanent attribué aux patients au sein de chaque établissement. Un patient qui fréquente deux établissements a ainsi deux IPP. Vu la construction de la base, il est impossible d'évaluer la fréquence du phénomène. On peut, sur un territoire donné, connaître la file active de chaque établissement mais on ne peut les additionner pour connaître le nombre de patients pris en charge en établissement sur le territoire.

appelons ici des trajectoires ne sont en réalité que des débuts et des fins d'enregistrement. Il en est tout autrement lorsqu'on étudie des parcours de formation par exemple dans la mesure où des événements viennent borner les changements étudiés : le baccalauréat en amont et un diplôme du supérieur en aval.

Les trajectoires présentées ici sont constituées d'enchaînements de modalités de prises en charge en ambulatoire[187] ou en hospitalisation soit au sein d'un même établissement soit en circulant entre différents établissements. Afin de discerner les enchaînements de prise en charge, nous avons distingué pour chaque mois des quatre années huit modalités de prise en charge. Ces modalités sont exclusives les unes des autres : Aucune prise en charge ; Ambulatoire uniquement ; Temps partiel [188] uniquement ; Temps complet uniquement ; Temps complet + Temps partiel ; Temps partiel + Ambulatoire ; Temps complet + Ambulatoire ; Temps complet + Temps partiel + Ambulatoire.

Le mode de construction des typologies statistiques choisi [189] ne dicte pas le nombre de classes statistiques à retenir pour l'analyse. On peut donc présenter les types de trajectoires en quatre ou en vingt classes. Dans le cas présent, deux grandes classes regroupent plus de 90 % des trajectoires. Et ceci quel que soit le nombre de classes retenues. On pourrait considérer comme négligeable, comme du « bruit statistique » les 10% restants. Mais une aberration statistique n'est pas forcément une aberration thérapeutique. Si nous avons choisi de présenter une typologie en huit classes, c'est finalement à partir de considérations sociologiques. Ces huit classes nous ont paru

---

[187] Pour décrire l'enchaînement des prises en charge, nous avons choisi de ne pas distinguer les différents actes ambulatoires (grille EDGAR). Si, dans une perspective d'estimation du coût ce choix est sans doute contestable, il nous a paru que prendre en compte la diversité des actes rendrait les trajectoires peu visibles. D'autant plus que plus de 70% des actes observés entre 2010 et 2014 sont des entretiens.

[188] Sont enregistrés comme temps partiel : les hospitalisations à temps partiel de jour ; les hospitalisations à temps partiel de nuit ; les ateliers thérapeutiques.

[189] Classification ascendante hiérarchique

correspondre à des types de trajectoires relativement homogènes et significatives de parcours évoqués peu ou prou sur le terrain par les professionnels. Tant que les classes constituées font sens, elles sont retenues. Ainsi de trois petites classes qui représentent des prises en charge complexes, intriquées, continues. Le choix de retenir ou pas des classes de trajectoires comprenant cinquante ou cent individus revêt également un sens pour une politique de santé. Faut-il financer des trajectoires statistiquement atypiques, très minoritaires ? Des classes peuvent être importantes parce qu'elles « coûtent » [190] plus que les autres alors même que peu d'individus sont concernés.

Deux classes de trajectoires sont donc extrêmement majoritaires puisqu'elles représentent 93,78% des IPP : les trajectoires ne durent qu'un à deux mois puis se fragmentent voire cessent. Cependant le phénomène s'explique en partie par la manière dont les gros établissements du territoire pèsent sur la construction de la classification. Les trois Centres Hospitaliers publics fournissent 70% des IPP.

La classe de l'ambulatoire exclusif sur de très courtes périodes représente 63% des trajectoires des 35000 patients-IPP. Les patients concernés par ces trajectoires ne sont jamais hospitalisés pendant la période d'observation. Ils ne sont vus en outre très majoritairement qu'une ou deux fois pendant le premier mois d'observation. C'est logiquement que cette classe est la plus nombreuse puisque les séjours en ambulatoire représentent plus de 80% des prises en charge dans le public sur les deux territoires de l'enquête[191]. Il n'est malheureusement pas possible de savoir ce que représente l'ambulatoire exclusif sur un territoire donné ou au niveau national, dans la mesure où seuls les patients qui font de l'hospitalisation se voient attribuer un identifiant ANO c'est-à-dire permanent quel que soit l'établissement fréquenté [192]. Pour l'année 2013, on constate que

[190] Au sens où elles sont combinées et continues.

[191] Les cliniques privées ne sont pas autorisées pour les prises en charge en ambulatoire.

[192] « La non-génération d'un identifiant ANO pour les actes ambulatoires crée de toute façon un biais important pour identifier les trajectoires de soins entre établissements » Coldefy, 2014, 34.

14 % des patients fréquentant un établissement proposant des soins en ambulatoire sont également hospitalisés (à temps plein ou temps partiel).

Ce qui rapproche les trajectoires dans cette classe est tout autant l'absence de prise en charge que la présence de l'ambulatoire court. Pour le dire autrement, il y a peu de continuité des soins qui soit visible avec le RIM-P.

31% de l'ensemble des trajectoires est constitué essentiellement de courts séjours en temps complet. C'est la deuxième classe de trajectoires la plus fréquente. La durée médiane de prise en charge totale sur quatre ans y est de 31 jours. Il s'agit d'un type de trajectoires dans lequel les établissements publics sont très peu présents.

Autrement dit, si l'on somme ces deux premières classes, on obtient 94% des trajectoires.

On peut estimer l'importance des prises en charge brèves par un autre chiffre : plus de 50% des patients de notre échantillon ont, sur quatre ans de 0,5 (soit un acte en ambulatoire) à quatre jours et demi maximum de prise en charge [193]. Cette faible durée ne s'explique pas seulement par le poids de l'ambulatoire en psychiatrie. En effet, la durée moyenne des prises en charge est de 63 jours en temps complet et 14 jours en temps partiel.

Tandis que les politiques publiques se préoccupent du nombre de lits en psychiatrie et particulièrement des séjours longs dont certains sont considérés comme inadéquats, la

---

[193] Comme sur un mois de prise en charge nous pouvons avoir un acte ou un ensemble indéterminé d'actes ou de jours de séjour, nous avons estimé le poids des prises en charge et nous les avons inclus au sein des trajectoires. Ce qui permet de « peser » des trajectoires. Pour chaque IPP, nous avons calculé :
- le nombre de jours de présence pour le temps complet
- le nombre de jours et de demi-journées pour le temps partiel
- le nombre d'actes en ambulatoire.
Puis, nous avons calculé une durée de prise en charge en équivalent journée (EJ). Pour chaque patient IPP, nous avons sommé ces nombres sur le principe suivant : Une journée compte pour 1 EJ SEP ; Une demi-journée ou un acte en ambulatoire compte pour 0,5 EJ. Sur les quatre ans d'observation, 90% des patients ont *au plus* 139 jours de prise en charge EJ.

psychiatrie publique comme privée a d'abord une patientèle dont la caractéristique est l'extrême brièveté de la prise en charge, que ce soit en hospitalisation ou en ambulatoire [194].

Nous ne savons rien de ce qui constitue véritablement le parcours de soins de cette patientèle très majoritaire. Les 23% de ceux qui, en quatre ans, n'ont été vus qu'une fois en ambulatoire sont-ils guéris, sont-ils soignés ailleurs, restent-ils sans soins ? Leur consultation en psychiatrie a-t-elle été jugée inadéquate par eux-mêmes ou les soignants rencontrés ?

Une troisième classe représente 4% de l'ensemble des trajectoires. Elle est constituée de patients qui ont une prise en charge en ambulatoire exclusivement et de manière continue sur toute la période. Logiquement, il s'agit de la patientèle des établissements publics puisque ce sont les seuls à pouvoir proposer de l'ambulatoire.

Deux classes qui ne constituent que 1,6% des trajectoires représentent pourtant des prises en charge lourdes dans la mesure où les patients concernés sont suivis de manière quasi ininterrompue pendant les quatre ans de l'observation, soit en alternant l'ambulatoire et le temps partiel, soit en temps partiel uniquement.

Enfin, trois petites classes de trajectoires (0,3% de l'ensemble) représentent des prises en charge encore plus denses, elles ont pour caractéristiques communes de se prolonger sur toute la période d'observation et d'être constituées de mois combinant plusieurs types de prise en charge. Sur quatre ans, 10% de la totalité des patients ont eu plus de 79 jours de prise en charge.

---

[194] Nous rejoignons le questionnement d'un DIM sur ce point : « Comment se fait-il que l'intérêt pour les séjours inadéquats se soit toujours porté sur les durées longues et jamais sur les durées très courtes ? Non seulement l'énergie que les soignants utilisent pour faire un bilan et conclure à une rapide sortie de l'hôpital serait mieux employée à d'autres tâches, mais encore ce n'est pas anodin pour une personne de faire un séjour, même bref, en service de psychiatrie. Pourquoi ces fragments de parcours, beaucoup plus fréquents que les hospitalisations longues, ne sont-ils pas du tout étudiés ? Chapireau, 2017.

Les analyses statistiques menées sur la globalité des établissements de l'échantillon et la typologie amènent au final à faire plusieurs constats :

Le phénomène dit des « perdus de vue » [195] – qu'il convient de considérer comme des perdus de vue par l'institution - est massif si l'on désigne par là des personnes qui n'ont eu qu'un contact très bref et sans lendemain avec un établissement de psychiatrie. Même sur une période de quatre ans, 26% des patients n'auront été vus qu'une fois, pour un acte en ambulatoire. Au-delà de ces cas extrêmes, les représentations graphiques des trajectoires dessinent des prises en charge qui, pour un très grand nombre, s'arrêtent après un, deux ou trois mois sans que le patient ne soit revu. Ceci est vrai pour les patients vus en ambulatoire comme ceux soignés à temps complet.

- Les pathologies psychiatriques ont beau être des pathologies chroniques, les trajectoires que donnent à voir le RIM-P sont pour l'essentiel assez brèves.

- Même sur une période de quatre ans, les prises en charge en ambulatoire constituent la très grande majorité des prises en charge.

- Pour autant, les prises en charge combinées au sein des trajectoires – une combinaison d'hospitalisations partielles ou complètes ou d'actes en ambulatoire observée sur la période de quatre ans, si elles paraissent statistiquement mineures, ne le sont pas pour des établissements et des patients.

- Les trajectoires des patients sont structurées, quelle que soit leur pathologie, par les agréments des établissements dans lesquels ils sont pris en charge, (ambulatoire ou non), leur équipement (présence de structures de temps partiel ou non) et le rapport entre le coût de la prise en charge dans

[195] Les rapports et plans officiels ainsi que les documents de l'Agence Nationale d'Appui à la Performance utilisent cette notion de « perdus de vue », avec des guillemets mais sans la définir. C'est pourquoi nous relevons qu'il s'agit d'abord selon nous de perdus de vue pour l'institution.

l'établissement comparé à ce que remboursent les assurances et les mutuelles.

Très schématiquement, on peut donc retenir de ce premier ensemble d'analyses que l'essentiel de l'activité des établissements de psychiatrie est constitué de deux grands pôles : d'une part et de manière très majoritaire des patients soignés sur de très courtes périodes puis perdus de vue et, d'autre part, une toute petite fraction de la patientèle (6%) qui est prise en charge de manière dense et continue.

Dans un deuxième temps de l'analyse, nous avons essayé de savoir si les patients des établissements publics sont différents de ceux des établissements privés et si leurs trajectoires diffèrent [196]. Nous avons souligné supra que l'opposition public versus privé était structurante d'un certain nombre de débats : tandis que le secteur privé communique sur le moindre coût de ses prises en charge, le public évoque la sélection des patients par le privé et les missions de service public qu'il est seul à effectuer. Au niveau de l'Agglomération, cette opposition est récurrente et les deux hôpitaux considèrent qu'ils ont des patients aux pathologies plus lourdes avec des situations sociales plus dégradées tandis que les cliniques nient pour la plupart opérer une sélection.

Les trajectoires des patients d'un établissement lui sont-elles propres ? Est-on pris en charge différemment ici ou ailleurs ? Pour répondre à cette question il faut comparer ce qui est comparable : les établissements qui font de l'ambulatoire d'un côté, ceux qui n'en font pas (les cliniques) de l'autre. Il faut également rappeler que les données sur les caractéristiques sociologiques des patientèles sont bien collectées mais sont rendues indisponibles, ne permettant ainsi pas de clore les controverses.

---

[196] Dans tout ce chapitre, nous utilisons le terme de trajectoire en référence à un rapport officiel qui a marqué le début des travaux sur le PMSI psychiatrie : « Les trajectoires relient le patient à ses différents contacts avec le système de soins ». Bauer, 2001.

Les analyses permettent de constater qu'il y a une diversité au sein du public comme au sein du secteur privé. Ce ne sont pas deux secteurs homogènes qui s'opposent en bloc. L'ambulatoire ne représente pas la même part des prises en charge dans les trois établissements publics. En outre, le type de trajectoire ambulatoire diffère. L'ambulatoire représente la quasi- totalité des trajectoires au CHU, et c'est un acte ambulatoire isolé, sans plus de prise en charge visible ensuite. Le CHS de l'Agglomération fait de l'ambulatoire long et continu. Les trois établissements publics se distinguent également dans la manière de faire du temps complet et les trajectoires lourdes se concentrent dans un CHS.

Le poids des prises en charge est très hétérogène d'un établissement à l'autre, dans le public comme dans le privé. Tandis que 37% des trajectoires des patients du CHS de l'Agglomération durent au total plus de 27 jours (sur quatre ans), ce n'est le cas que de 11% des trajectoires de l'autre CHS et 2,5% au CHU. Dans les cliniques, les trajectoires les plus longues (plus de 79 jours) s'étagent de 13% à 27% de l'ensemble des trajectoires.

Les trajectoires caractérisées par le temps complet, exclusif et court représentent environ 90% des trajectoires de toutes les cliniques même si elles sont relativement moins présentes dans deux d'entre elles. Trois caractéristiques spécifient les trajectoires dans les cliniques. Ce qui frappe d'abord, c'est l'absence de continuité des soins dans l'établissement qui soit visible avec le RIM-P. En effet nous savons qu'une part des patients des cliniques sont les patients des psychiatres libéraux qui y exercent, où ils les hospitalisent et qu'ils continuent à suivre à leur sortie.

Les cliniques ont pour deuxième caractéristique majeure de ne proposer qu'exceptionnellement du temps partiel [197], à l'exception de deux d'entre elles. Les prises en charge en clinique sont très majoritairement réalisées en temps complet.

---

[197] Sur la totalité des cliniques retenues pour notre exploitation : sept n'en proposent pas du tout ; une y consacre 2% de son activité ; deux autour de 7%, deux autour de 20%.

S'il y a des différences entre les cliniques, elles sont sans doute d'abord à rechercher dans la manière de faire du temps complet (temps plein, séjour thérapeutique, centre de postcure…).

Une troisième caractéristique des cliniques par rapport aux établissements publics est notable : l'absence totale d'enchaînement de modalités de soins diverses. Les prises en charge commencent et se terminent selon une seule modalité tandis que le public propose des trajectoires qui enchaînent diverses modalités d'hospitalisation et des actes en ambulatoire.

Afin de synthétiser la relation entre le type de prise en charge et sa durée en équivalent temps plein, nous avons réalisé une analyse factorielle sur un tableau croisant ces deux caractéristiques. Le lien qui existe entre le type de prise en charge et la durée en équivalent journée montre une relation qui caractérise les soins. De manière schématique, on peut classer les prises en charge selon leur durée en équivalent journée. En effet, l'ambulatoire exclusif se caractérise par des durées courtes ou très courtes, le temps partiel seul ou combiné à de l'ambulatoire par des durées un peu plus longues. Le temps plein s'inscrit plus fréquemment dans la durée, notamment s'il est combiné à d'autres modes de prise en charge. Enfin, les parcours qui associent tous les modes de prise en charge sont fortement associés à des durées longues. Cette relation est très forte.

Sur le plan factoriel, les établissements apparaissent positionnés selon leur offre, en particulier selon un clivage entre établissement public et privé qui s'explique par la pratique ou non de l'ambulatoire. Les établissements privés se répartissent sur le deuxième axe, où une opposition s'opère sur la durée des séjours. Les diagnostics se positionnent sur des logiques similaires. Les troubles névrotiques (F4) sont plus présents sur les séjours courts. Les diagnostics liés aux troubles de l'humeur (F3) sont plus associés aux séjours à temps plein des établissements privés.

Toutes ces trajectoires institutionnelles s'entendent au sein d'un même établissement. Or des patients peuvent très bien être pris en charge dans différents établissements. A priori, le numéro ANO attribué par le RIM-P à chaque patient quelle que soit la structure fréquentée permet de retracer des trajectoires inter-établissements. Les patients qui ne font que de l'ambulatoire n'ont pas ce numéro ANO qui permet le chaînage. Or la prise en charge en établissement de psychiatrie, concernant d'abord des patients qui font quelques actes en ambulatoire, les mobilités inter-établissement ne représentent finalement qu'une toute petite partie des prises en charge. Dans les quinze établissements étudiés, ce sont ainsi seulement 27599 patients sur 88 371 IPP 260 qui sont éligibles à l'ANO. Ils ont pu être suivis en ambulatoire en 2010 dans un CHS puis faire un séjour dans une clinique, ne faire que des séjours dans plusieurs établissements différents...

On ne peut donc connaître l'enchaînement des prises en charge de manière exhaustive qu'à l'intérieur de l'établissement lui-même. Quant à l'enchaînement entre établissements, il n'est possible que pour l'hospitalisation et une partie non-précisable de l'ambulatoire.

Parmi les 27 599 patients éligibles à l'ANO, 17% ont, sur quatre ans, fréquentés plusieurs établissements, soit en alternant temps complet ou partiel (76 %), soit en associant séjours et actes en ambulatoire (24%) [198]. Sur une année d'observation (2013), 90% des patients-ANO ne fréquentent qu'un seul établissement ; sur deux années, 86% ; 84% sur trois ans ; 83% sur quatre ans. Sans surprise, sur le territoire (département rural) où il n'existe qu'un seul établissement ces trajectoires sont

[198] Notre proportion, établit sur quatre ans de prise en charge est cohérente avec celle trouvée par M. Coldefy sur une année : Sur le territoire national, « il apparaît que seuls 8 % des patients ont été pris en charge dans plusieurs établissements (au niveau de l'entité juridique). La part de patients pris en charge à temps complet ou à temps partiel dans plusieurs établissements est plus importante pour les patients des départements urbains où le nombre d'établissements notamment privés est plus important : Bouches-du-Rhône, départements d'Ile-de- France, Haute-Garonne, Gironde, mais également dans les Pyrénées-Orientales et la Loire qui comptent également un nombre important d'établissements privés. Dans ces départements, le taux de patients ayant été pris en charge à temps complet ou partiel dans plusieurs établissements atteint 13 à 18 % » (Coldefy *et. al.*, 2012, 34).

beaucoup plus rares [199]. Seule une offre abondante permet la circulation entre établissements.

Mais l'analyse des données par établissement permet de percevoir les fonctions que remplissent deux groupes dans les parcours sur les territoires étudiés. D'abord les établissements qui comptent en proportion le plus de patients ayant fréquenté plus d'un établissement sont les centres de postcure. Leur file active est faible mais leur rôle dans les parcours est prépondérant en tant justement que postcure. En quelque sorte, ils jouent le rôle qui est attendu d'eux ; ils remplissent leur mission de suite après l'hospitalisation. Un deuxième groupe est constitué de deux cliniques ayant également une proportion importante de patients ayant fréquenté plusieurs établissements. L'enquête qualitative a montré le rôle qu'elles jouent sur le territoire : elles fonctionnent comme un deuxième sas, un deuxième relais à la sortie des urgences psychiatriques, service qui remplit lui-même en partie cette fonction de sas ou de relais sur l'Agglomération. Les patients, déjà passés pour un certain nombre par des établissements de psychiatrie, se rendent aux urgences puis sont transférés à la sortie vers les cliniques qui ont accepté de remplir une mission de post-urgences. Les patients y sont brièvement pris en charge avant de retourner à domicile et/ou dans l'établissement qui les suit habituellement lorsque c'est le cas. Les mouvements de patients sont particulièrement nombreux entre le CHS de l'Agglomération et ces deux cliniques ; deux cliniques qui, de manière générale, ont des patients qui connaissent beaucoup de mouvements avec d'autres établissements. Pour une clinique, il est probable que le mouvement inter-établissement résulte en partie également de sa politique de durée de séjour faible. On peut dès lors s'interroger sur les conséquences de politiques qui enjoignent les soignants à raccourcir la durée des séjours, de « fluidifier les parcours » : ne risquent-elles pas de produire de fréquentes ré-hospitalisations [200] ? Un troisième groupe d'établissements est

---

199 Seuls 22% des patients-ANO du CHS du *Département rural* sont concernés contre plus de 50% dans plusieurs cliniques de l'*Agglomération.*

200 On voit qu'il est essentiel si l'on veut évaluer la fréquence des ré-hospitalisations de ne pas limiter l'observation à un établissement mais de

constitué de cliniques qui ont une patientèle fidèle, fréquentant très peu les autres établissements du territoire [201].

Conclusion

Alors qu'au départ les concepteurs du PMSI en psychiatrie comptaient identifier voire expliquer des trajectoires au sein des établissements de psychiatrie, la suite de l'histoire a réduit cette possibilité à peu de choses. Le RIM-P a été progressivement constitué restrictivement en recueil d'informations pour le financement des établissements de psychiatrie. Du choix des variables aux modalités de production de l'information en passant par les différents usages auxquels il donne lieu, un ensemble d'obstacles se dressent désormais qui viennent obérer la possibilité d'une connaissance des trajectoires. Les conditions administratives de génération du numéro ANO ne permettent pas de savoir véritablement ce qu'il en est des parcours entre établissements. Le recueil n'aboutit plus qu'à une information appauvrie, une représentation très partielle des caractéristiques des patients et des prises en charge dont ils bénéficient successivement dans le temps, au sein d'un même établissement ou de plusieurs.

Paradoxalement, alors que le RIM-P a été progressivement rabattu sur un objectif de financement de l'activité, il ne sert toujours pas cette fin, sinon de manière très marginale au travers des expérimentions de modulation des dotations par les ARS. Evidemment, le retard pris par la VAP (valorisation de l'activité en psychiatrie) n'est pas lié seulement au fait que les professionnels considèrent qu'il rend très mal compte de l'hétérogénéité de leurs pratiques. Le retard ne s'explique pas non plus du fait qu'il n'y a toujours pas d'accord entre les

---

l'étendre à l'ensemble de ceux du territoire, ce que nous appelons le système, sous peine de manquer une partie du phénomène.

201 La constitution de la base ne permet de connaître ni la durée entre deux prises en charge dans deux établissements différents ni le sens dans lequel s'opèrent les déplacements.

parties pour savoir quelle part de financement accorder à l'activité par rapport à d'autres « compartiments de financement » tels que les missions d'intérêt général remplies par les établissements ou la prise en compte des facteurs socio-démographiques et environnementaux de leurs territoires d'implantation. Dès lors que les limites de la T2A en MCO sont reconnues il apparaitrait malvenu de mettre en place en psychiatrie un dispositif qui s'en inspire largement.

Certaines des informations recueillies dans le RIM-P ne sont pas sans intérêt - files actives, nombre et durée des prises en charge à temps plein, partiel ou en ambulatoire - même si le fait de devoir se passer du diagnostic paraît relativement rédhibitoire pour des objectifs de connaissance épidémiologique et pour mener à bien une politique de santé publique.

Par rapport à la possibilité d'alimenter la politique publique des parcours, le RIM-P n'est de toutes façons pas adapté dans la mesure où comme le savent tous les acteurs, les parcours de prise en charge des troubles psychiques s'effectuent en établissement de santé mais aussi en libéral et dans les secteurs sociaux et médico-sociaux.

CONCLUSION GÉNÉRALE

Dans cet ouvrage, nous avons adopté une perspective sociologique éloignée des classiques analyses de trajectoires ou de carrières de malades chroniques. Nous avons étudié les parcours de malades en regard des logiques et des innovations des politiques publiques les plus récentes dans le champ de la santé mentale. Face à une politique publique qui cherche à organiser l'offre de soins sur les territoires de manière à encadrer et normaliser l'enchaînement des prises en charge des patients de psychiatrie dans les secteurs de la santé et du médico-social (c'est l'essence du nouveau référentiel des parcours de soins en santé mentale), il s'agissait d'analyser la manière dont aujourd'hui, se réalisent effectivement les parcours des patients concernés sur un territoire donné.

Nous avons fait le choix d'étudier des parcours en plaçant la focale sur les logiques d'actions des soignants exerçant en établissements psychiatriques. De fait, nos enquêtes laissent de côté une grande partie de ce qui est visé par le référentiel : le médico-social et, au sein du secteur sanitaire, l'exercice libéral. Les spécificités du territoire retenu – un grand nombre de cliniques privées, sa proximité avec des déserts médicaux – et la proposition qui nous était faite par un des Centres Hospitaliers de nous intéresser aux patients de psychiatrie ayant des comorbidités addictives ont encore resserré la focale.

Pour autant, nous n'avons pas pris pour acquises les notions constitutives de ce nouveau référentiel. La conclusion est l'occasion de revenir sur celles-ci.

De quelles normes de prise en charge le référentiel fait-il la promotion ? Il encourage la continuité des soins – et donc l'évitement des ruptures –, il enjoint les professionnels et les structures à se coordonner (publics comme privés), place le patient au centre du parcours… Mais ni les textes édictés par le Ministère de la santé, ni ceux de la Haute Autorité de Santé ou de l'Agence Nationale d'Appui à la Performance ne précisent ce que sont la continuité des soins, une rupture, un patient mis au centre, ni même des besoins de soins psychiatriques.

On doit pourtant se demander, en particulier à la lecture de dossiers de patients ou après avoir suivi des transmissions médicales, ce que peut être une rupture de soins ou de prise en charge à l'aune d'une vie et de ses aléas. Faut-il réduire, pour objectiver les choses, la rupture à la rechute, et celle-ci à une ré-hospitalisation ? Ce serait non seulement opérer une double réduction, mais aussi considérer que l'une est la cause de l'autre, que la rupture des soins est la cause de la ré-hospitalisation. En excluant d'emblée les événements de vie. Or nous avons vu que la rupture de traitement n'entrainait pas nécessairement une hospitalisation [202]. Nous pouvons imaginer qu'un malade qui cesse d'aller voir son psychiatre peut tout simplement aller mieux, être rétabli, même momentanément. Pourquoi la rupture de soins n'est-elle pas considérée par l'Agence Nationale d'Appui à la Performance (ANAP) comme un indicateur de rétablissement ?

Au Québec, pays où le renouvellement des politiques publiques de santé depuis 1989 a été guidé par des objectifs proches [203], des chercheurs ont interrogé ces allants de soi. « S'il est indéniable aujourd'hui que la continuité des soins est centrale aux discussions théoriques entourant la planification et l'organisation des services de santé mentale dispensés dans la communauté, il est beaucoup plus difficile de cerner à quoi cette dernière se réfère exactement et qu'elles en sont les véritables dimensions » (Clément, Aubé, 2002, 181). Ils soulignent la multiplicité des définitions de la notion de continuité des soins ainsi que les nombreuses dimensions qui la constitue. En mettant au centre de leur enquête le point de vue des personnes utilisatrices, les chercheurs montrent qu'un moment de rupture avec le système de soins n'est pas nécessairement une expérience négative et subie ; les individus peuvent vouloir prendre leur distance avec ce système et ses professionnels.

---

202 L'inverse étant également une réalité : des patients suivis et observant leur traitement peuvent à un moment se trouver en demande d'hospitalisation.
203 MSSS, 1989.

D'autres chercheurs discutent de la compatibilité des réseaux intégrés de services [204] (RSI) avec la philosophie d'appropriation du pouvoir des personnes et des communautés afin qu'elles puissent vivre pleinement leur citoyenneté. « La mise en place des RSI dans une culture de pratique dominée par l'approche médicale représente un "enjeu pour le sujet". En effet, toute une littérature médicale tend à réduire l'expérience des personnes vivant des difficultés de santé mentale à des symptômes à traiter à l'aide d'une médication psychotrope. Dans cette perspective, l'intervention est davantage évaluée à partir de critères objectifs (diminution des symptômes et du nombre d'hospitalisations, développement d'une autonomie fonctionnelle, habiletés sociales) qu'à partir de l'opinion subjective des personnes traitées sur leur état de santé et de bien-être. Ce que je tente de souligner ici est le fait qu'il ne suffit pas pour ces personnes d'avoir moins de symptômes et de vivre de façon stable dans la communauté pour qu'elles soient satisfaites de leur qualité de vie. Elles ont des valeurs et des aspirations personnelles qui doivent être prises en compte dans le soutien qu'on leur apporte » (Perron, 2005, 171).

La coordination des acteurs de la santé mentale n'est donc pas la garantie d'un traitement – et au-delà, d'une vie – satisfaisant pour les malades, loin s'en faut. On peut alors questionner sa centralité dans les politiques publiques récentes. D'autant plus que, sur le versant de sa mise en place effective, cette volonté de coordination se heurte régulièrement à la réalité des relations entre les différents « partenaires » de la psychiatrie. En effet, si la coordination consiste à « ordonner des éléments séparés, combiner des actions, des activités distinctes en vue de constituer un ensemble cohérent ou d'atteindre un résultat déterminé » (dictionnaire Larousse), l'analyse du système local de prise en charge où s'est déroulé l'enquête a montré qu'il était dominé par son opposé : la concurrence.

[204] Ces réseaux se développent selon une logique proche de celle de la coordination des acteurs tant vantée en France.

C'est ici que se situe tout l'intérêt de la perspective analytique adoptée dans cet ouvrage : celle en termes de système local de prise en charge. A la différence d'une approche par le couple offre/besoins, celle en termes de système local de prise en charge part du principe que tous les acteurs forment déjà système, antérieurement aux volontés régulatrices des tutelles. En parlant de « système local » plutôt que d'« offre », nous souhaitions mettre l'accent sur deux dimensions des soins en santé mentale : l'interdépendance et le pouvoir. L'interdépendance car, lorsqu'une des structures ouvre ou ferme des services, décide de participer ou pas à l'hospitalisation post-urgences, aux soins sous contrainte, à l'accueil des sans domicile fixe ou des patients consommant des drogues, cela a des conséquences sur les autres acteurs et par conséquent sur l'ensemble du système de soins – qu'il soit formellement articulé ou pas. La question du pouvoir est en parallèle déterminante dans la structuration des soins, car les établissements n'ont pas tous les mêmes droits et les mêmes obligations, ni la même capacité à négocier avec l'ARS : ils maîtrisent alors plus ou moins leur file active (ce qui est à mettre en relation avec l'activité des autres établissements), et ont conséquemment un pouvoir très inégal quant à la définition de leurs propres missions.

L'enquête a montré des établissements et des professionnels ayant chacun leur définition des patients qu'ils ont à accueillir, du bon et du mauvais patient, de la manière dont doivent se dérouler les soins, et du rôle qu'ils considèrent devoir jouer sur le territoire. Plusieurs intérêts entrent en jeu dans la conception que l'on se fait de sa patientèle légitime, tels que le calcul du coût / bénéfice financier de la prise en charge, le souhait de se spécialiser, de constituer un groupe de malades « cohérent » sur la base de critères pathologiques ou comportementaux (ne pas mélanger des patients fragiles à d'autres plus agités, ne pas « faire exploser le service » avec des patients agressifs, constituer des groupes de patients qui soient thérapeutiques et non pathogènes…), de ne pas mettre les équipes en souffrance…

Le système local de psychiatrie que nous avons étudié se caractérise à la fois par la diversité de son offre et par la concurrence à laquelle se livrent les structures de soins. Les complémentarités construites de manière négociées ne sont pas absentes : deux conventions signées avec l'ARS organisent une partie des relations entre certaines structures qui ont accepté de s'engager [205]. Mais ces conventions sont sans cesse sujettes à négociations. Derrière les contestations, c'est la concurrence qui s'exprime, comme lorsqu'une partie est accusée par les autres de ne pas respecter sa part du contrat [206]. La segmentation des populations qui résulte de la diversité de l'offre ne peut être considérée comme une forme de complémentarité, dans la mesure où elle est moins, justement, le résultat d'accords – sous forme conventionnelle ou autres – que celui d'un positionnement des établissements sur le marché de l'offre psychiatrique [207] et en même temps d'usagers qui choisissent leur lieu de soins.

Parmi les acteurs qui produisent le système de soins se trouvent les usagers. Ils opèrent des choix quant à leur traitement, et pour cela, ils traversent les frontières des territoires administrativement définis. Par exemple, lorsque des usagers habitent dans des déserts médicaux, et que des territoires limitrophes sont pourvus d'une offre diversifiée, s'ils le peuvent, ils vont se déplacer pour se faire suivre. Des données recueillies sur un département voisin de l'Agglomération, sans avoir pu être complètement exploitées,

---

[205] L'engagement du secteur privé est tout de même très limité car, trois ans après le début de notre recherche, le CHS de l'*Agglomération* participe à la création d'une Communauté psychiatrique de territoire (CPT) – qui « contribuera à la définition du projet territorial de santé mentale et s'assurera de sa mise en œuvre » – sans qu'aucune des cliniques privées ne soit impliquée. Est intégré un établissement public d'un seul des départements limitrophes avec lequel il n'y a, selon nos données, aucune circulation de patients particulière.

[206] On pense en particulier à l'accusation de ne pas rendre visible pour tous les lits disponibles dans son établissement, afin de ne pas avoir à accueillir des patients des urgences.

[207] En se spécialisant sur des pathologies, sur des modalités de traitement ou de prise en charge, ou encore en fonction du coût de la prise en charge.

permettent de constater que l'absence d'offre – qui caractérise ce département – produit d'une part du non- recours (et donc du non-parcours) et, d'autre part, provoque un déplacement physique des patients qui le peuvent vers les lieux de soins existants, quel que soit leur territoire d'implantation. Ainsi n'est-il sans doute pas pertinent d'organiser une offre pour répondre aux besoins d'une population d'un territoire sans tenir compte des pratiques des populations et de leur territoire vécu. Le système de soins structure les parcours en même temps qu'il est constitué par eux [208].

La question des non-recours et des non-parcours est cependant à saisir avec précautions. Cibles de l'action des pouvoirs publics, ils ne sont pourtant pas toujours ce qu'ils ont l'air d'être. Les données du RIMP ont permis de mettre en lumière une autre forme de ce qui pourrait constituer en partie des non -parcours. Les séjours en ambulatoire représentent plus de 80% des prises en charge dans le public sur les deux territoires de l'enquête. On constate également l'importance des « consultation unique » : des patients qui ne font qu'une séance d'ambulatoire et disparaissent du RIMP. Sur la période étudiée, ce type de non-parcours représente plus de 50 % de la patientèle d'un hôpital [209]. Sur cette même période et sur l'ensemble des établissements, les « consultation unique » représentent plus du tiers des parcours en ambulatoire exclusif.

On garde toutefois à l'esprit les limites du RIMP qui ne rend pas compte de ce qui peut se faire dans le médico-social et dans le libéral

---

[208] Certaines raisons peuvent toutefois empêcher les patients de choisir leur lieu de soins, comme le coût d'une prise en charge ou encore l'usage de la contrainte. Ces déterminants deviennent des contraintes également pour quelques établissements, qui se voient dans l'obligation d'accueillir cette population qui n'a pas le choix du lieu et qui n'est pas choisie ailleurs. C'est en particulier le cas du CHS qui accueille la quasi-totalité des patients sous contrainte. Un quart de ses lits est occupé par des hospitalisations sans consentement.

[209] 20 % et 16 % dans les deux autres.

Pour compléter la politique publique, il y aurait ainsi lieu de prendre en compte à la fois les non-recours et les non-parcours qui n'en sont pas, c'est-à-dire les consultations isolées en ambulatoire qui ne donnent lieu à aucune autre forme de soins. Par définition, le RIMP ne nous apprend rien sur ces pratiques de soins. Dans une perspective de santé publique, leur ampleur est cruciale à évaluer.

Le RIMP n'est pas sans intérêt, et nous l'avons mobilisé dans plusieurs chapitres de ce rapport. Il fournit des données de cadrage, permet de repérer des phénomènes tels que les prises en charge orphelines (prises en charge uniques en début de période d'observation), les différences de trajectoires de patients entre établissements et entre pathologies. Si l'on connaissait déjà la part conséquente que prend l'ambulatoire par rapport au temps complet et au temps partiel pour un patient donné ou pour une année donnée, la perspective longitudinale permet de constater que ce mode de prise en charge ne doit pas être seulement considéré comme une modalité dans un parcours qui comprendra nécessairement de l'hospitalisation en temps complet ou partiel : de très nombreuses trajectoires sont, sur quatre ans, uniquement ambulatoires. Même pour des pathologies considérées *a priori* comme lourdes. En serait-il de même sur dix ans ? Et, si l'on considère l'hospitalisation comme un événement à éviter, qu'est-ce qui permet à certaines trajectoires de rester, pour reprendre l'expression de D. Bauer, « ambulatoires monotypes » ? Le RIMP ne permet pas d'y répondre.

Les données du RIMP ne sont pas sans intérêt, mais leur croisement avec des données qualitatives est rendu nécessaire par l'incertitude sur l'interprétation possible des données et leur qualité. Nous sommes passés, tout au long de la recherche, de l'exploitation statistique à l'interrogation des acteurs. La qualité des données n'étant pas assurée, les professionnels continuent d'avoir des interprétations divergentes de certaines variables. Les usages des données à des fins de mesure de la performance des structures de soins risquent d'accroître l'incertitude sur le type de réalité mesurée.

Notre enquête montre que les parcours sont redevables d'une histoire, tant locale que nationale. La connaissance de cette histoire est indispensable pour comprendre le déroulé des parcours, et en particulier les obstacles à leur cohérence. Le chapitre sur les addictions est édifiant sur ce point : les parcours des patients concernés sont construits par une histoire longue de secteurs et de professions qui se sont constitués en s'opposant. Le secteur des addictions, qui comporte son offre propre de structures, de professionnels, ses plans régionaux et ses programmes nationaux, se dispute le territoire avec le système local prise en charge de la psychiatrie. Ces conflits et ces concurrences se manifestent dans la mise en œuvre des politiques publiques comme dans la clinique, au « chevet du malade », dans les rapports que les addictologues et les psychiatres entretiennent avec les addictions et les patients concernés. Il est notable que s'il existe des systèmes locaux qui structurent l'offre sur les territoires, qui sont eux-mêmes structurés autour de définitions institutionnelles de problèmes – le vieillissement et la dépendance, le handicap, la pauvreté, etc. –, ces systèmes peuvent se superposer en partie. Et lorsque « les problèmes des gens » ne correspondent pas complètement à la définition institutionnelle des problèmes, la cohérence des interventions s'en trouve affectée.

Au sortir du CHS – où la question des comorbidités a été étudiée –, le problème de la continuité des soins s'inscrit clairement dans ce contexte politique et administratif conflictuel. La mission de l'addictologue de l'hôpital ne s'étend pas à la coordination avec l'extérieur. Le malade doit faire lui-même la démarche de poursuive ses soins « psychiatriques » au CMP et de s'inscrire par ailleurs, pour un suivi addictologique, dans un autre secteur professionnel. Une démarche qui est plutôt celle d'une personne autonome, bénéficiant de soutiens sociaux et d'une volonté affirmée, ce qui n'est clairement pas la situation de toutes les personnes sortant de l'hôpital psychiatrique.

Le chapitre sur les comorbidités et la partie du chapitre sur le RIMP qui porte sur le codage en diagnostic principal et associé viennent nourrir l'interrogation sur un autre postulat fondamental du référentiel des parcours en psychiatrie : le postulat selon lequel il existerait un consensus scientifique sur le bon parcours, le bon enchaînement des soins et plus encore, sur la validité des catégories diagnostiques. La stratégie thérapeutique de prise en charge intégrée des addictions et des troubles psychiques suppose un accord sur ce qui distingue ces deux ordres de réalité et les liens qui les unissent. Les entretiens avec les médecins révèlent qu'au principe des divergences de codage se trouvent des désaccords sur ce qui distingue la maladie mentale et l'addiction, sur le problème qui est la cause de l'autre et qui pourrait amener à le considérer comme le diagnostic principal. La difficulté est du même ordre lorsque deux pathologies psychiatriques sont identifiées par les médecins. Nous avons montré que le RIMP avait résolu le problème de l'absence de consensus scientifique sur la structure des pathologies mentales au profit d'un critère gestionnaire ; le trouble principal étant défini comme celui « qui a mobilisé l'essentiel de l'effort de soins pendant la durée de la séquence ».

Hormis le fait que nous ayons reconsidéré le modèle d'analyse des orientations et des parcours sous l'éclairage du système local, nous avons soulevé dès l'introduction l'ambiguïté de la notion de « besoins » sur laquelle repose la planification de l'offre sur les territoires. Dans les schémas régionaux que nous avons pu lire et particulièrement dans celui qui concerne notre recherche, aucune enquête de besoins de soins n'a été menée. Si l'encombrement des urgences psychiatriques est bien considéré comme un indicateur de besoins de soins, c'est le seul à avoir été pris en compte. Il a été traité à la fois par une augmentation du nombre de lits aux *Urgences* et par une exigence de réorganisation du service.

La demande de soins estimée au travers de la consommation est doublement insatisfaisante, dans la mesure où c'est par définition l'offre qui conditionne la consommation, et où l'existence de délais d'attente pour consulter ou de lits saturés sont rarement retenus comme des indicateurs complémentaires. La controverse locale – qui a toutes les chances de se retrouver ailleurs en France où l'on trouve des établissements publics et privés – sur des cliniques privées qui n'accueilleraient pas les vrais malades ou laisseraient les malades les plus lourds au service public, repose en partie sur cette absence de réflexion partagée sur les besoins de soins psychiatriques. Nous n'avons pas seulement montré que pour orienter les patients et participer à la construction de leurs parcours, les usages de l'offre par les professionnels – sinon par les patients, ce qui aurait demandé une recherche *ad hoc* – répondaient à un ensemble de logiques complexes et intriquées qui constituent des contraintes très fortes, nous avons montré que l'offre pouvait, *dans une certaine mesure*, créer la demande. Il est en effet remarquable que l'ouverture de nouveaux lits aux urgences n'ait pas désencombré le service, et que les premiers utilisateurs des urgences soient d'abord ceux qui résident à proximité. Il est possible qu'à l'inverse, la réduction voire l'absence d'offre soit une manière de ne pas créer de besoins.

Une lecture rapide de notre chapitre sur les cliniques pourrait laisser croire que celles-ci ne satisfont pas (que) de vrais besoins. De par la sélection des patients qu'elles opèrent à l'entrée, elles ne traiteraient que des individus aux troubles légers, dont on pourrait douter de leur appartenance même au champ de la santé mentale. Ou l'on pourrait affirmer que, puisque ces établissements développent une offre pour accroître leurs parts de marché, il n'y a pas de besoins. Mais qui peut distinguer les vrais des faux besoins ? Sur quels critères convaincants se baser ? En fait, il n'y a pas selon nous de besoins qui préexistent à la captation de patients [210] et à l'interprétation de leurs troubles. .

Enfin, il convient de ne pas négliger cet appendice essentiel à toute définition des parcours par l'Etat et ses Agences du référentiel de parcours : les parcours doivent être imaginés et construits dans « un contexte de budget contraint ». En adoptant cette forme passive, la formule fait disparaître l'action à l'origine du « contexte » et suggère un ordre naturel des choses. Il s'agit évidemment du choix politique – un choix de politique publique de santé en l'occurrence – de « contraindre » le

[210] Le recours étant une étape ultérieure qui dépend, nous l'avons rappelé en commençant, d'un grand nombre de déterminants

budget, et de ne pas envisager que les problèmes de manque de coordination de soins, de mauvaise qualité, de non recours, de ruptures puisse trouver leur solution dans autre chose que des protocoles, une meilleure coordination professionnelle ou, pour les maladies mentales précisément, la nécessité de « changer de regard sur la santé mentale » et lutter contre la stigmatisation.

On peut bien entendu étudier les politiques sociales et de santé qui promeuvent le référentiel de parcours sans se focaliser sur les moyens financiers octroyés pour améliorer la qualité des soins, « mettre le patient au centre » et éviter les discontinuités, les redondances ou les incohérences dans les interventions professionnelles. Pour autant, la question ne peut être évacuée : comment réussir concrètement à « mettre le patient au centre » et, pour les professionnels, réussir à se coordonner lorsqu'on a fait le choix politique de baisser la dépense publique et de réduire le déficit [211] ? Dans l'ouvrage collectif récemment paru sur les parcours de soins dans les secteurs social et médico-social [212], les contributions des trois sociologues prennent cette question à bras le corps en replaçant l'objectif de la coordination des professionnels pour l'amélioration des parcours dans le contexte politique de la recherche de réduction des dépenses publiques dans le secteur de la santé. M. Chauvière souligne que « le choix de l'approche par les parcours plutôt que par les places est politique, c'est même de l'économie politique » (Chauvière, 2018, 31). Il entend par là que le nouveau référentiel de parcours est, outre un instrument de connaissance, un outil pour réduire la dépense publique en détournant l'attention de la baisse des moyens disponibles (le nombre de lits, de professionnels dans un service…) pour atteindre les objectifs du « bon » soin. Quant à S. Morel, il rappelle que, dans le domaine de l'enfance en difficulté, en matière de coordination inter-institutionnelle, « dans le contexte

---

[211] Dans le PLFSS 2018 qui vise « Une dépense sociale maîtrisée pour permettre la baisse du déficit public et le retour vers l'équilibre de la sécurité sociale », l'objectif de « Structurer des parcours de soins efficients » est présenté dans le tableau intitulé *Economies attendues en 2018*. Il doit permettre à lui seul d'économiser 250 millions d'euros.

[212] Guirimand, Leplège, Mazereau,, 2018.

actuel [d'austérité budgétaire] les dispositifs de décloisonnement sont pris dans des enjeux économiques de réduction des coûts, de mise en concurrence des participants les plus faibles (comme le monde associatif), de remise en cause de l'autonomie de certaines professions ou de certains fonctionnements institutionnels » (2018, 44). Il est alors impossible de faire fi de ce contexte pour qui prétend faire travailler ensemble autour d'une même problématique des acteurs issus de différents secteurs, structures et professions. Enfin, F. Mispelblom Beijer, en sociologue du travail et des organisations, note « qu'aujourd'hui, dans maints hôpitaux, il y a d'un côté une injonction managériale à la concertation et de l'autre, une organisation du travail qui fait éclater les équipes et collectifs de travail, sapant les bases anciennes de cette coopération, déplaçant les soignants comme des individus interchangeables » (2018, 168). Les politiques publiques actuelles en santé mentale sont porteuses de logiques contradictoires, avec une injonction à travailler ensemble d'un côté, et une ponction des moyens pour le faire de l'autre, qui a de surcroît tendance à produire de l'éclatement et de la concurrence.

Face à tous ces impensés du référentiel de parcours, et compte-tenu des allants de soi sur lesquels il se constitue, la solution pour une organisation pertinente de l'offre de soins en santé mentale sur les territoires se trouve peut-être dans une réappropriation par les patients de leur pouvoir d'agir, à la fois sur leur propre parcours et sur l'organisation de l'offre. Pour éviter que cette volonté d'*empowerment* ne se traduise par une injonction à se prendre en main, peut-être faut-il souligner combien il s'agit d'un moyen d'émancipation qui doit engendrer un véritable changement social. « Qui a décidé de la nécessité d'intervenir et pourquoi ? De la réponse à cette question dépendent la volonté et la capacité concrète d'impliquer les personnes aux prises avec la situation dans la démarche de changement. » (Le Bossé, 1998, 356).

Bibliographie

ABENA TSOUNGUI A., « Les conceptions du « marché » dans la construction de la place et de l'usage du PMSI en France », *Congrès AFSP*, 2013.

ACKER F., BOURRET P., « De quelques dimensions de l'invisibilité des soins », *Pratiques : les cahiers de la médecine utopique*, 2011, pp.12-15.

ACKER, F. « Les reconfigurations du travail infirmier à l'hôpital », *Revue française des affaires sociales*, no. 1, 2005, pp. 161-18.

ALLEN D., « Inside 'Bed management': ethnographic insights from the vantage point of UK hospital nurses », Sociology of Health & Illness Vol. 37 N° 3, 2015, pp. 370–384.

ANAP, *Gestion des lits – Retours d'expérience*, 2013.

APPAY B., « De l'autonomie émancipatrice à l'injonction d'autonomie », *Vie sociale*, 1(1), p. 29-40, 2012.

ATIH, *« Analyse de l'activité hospitalière »,* 2014.

ATIH, *« Guide méthodologique de production du Recueil d'Information Médicalisé en Psychiatrie »,* 2014.

BENATIA, M. « CATTP et DIM : vous avez des questions ? », *Empan*, vol. 69, no. 1, 2008, pp. 35-37.

BARLET M., BIGARD M., COLLIN C., LEVY D., « Offre de soins de premier recours : proximité ne rime pas toujours avec accessibilité », *Études et résultats*, DREES, 2012, n°817.

BATIFOULIER P., « Aux origines de la privatisation du financement du soin : quand la théorie de l'aléa moral rencontre le capitalisme sanitaire », *Revue de la régulation*, n°17, 2015.

BATIFOULIER P., « Capital santé, quand le patient devient client », Paris, La découverte, 2014.

BATIFOULIER P., DOMIN J.P., GADREAU M., « Mutation du patient et construction d'un marché de la santé », *Revue française de socio-économie*, n°1, p.27-46, 2008.

BAUBEAU D., CASES C., « Peut-on quantifier les besoins de santé ? », *Solidarité et santé,* n° 1, 2004, p. 17-22.

BAUBEAU D., CARRASCO V., « Motifs et trajectoires de recours aux urgences hospitalières », DREES, *Etudes et Résultats*, n°215, 2003.

BAUER D., *Analyse des trajectoires de soins en psychiatrie*, DHOS, 2001.

BELORGEY N., L'hôpital sous pression. Enquête sur le « nouveau management public », Paris, La Découverte, 2010.

BELORGEY N., PIERRU F., DOMIN J.-P., DEMBINSKI O., « L'expertise psychiatrique au service de la gouvernance ? », *La nouvelle revue du travail* [En ligne], 2 | 2013.

BELORGEY N., « Pourquoi attend-on aux urgences ? Un indicateur du New Public Management aux prises avec la réalité hospitalière », *Travail et emploi* 1/2013 (n°133), p. 25-38.

BENATIA, M., « CATTP et DIM : vous avez des questions ? », *Empan*, vol. 69, no. 1, 2008, pp. 35-37.

BENZEROUK, F., DEREUX, A., GORSANE, M.H., LANÇON C., « L'addictologie est-elle une spécialisation de la psychiatrie ? » *Annales Médico Psychologiques*. 2014, Vol. 172, p. 177-180.

BERGERON H., « L'État et la toxicomanie : histoire d'une singularité française », Paris, Presses universitaires de France, 1999.

BERGERON H., « Dispositifs spécialisés « alcool » et « toxicomanie », santé publique et nouvelle politique des addictions », Paris, OFDT, 2001.

BERTILLOT H., « Comment l'évaluation de la qualité transforme l'hôpital ? Les deux visages de la rationalisation par les indicateurs », *Cahiers internationaux de sociologie de la gestion* – n°15, septembre 2016.

BERTILLOT H., « Des indicateurs pour gouverner la qualité hospitalière. Sociogenèse d'une rationalisation en douceur », *Sociologie du travail* n°58 (2016) 227–252, 247.

BEZES P., « Réinventer l'Etat. Les réformes de l'administration française (1962-2008) », Paris, Presses Universitaires de France, 2009.

BLOCH M.A., HENAUT L., « Coordination et parcours. La dynamique du monde sanitaire, social et médico-social », Paris, Dunod, 2014.

BLOY G. et SCHWEYER F-X., « Singuliers Généralistes », Rennes, Presses de l'ENSP, 2010.

BOADEN R., PROUDLOVE N., WILSON M., « An exploratory study of Bed management », *Journal of Management in Medicine*, Vol. 13, n° 4, 1999, 234 – 250.

BOISGUERIN B., VALDELIEVRE H., « Urgences : la moitié des patients restent moins de deux heures, hormis ceux maintenus en observation », DREES, Etudes et Résultats, N° 889 • juillet 2014.

BOLTANSKI L., « Les usages sociaux du corps », *Annales, Économies, Sociétés, Civilisations*, 1971, Vol. 26, n°1, pp. 205-233.

BORGES DA SILVA, G., « Maladies chroniques : vers un changement du paradigme des soins », *Santé Publique*, 2015/HS (S1), 2015, p. 9-11.

BOTBOL M., CHATAGNER A., CHOQUET L.-H, OLLIAC B., RAYNAUD J.-P., « Adolescents reçus en urgence en psychiatrie infanto-juvénile. Qui sont-ils ? Quel est leur parcours ? Quel suivi social et/ou judiciaire ? », *Neuropsychiatrie de l'enfance et de l'adolescence*, Vol 63, n° 2, 2015, 124-132.

BOTHA UA *et al.*, "The revolving door phenomenon in psychiatry: comparing low-frequency and high-frequency users of psychiatric inpatient services in a developing country..
Social Psychiatry & Psychiatric Epidemiology, 2010,

BOURDAIS-MANNONE *et al.*, « Étude comparative de systèmes de codage pour l'évaluation des situations médicales et sociales : le cas des troubles addictifs ». *Santé Publique*. 2012. Vol. 23, n° HS, pp. 39-57.

BOUSSARD V., « Quand les règles s'incarnent. L'exemple des indicateurs prégnants », *Sociologie du Travail*, 2001, N° 43, p. 533-551

BOYER M., « Le secteur privé dans un système de santé public, France et pays nordiques », Montréal, Centre inter-universitaire de recherche en analyse des organisations, 2008.

BREUIL-GENIER P., RUPPRECHT F., « Comportements opportunistes des patients et des médecins : l'apport d'analyses par épisode de soins. », *Économie & prévision*, n°142, 2000-1. pp. 163-181.

BRIANÇON S. *et al.*, « Isolement, support social, événements de vie et état de santé, Revue générale », *Revue d'épidémiologie et de santé publique*, Vol. 33, 1985, 50.

BROUSSE G., DURAND Roger J., GENESTE J., JALENQUES I., « Urgences et crises : éclosions ou résolutions ? » *Annales Médico-Psychologiques* 165 (2007) 729–736.

BRUNO I., DIDIER E., « Benchmarking. L'État sous pression statistique », Paris, La Découverte, coll. « Zones », 2013.

BRUNO I., « La recherche scientifique au crible du benchmarking. Petite histoire d'une technologie de gouvernement », *Revue d'histoire moderne et contemporaine*, vol. 55-4bis, no. 5, 2008, pp. 28-45.

BUNGENER M., « Trajectoires brisées, familles captives : la maladie mentale à domicile », Paris, Éditions INSERM, 1995.

BUTON F., PIERRU F., « Instituer la police des risques sanitaires. Mise en circulation de l'épidémiologie appliquée et agencification de l'État sanitaire », *Gouvernement et action publique* 4/2012 (n° 4), pp. 67-90.

BUTON, F., « De l'expertise scientifique à l'intelligence épidémiologique : l'activité de veille sanitaire », *Genèses*, vol. n° 65, no. 4, 2006, pp. 71-91.

CALVEZ M., SECHET R., « Trajectoires socio-spatiales de soins et parcours de soins coordonnés. Une approche à partir d'une population en affection de longue durée » in Ertul S., Melchior J.P., Warin P. (dir.), *Les parcours sociaux à l'épreuve des politiques publiques*, Presses Universitaires de Rennes, 2012, p.43-56.

CARLI P., « Propositions de recommandations de bonne pratique facilitant l'hospitalisation des patients en provenance des services d'urgences », CNUH, 2013.

CASAS M., « Introduction à la notion de comorbidité et concept de dual diagnosis », *in* BENYAMINA A., *Addictions et comorbidités*. Paris, Dunod, 2014, pp. 3-10.

CASTEL R., « La gestion des risques », Paris, Minuit, 1981.

CASTRO B., *et al.*, « Syndrome de la porte tournante en psychiatrie en 2006 », Annales Médico Psychologiques 165 (2007), pp. 276–281.

CHAMPION F. (dir.) « Psychothérapie et société », Paris, Armand Colin, 2008.

CHANIAL, Philippe, « Le New Public Management est-il bon pour la santé ? Bref plaidoyer pour l'inestimable dans la relation de soin », *Revue du MAUSS*, vol. 35, no. 1, 2010, pp. 135-150.

CHAPIREAU F., « Les recours aux soins spécialisés en santé mentale », DREES, *Etudes & Résultats*, n° 533, novembre 2006.

CHAPIREAU, F., « Argumenter en chiffres les parcours des personnes en santé mentale », *PSN*, vol. 15, no. 1, 2017, pp. 7-20.

CHAPIREAU, F., « Le DSM et comment s'en libérer », *Topique*, vol. 123, no. 2, 2013, pp. 71-84.

CHAUVIERE M., « Déconstruuire la rhétorique du parcours et de la coordination », in GUIRIMAND N., LEPLEGE A., MAZEREAU P. (dir.), *Les nouveaux enjeux du secteur social et médico social : décloisonner/coordonner les parcours de vie et de soin*, Champ social, 2018.

CLAVERANNE P., PASCAL C., PIOVESAN D., « Les restructurations des cliniques privées, radioscopie d'un secteur en mutation », *Revue française des affaires sociales* 2003/3 (n°3), pp.55-78

CLEMENT M., AUBE, D., « La continuité des soins : une solution ? Perspective des personnes avec comorbidité », *Santé mentale au Québec*, *27* (2), 2002, pp. 180–197.

CLERY MELIN P., KOVESS V., PASCAL J.-C., « Plan d'actions pour le développement de la psychiatrie et la promotion de la santé mentale », Ministère de la santé, de la famille et des personnes handicapées, 2003.

CLERY MELIN P., LAVAUD P., MAURAS T., « Etablissements de soins privés en psychiatrie, entre innovations et contraintes », *Annales médico-psychologiques* n°172, pp.756-760, 2014.

COGNAT-BRAGEOT, M., LIMOSIN, F., LOUVILLE, P., « Comorbidité psychiatrique dans l'alcoolodépendance ». *La lettre du psychiatre*. 2013. Vol. IX, n° 2, pp. 56-60.

COLDEFY M., NESTRIGUE C., Or Z., « Étude de faisabilité sur la diversité des pratiques en psychiatrie », Les rapports de l'IRDES, n° 555, 2012.

COLDEFY M., NESTRIGUE C., « L'hospitalisation sans consentement en psychiatrie en 2010. Première exploitation du RIM-P et état des lieux avant la réforme du 5 juillet 2011 », Questions d'économie de la santé, IRDES, n° 193, décembre 2013.

COLDEFY M, NESTRIGUE C., « L'hospitalisation au long cours en psychiatrie : analyse et déterminants de la variabilité territoriale », *QES*, n° 202, octobre 2014.

COLDEFY M., LE NEINDRE C., « Les disparités territoriales d'offres et d'organisation des soins en psychiatrie en France : d'une vision segmentée à une approche systémique », *Rapport de l'IRDES*, n°558, décembre 2014.

COLDEFY M., NESTRIGUE C., TARTOUR T., « De l'hospitalisation aux soins sans consentement en psychiatrie : premiers résultats de la mise en place de la loi du 5 juillet 2011 », Questions d'économie de la santé, IRDES, n° 205, janvier 2015.

CONSEIL NATIONAL DE L'ORDRE DES MEDECINS, *Atlas de la démographie médicale en France, Situation au 1er janvier 2016*, sd.

CORRUBLE E et HARDY P. « Observance du traitement en psychiatrie », Encycl Méd Chir, Psychiatrie, 37-860-A-60, 2003.

COUR DES COMPTES, « L'organisation des soins psychiatriques : les effets du plan psychiatrie et santé mentale 2005-2010 », Rapport public thématique, décembre 201.1

COUTY E., « Hôpital public : le grand virage », *Les tribunes de la santé* 2010/3 (n°28), p.39-48.

COUTY Edouard, « Missions et organisation de la santé mentale et de la psychiatrie », janvier 2009.

CROZIER M., FRIEDBERG E., « L'acteur et le système », Paris, Le Seuil, 1977.

DASSIEU L., « La sélection entre logique d'appropriation et stigmatisation : les médecins généralistes face aux patients dépendants aux opiacés » in LACHENAL G. ; LEFEVE C. ; NGUYEN V-K. (éds.) *La médecine du tri. Histoire, éthique, anthropologie,* Paris, Presses Universitaires de France, 2014, p. 179-197.

DASSIEU, L., « Les traitements de substitution aux opiacés en médecine générale : les appropriations d'une politique publique », Thèse pour le doctorat de sociologie, Université Toulouse-Jean Jaurès, 2015

DEMAILLY L., « Cloisonnements et coopération dans le champ de la prise en charge des troubles psychiques », *L'information psychiatrique*, vol. 81, n°4, avril 2005.

DEMAILLY L., « Le nouveau management public et les particularités des secteurs d'action publique : le cas de la santé en France », *Education et sociétés*, vol. 32, no. 2, 2013, pp. 75-91.

DEPAIGNE A., « "Comment en est-on arrivé là ? ", *Pénombre*, n°6, 2001, 40

DEPLAUDE M.A., « Une fiction d'institution : les « besoins de santé » de la population », in Gilbert C., Henry E., *Comment se construisent les problèmes de santé publique*, Paris, La Découverte, 2009, pp. 255-272.

DESROSIERES A., « Gouverner par les nombres », Paris, Presses des Mines, 2008.

DHOS, Rapport du groupe de travail relatif aux « Recommandations d'organisation et de fonctionnement de l'offre de soins en psychiatrie pour répondre aux besoins en santé mentale », 2002.

DIDIER E., « Compstat à Paris : initiative et mise en responsabilité policière », Champ pénal, Vol. VIII, 2011.

DIDIER E., « L'État néolibéral ment-il ? « Chanstique » et statistiques de police », *Terrain*, n°57, 2011, pp. 66-81.

DODIER N., CAMUS A., « L'admission des malades. Histoire et pragmatique de l'accueil à l'hôpital », in *Annales. Histoire, Sciences Sociales*, 52e année, N. 4, 1997, p. 733-763.

DREES, « Organisation de l'offre de soins en psychiatrie et santé mentale », Série études et recherches, n° 129, Avril 2014.

DREES, « Le panorama des établissements de santé, édition 2014 », Collection Etudes et Statistiques, Edition 2016.

DRULHE M., SICOT F. (dir.), « Santé en société. Les configurations de la santé, de la maladie et du soin », Presses Universitaires du Mirail, 2011.

EHESP, *Les inégalités sociales et territoriales de santé*, Dossier Documentaire, 2018.

EHRENBERG A., « L'individu incertain », Paris, Calmann-Lévy, 1995

ENGEL F., KLETZ F., MOISDON J.-C., TONNEAU D., *La démarche gestionnaire à l'hôpital. Le PMSI. Tome 2, La régulation du système hospitalier*, Seli Arslan, 2000.

ESTELLAT C., *Revue des méthodes d'évaluation des besoins de santé*, DHOS, 2004.

FALISSARD B., « L'épidémiologie psychiatrique en question », *Questions de santé publique* n°11, 2010.

FASSIN D., « Pouvoir discrétionnaire et politiques sécuritaires. Le chèque en gris de l'État à la police », *Actes de la recherche en sciences sociales*, vol. 201-202, no. 1, 2014, pp. 72-86.

FAURE O., DESSERTINE D., « Les cliniques privées. Deux siècles de succès », Presses Universitaires de Rennes, collection « Histoire », 2012.

FEINSTEIN, A.R., "Pre-Therapeutic Classification of Co-Morbidity in Chronic Disease", *Journal of Chronic Diseases*, 1970, Vol. 23, n° 7, pp. 455-468. WOS:A1970I667400002.

FISHER W.H., *et al.*, "The relationship between community resources and state hospital recidivism », *Am J Psychiatry.* 1992 ; 149 : 385–90.

FONDS DE FINANCEMENT DE LA PROTECTION COMPLEMENTAIRE DE LA COUVERTURE UNIVERSELLE DU RISQUE MALADIE, VIIème rapport d'évaluation de la loi CMU, 2016.

FORTANE, N., « La carrière des « addictions » D'un concept médical à une catégorie d'action publique », *Genèses*, 2010, n° 1, pp. 5–24.

GALLAIS J.L., « Médecine générale, psychiatrie et soins primaires : regard de généraliste », *L'information psychiatrique*, vol. volume 90, no. 5, 2014, pp. 323-329.

GARRIDO S., « Understanding the revolving door syndrome », *European Psychiatry*, Vol. 27, Supp.1, 2012.

GAUDRON P., « Un partenariat public-privé réussi dans le secteur de la santé », *Revue française d'administration publique*, n° 130, 2009/2, p.307-322.

GELLY M., PITTI L., « Une médecine de classe ? Inégalités sociales, système de santé et pratiques de soins », *Agone*, vol. 58, no. 1, 2016, pp. 7-18.

GOFFMAN E., « Asiles. Études sur la condition sociale des malades mentaux », Paris, Minuit, 1968.

GONON F., « Quel avenir pour les classifications des maladies mentales ? Une synthèse des critiques anglo-saxonnes les plus récentes », *L'information psychiatrique*, vol. 89, no. 4, 2013, p. 285-294, 289.

GRALL J.-Y., Rapport sur la territorialisation des activités d'urgence, 2015

GRANT B. *et.al*, "Prevalence and Co-Occurrence of Substance Use Disorders and Independent Mood and Anxiety Disorders", *Alcohol Research & Health*, 2006, Vol. 29, n° 2, p. 107-120.

GREEN, J. and ARMSTRONG, D., "Acheiving rational management: Bed managers and the crisis in emergency admissions", *Sociological Review*, 1995, 43, 4, 743–62.

GUIRIMAND N., LEPLEGE A., MAZEREAU P. (dir.), *Les nouveaux enjeux du secteur social et médico social : décloisonner/coordonner les parcours de vie et de soin*, Champ social, 2018.

HARTZ, S. *et. al*., « Comorbidity of Severe Psychotic Disorders With Measures of Substance Use", *JAMA Psychiatry*. 2014. Vol. 71, n° 3, p. 248-254.

HASSENTEUFEL P., « Syndicalisme et médecine libérale : le poids de l'histoire », *Les Tribunes de la santé*, 2008/1 (n° 18), p. 21-28.

HAUT CONSEIL DE LA SANTE PUBLIQUE, *Les inégalités sociales : sortir de la fatalité*, HCSP, 2009.

HAXAIRE C., GENEST P. et BAIL P., « Pratique et savoir pratique des médecins généralistes face à la souffrance psychique », in Bloy G. et Schweyer F.X., *Singuliers Généralistes*, Rennes, Presses de l'ENSP, chap.7, p.133-144.

HEMMENDINGER A., JOUBERT F., HECHINGER M., MARESCAUX C., « Etude transversale sur la connaissance et l'intérêt des médecins pour le Recueil d'informations médicalisé en psychiatrie », *Revue d'Épidémiologie et de Santé Publique*, Volume 65, Supplément 1, 2017, Page S34.

HERMLE, L., *et al.*, "Substance use associated disorders: frequency in patients with schizophrenic and affective psychoses", *Der Nervenarzt*, 2013. Vol. 84, n° 3, p. 315-325.

IGAS, « Evaluation de la place et du rôle des cliniques privées dans l'offre de soins », 2012.

IRDES, « Évolution du nombre de lits d'hospitalisation complète en section hôpital par secteur en taux de croissance annuel moyen », IRDES, décembre 2013.

JUSOT F., « Les inégalités de recours aux soins : bilan et évolution », *Revue d'Épidémiologie et de Santé Publique*, Vol. 61, Supp. 3, 2013.

JUVEN P.A., « Produire l'information hospitalière. Du codage des dossiers au gouvernement de l'activité », *Revue d'anthropologie des connaissances,* 2013, Vol 7, n°4, pp. 815-835.

JUVEN P.A., « Politique des coûts, politique des écarts. Etude d'une controverse métrologique sur les tarifs hospitaliers », *Gouvernement et action publique*, 2016/1 (n°1), pp. 35-62.

JUVEN P.A., « Une santé qui compte ? Les coûts et les tarifs controversés de l'hôpital public », Paris, PUF, 2016.

KESSLER, R.C., *et al.*, « Lifetime co-occurrence of dsm-iii-r alcohol abuse and dependence with other psychiatric disorders in the national comorbidity survey", *Archives of General Psychiatry*. 1997, Vol. 54, n° 4, pp. 313-321.

KLEIN A., « Contribution à l'histoire du « patient » contemporain. L'autonomie en santé : du self-care au biohacking », *Histoire, médecine et santé,* n°1, 2012, pp.115-128.

LACHENAL G., LEFEVE C., NGUYEN V.-K., « La médecine du tri », *Les Cahiers du Centre Georges Canguilhem*, n° 6, PUF, 2014.

LALLOUE B., *et. al.*, « Méthodologie de création d'un indice de défaveur contextuelle. Un outil permettant l'analyse des inégalités sociales de santé », HAL, 2012.

LASCOUMES P., Le Gales P., « Gouverner par les instruments », PFNSP, Paris, 2005.

LE BOSSE Y., « Introduction à l'intervention centrée sur le pouvoir d'agir », *Cahiers de la recherche en éducation*, 1998, 5(3), 349– 370, 356.

LECLERC A., FASSIN D., GRANJEAN H., KAMINSKI M., LANG T. (dir.), *Les inégalités sociales de santé*, La Découverte, 2000.

LENAY O., « De la concrétisation d'un outil de gestion : le rôle du PMSI dans la régulation du système hospitalier », *Politiques et management public*, vol. 18, n° 3, 2000. pp. 43-60.

LEROUX I., MORIN T., « Facteurs de risque des épisodes dépressifs en population générale », DREES, ES, N° 545, décembre 2006.

LINET, J.Y., CHAPIREAU F., CACOT P., « L'activité des hôpitaux de jour en psychiatrie : description et analyse. Résultats d'une enquête dans les hôpitaux de jour associatifs d'Ile-de-France », *L'information psychiatrique*, vol. 90, no. 4, 2014, pp. 273-279, 278.

LIRAUD F, VERDOUX H., « Clinical and prognostic characteristics associated with addictive comorbidity in hospitalized psychiatric patients », *L'Encéphale*, 2000, Vol. 26, n° 3, pp. 16-23.

LUKASIEWICZ M., « Le « double diagnostic » en addictologie: état des lieux et prise en charge », in REYNAUD, M., *Traité d'addictologie*. Paris, Flammarion Médecine-Science, 2006, pp. 95-102.

LUQUIENS A., REYNAUD M., PAILLE F., 2014 « Epidémiologie et impact médico-économique » in BENYAMINA A., *Addictions et comorbidités*, Paris, Dunod. 2014, pp.11-24.

MAJ M., "Psychiatric comorbidity: an artefact of current diagnostic systems?", *The British Journal of Psychiatry*. 2005, vol. 186, n° 3, p. 182-184.

MARTY J., "Le nouvel hôpital de Stanford", ANAP, 2012.

MAS B., PIERRU F., SMOLSKI N., TORRIELLI R. (dir.), « L'hôpital en réanimation. Le sacrifice organisé d'un service public emblématique », Broissieux, coll. « Savoir/Agir », 2011.

MATELLY JH MOUHANNA C., « Police : des chiffres et des doutes », Paris, Michalon, 2007.

MERCADIER C., « Le travail émotionnel des soignants à l'hôpital. Le corps au coeur de l'interaction soignant-soigné », Seli Arslan, 2017.

MILDECA, « Plan gouvernemental de lutte contre les drogues et les conduites addictives 2013-2017 », Paris, 2013.

MISPELBLOM BEIJER F., « Les "parcours de vie coordonnés" : un oxymore ? Dangers et opportunités de la nouvelle doxa professionnelle pour le décloisonnement et la coopération », in GUIRIMAND N., LEPLEGE A., MAZEREAU P. (dir.), *Les nouveaux enjeux du secteur social et médico-social : décloisonner/coordonner les parcours de vie et de soin*, Champ social, 2018.

MNASM, « La psychiatrie en France, quelles voies possibles *? »,* Editions de l'Ecole nationale de santé publique, 2005.

MOLINIER P., « L'hôpital peut-il s'organiser comme un aéroport ? Logique de gestion ou logique de care », *Agir en clinique du travail,* ERES, 2010, p. 157-167.

MONTETE C. *et.al.*, « Les réhospitalisations en urgence chez les patients atteints de troubles psychiatriques dans les données de l'assurance maladie », *European Psychiatry*, Vol. 28, n° 8. 2013.

MOREL S., « L'urgence à plusieurs « vitesses » : Fracture territoriale et inégalité sociale dans l'accès aux soins d'urgence en France. Genèse et réalité d'un sous champ sanitaire », Thèse pour le doctorat de sociologie, Nantes, 2014.

MOREL S., « La fabrique médicale des inégalités sociales dans l'accès aux soins d'urgence. Ethnographie comparée de deux services d'urgence public et privé », *Agone*, Vol.58, n°1, 2016, p.73-88.

MOREL S., « Prises en charge intra- et inter-institutionnelles. Pour une sociologie du "partenariat », in GUIRIMAND N., LEPLEGE A., MAZEREAU P. (dir.), *Les nouveaux enjeux du secteur social et médico-social : décloisonner/coordonner les parcours de vie et de soin*, Champ social, 2018.

MOUGEOT F. « A quoi tient la mesure ? », *Cahiers Internationaux de Sociologie de la Gestion*, 2013, pp.24-35.

MOUHANNA C., « La police contre les citoyens ? », Paris, Champ Social Éditions, 2011.

MSSS, *Politique de santé mentale*, gouvernement du Québec, Québec, Gouvernement du Québec, 1989.

MULLER P., « L'analyse cognitive des politiques publiques : vers une sociologie politique de l'action publique », *Revue française de science politique*, 50e année, n°2, 2000. pp. 189-208.

ODIER B., « La description des traitements ambulatoires : vers une typologie », *L'information psychiatrique*, vol. 93, n° 1, 2017, pp. 31-38.

OGIEN A., « L'hôpital saisi par la quantification. Une analyse de l'usage gestionnaire de la notion de qualité », *Sciences de la société,* 76, 2009, pp.31-51.

OGIEN A., « La volonté de quantifier. Conceptions de la mesure de l'activité médicale », *Annales. Histoire, Sciences Sociales*, 55e année, n° 2, 2000. pp. 283-312.

OTERO M., « Les règles de l'individualité contemporaine », Les Presses de l'Université Laval, 2003.

PADGETT, D.K., BRODSKY B., "Psychosocial factors influencing non-urgent use of the emergency room: A review of the literature and recommendations for research and improved service delivery », *Social Science & Medicine*, Vol 35, n°9,1992, pp.1189-1197.

PAILLE F., REYNAUD M., « L'alcool : une des toutes premières causes d'hospitalisation en France », *Bulletin Epidémiologique Hebdomadaire - INVS*. 2015, n° 24-25, pp. 440-449.

PENEFF J., « Les malades des urgences », Paris, Métailié, 2000, p. 174-175.

PERRON N., « Réseaux intégrés de services en santé mentale et enjeux des pratiques », *Nouvelles pratiques sociales*, 2005, 18 (1), pp. 162–175.

PIERRU F., « Le mandarin, le gestionnaire et le consultant. Le tournant néolibéral de la politique hospitalière », *Actes de la recherche en sciences sociales* 2012/4 (n° 194), pp. 32-51.

PIERRU Frédéric, « L'hôpital-entreprise » Une self-fulfilling prophecy avortée », *Politix,* vol. 12, n°46, 1999, pp. 7-47.

Pluriel, « La lettre de la MNASM », n°28, 2001.

REGIER D.A., *et al.*, « Comorbidity of mental disorders with alcohol and other drug abuse: Results from the epidemiologic catchment area (ECA) study". *JAMA*, 1990,Vol. 264, n° 19, pp. 2511-2518.

REYNAUD M., « Addictologie et psychiatrie : allons-nous enfin célébrer un mariage de raison ? », *L'information psychiatrique*, 2009, Vol. 85, n° 7, p. 593.

REYNAUD M., « Addictions et troubles mentaux: quelques pistes pour conclure » in BENYAMINA A., *Addictions et comorbidités*, Paris, Dunod, 2014, pp. 413-421.

REYNAUD M., PARQUET P.J., LAGRUE G., « Les pratiques addictives. Usage, usage nocif, et dépendance aux substances psychoactives », *Rapport au secrétaire d'Etat à la Santé et aux Affaires Sociales*, Paris, La documentation française, 1994.

RICAN S., VAILLANT Z., « Territoires et santé : enjeux sanitaires de la territorialisation et enjeux territoriaux des politiques de santé », *Sciences sociales et santé*, 2009.

RICHIERI *et al.*, « Fiabilité des références diagnostiques du Recueil d'Informations Médicalisées en Psychiatrie », *Santé publique*, Vol. 23, supplément n° 6, 2011, pp. 531-538.

ROBILIARD D., « La santé mentale et l'avenir de la psychiatrie », Rapport d'information, Assemblée nationale, 2013.

ROLLAND C., SICOT F., « Les recommandations de bonne pratique en santé. Du savoir médical au pouvoir néo-managérial », *Gouvernement et action publique*, n° 3, Juillet-septembre 2012, pp. 53-76.

ROQUES B., « Problèmes posés par la dangerosité des drogues. Rapport au secrétaire d'État à la santé », Paris, Secrétariat d'État à la santé, 1998.

SALADINI O., LUAUTE J., BENYAYA J., « Evolution sur 22 ans de la fréquence de l'association cannabis/trouble psychotique aigu dans un secteur de psychiatrie générale », *Annales Médico-psychologiques,* 2005. Vol. 163, n° 6, pp. 502-506.

SAMHSA 2012, "Results from the 2011 National Survey on Drug Use and Health: Mental Health Findings", US Department of Health and Human Services. Substance Abuse and Mental Health Services Administration, Center for behavioral Health Statistics and Quality.

SCHMOLL S. L. BOYER L., HENRY J.-M., BELZEAUX R., « Patients récurrents aux urgences psychiatriques : analyse démographique et clinique », *L'Encéphale*, 2015, Vol 41, n°1, pp. 123-129.

SELETTI B. et al., « Accueil des urgences psychiatriques au sein d'un centre hospitalier universitaire. Intérêt de l'intégration dans un réseau de soin sectorisé », *Annales Médico-psychologiques*, Vol 159, n°3, 2001, pp. 160-66.

SHADISH W.R., LURIGIO A.J., LEWIS D.A., "After deinstitualization: the present and future of mental health long-term policy", *J Soc Issues*, 1989, 45:1–15.

SICOT F. « Urgences pédo-psychiatriques : resituer les crises dans le contexte organisationnel », *EMPAN*, n° 75, sept., 2009, pp. 53-60.

SICOT F., TOUHAMI S., « Les professionnels français de la santé mentale et la culture de leurs patients étrangers ou d'origine étrangère », *Anthropologie et santé*, n° 10, 2015.

STAR S.L., GRIESEMER J., "Institutional ecology, Translations, and Boundary objects: amateurs and professionals on Berkeley's museum of vertebrate zoology". *Social Studies of Science*. 1989, Vol. 19, n° 3, pp. 387-420.

STINGRE D., « Le service public hospitalier », Paris, PUF, 2010

STRAUSS A., *« La trame de la négociation. Sociologie qualitative et interactionnisme »*, Paris, L'Harmattan, 1992.

TABUTEAU D., « Editorial », *Les tribunes de la santé* 2010/3 (n°28), p.3.

TABUTEAU D., « Santé et assurance maladie : l'inquiétante dilution des services publics », *Droit social* n°12, p.1277-1282, 2011.

TABUTEAU D., « Loi « Hôpital, patients, santé et territoires » (HPST) : des interrogations pour demain ! », *Santé Publique* 1/2010 (Vol. 22), pp.78-90.

TOUSIGNANT M., « Soutien social et santé mentale : une revue de littérature », *Sciences sociales et santé*, Vol VI, n°1, 1988, pp.77-106.

VASSY C., « L'organisation des services d'urgence, entre le social et le sanitaire », *Mouvements*, n°32, 2004.

VASSY C., « Vraies et fausses urgences : comment trier les usagers ? », in Cresson G., Schweyer F-X., *Les usagers du système de soins*, Rennes, ENSP, 2000, p. 193-212.

VEGA A., « Les infirmières hospitalières françaises : l'ambiguïté et la prégnance des représentations professionnelles », *Sciences Sociales et Santé*, Vol. 15, n° 3, 1997, pp. 103-132.

VIET V., « Les cliniques privées. Deux siècles de succès, d'Olivier Faure avec la collaboration de Dominique Dessertine, *Revue française des affaires sociales*, 2013/1 (n° 1-2), pp. 207-212.

WEAVER, T., *et al.*, « Comorbidity of substance misuse and mental illness in community mental health and substance misuse services", *The British Journal of Psychiatry,* 2003. Vol. 183, n° 4, pp. 304-313.

WINTER E., « Consultation ambulatoire en cabinet libéral et en CMP : deux cliniques ou deux patientèles ? », L'Information Psychiatrique, Volume 93, numéro 9, Novembre 2017.

NEUROLOGIE, PSYCHIATRIE
AUX ÉDITIONS L'HARMATTAN

Dernières parutions

RENCONTRES AU RISQUE DU TRANSFERT
Psychiatrie et accompagnement social
Lisa Bouvier
Ce livre parle de rencontres, de moments de vie, de liens transférentiels qui se nouent et se dénouent dans le quotidien d"un foyer de postcure psychiatrique. Modibo, un migrant africain, est l'un des personnages à travers lesquels sont mises en évidences des représentations culturelles dans des relations interpersonnelles. Un accent particulier est mis sur la nécessaire décentration des uns, la prise en compte des cadres de référence des autres et sur les stratégies de négociation qui en découlent. Alternant analyse et accompagnement psychiatrique, ce livre montre l'importance de se délester de tout culturalisme et de tous les préjugés qui y sont attachés dans le but d'un possible accompagnement de qualité.
(Coll. Terrain, récits et fictions, 106 p., 13 euros)
ISBN : 978-2-343-17174-6, EAN EBOOK : 9782140122408

TEST DE BENDER ET STYLO NUMÉRIQUE
Sous la direction de Philippe Wallon
Le test de Bender, peu pratiqué en France, est le dessin le plus diffusé dans le monde après le « bonhomme ». Il est adapté au tout jeune enfant, dès la maternelle. Il renseigne sur l'organisation perceptuelle, l'aptitude à dessiner des formes géométriques (9 figures) et l'anticipation. Neutre émotionnellement, il peut être utilisé dès la première rencontre avec un enfant, même fragile. Notre recherche (Paris, 2014) con rme la cotation classique (Koppitz), comme évaluation du niveau.
(288 p., 39 euros)
ISBN : 978-2-343-15870-9, EAN EBOOK : 9782140108495

PUISQUE JE PASSAIS PAR LÀ...
De la psychiatrie de secteur à la réhabilitation polaire
Patrick Alary
Quarante-deux ans « en psychiatrie ». Un produit du hasard devenu une nécessité. Une vie professionnelle au service d'une souffrance que beaucoup ne veulent pas (plus ?) voir. Des rencontres, des confrontations, des combats, des projets, des compagnonnages, une histoire d'engagements, individuel et collectifs au service de l'autre, souffrant... La volonté de s'impliquer. La défense d'une clinique positive, médicale mais spécifique et qui n'ignore rien des différentes dimensions de la psyché humaine, bio-psycho-sociale.
(Coll. Psycho-Logiques, 396 p., 39 euros)
ISBN : 978-2-343-16301-7, EAN EBOOK : 9782140107962

VOYAGE À TRAVERS LA PSYCHIATRIE STÉPHANOISE 1975-2015

De l'envie de changer le monde à l'imagerie cérébrale

Gilles Damas Froissart

Voici un panorama des idées, des techniques, et des conceptions des soins. Il met en perspective le passage du modèle asilaire à la prise en charge de la personne ; et examine l'évolution de la pédopsychiatrie publique et associative dans ses réussites et les déchirements. L'auteur interroge également l'avenir de la discipline et ses enjeux : comment réguler l'augmentation des demandeurs aux urgences psychiatriques ? Quelle place accorder à la psychiatrie médicolégale ? Comment soigner les nouvelles pathologies addictives et avec quels moyens financiers ? Quelle place accorder à la psychanalyse dans la formation des psychiatres ?

(Coll. Ethique et pratique médicale, 212 p., 21,5 euros)

ISBN : 978-2-343-14797-0, EAN EBOOK : 9782140092244

ESSAI D'ETHNOPSYCHIATRIE

Entre tradition des peuples et psychologie clinique

Kossi Fanagno

Avec la mondialisation qui entraîne un brassage des populations à l'échelle de la planète, la question du choc culturel devient un sujet de plus en plus prégnant dans nos sociétés. Le déracinement de l'individu expulsé de sa propre aire culturelle peut produire des dysfonctionnements demandant un suivi médical spécifique. Prendre en charge le patient dans le respect de ses origines est la mission de l'ethnopsychiatrie.

(Coll. Études africaines, 240 p., 24,5 euros)

ISBN : 978-2-343-13831-2, EAN EBOOK : 9782140059025

EMPLOYMENT, TRAINING AND RESEARCH IN PSYCHIATRY AND MENTAL HEALTH

an Innovative Tutoring Project in Europe

Sous la direction de Laurence Fond-Harmant et Jocelyn Deloyer, Préface du Professeur Saverio Stranges et du Docteur Marc Graas

During the last decades major changes were observed in psychiatry practice especially with regards to rehabilitation and reintegration. The TuTo program was initiated to respond to the needs of the psychiatry and mental health fields while enabling an exchange and interaction between professionals and researchers from ten European countries. This publication illustrates the current challenges the young professionals are facing throughout their lives. This book was first published in French as "Emploi, formation et tutorat en santé mentale. Des innovations nécessaires en Europe" in 2017.

(Coll. Logiques sociales, 244 p., 24,5 euros)

ISBN : 978-2-343-13127-6, EAN EBOOK : 9782140047558

CLINIQUE ET POLITIQUE DE LA DOULEUR

Préface de Marcel Czermak

Nafissa Boukerche-Delmotte

De quoi la douleur est-elle faite ? Est-elle un signal ? Une émotion ou une sensation ? Est-elle un symptôme à déchiffrer ou est-elle une écriture, un hiéroglyphe ? Ce sont autant de questions qui seront explorées à partir d'un détour par l'histoire de la douleur en médecine et éclairées par les apports freudiens et lacaniens. Psychologue clinicienne de formation psychanalytique, ercerçant depuis 20 ans dans un Centre d'évaluation et de Traitement de la Douleur (C.E.T.D), l'auteure constate que la douleur chronique met en difficulté tous les professionnels qui ont la charge et que l'offre considérable de thérapeutiques proposés est incapable de résoudre. Cet ouvrage rend compte, d'une part, de cet embarras que la douleur chronique suscite et ce à partir de la pratique de l'auteure dans un service de médecine. Cette réflexion prend corps à partir de ce que les patients lui enseignent, à savoir que le corps du patient douloureux se met à se manifester d'une façon tout à fait impossible à déchiffrer, d'où l'analogie avec la psychosomatique, telle que l'ont conceptualisée François Perrier et Jacques Lacan. D'autre part, cet essai explore plusieurs champs, médical, psychanalytique et politique, afin de proposer une approche plus complexe des phénomènes douloureux. En avançant sur ce fil, l'ouvrage met en relief toute l'étendue de la question.

(Coll. Études Psychanalytiques, 174 p., 18,5 euros)

ISBN : 978-2-343-17247-7, EAN EBOOK : 9782140120862

ARGENT ET MÉDECINE

Jacques Mornat

Les dépenses liées à la santé sont un des pôles majeurs du budget médico-social de la France. Chaque ménage consacre à la médecine un budget non négligeable. L'ouvrage fait le point sur le système de financement français des soins médicaux, s'intéresse plus en détail à la formation et à la rémunération des médecins et des professionnels de santé. Il révèle la difficulté que ces derniers rencontrent. Alors que les débats sur le système de santé en France se multiplient, Argent et médecine permet d'y voir un peu plus clair.

(198 p., 20,5 euros)

ISBN : 978-2-343-17100-5, EAN EBOOK : 9782140121432

ANDRÉ VÉSALE ET AMBROISE PARÉ

Destins croisés d'un anatomiste et d'un chirurgien de la Renaissance

Philippe Scherpereel

Plus que des vies parallèles comme les eût écrites Plutarque, on peut parler de destins croisés car Ambroise Paré et André Vésale verront leurs chemins se croiser à plusieurs reprises. Ils feront une partie de leur formation à Paris, en ayant les mêmes maîtres et les mêmes condisciples. Ils soigneront les blessés dans les armées des deux camps opposés et serviront les plus grands rois et empereurs de leur époque. L'anatomie fécondera la chirurgie, et de leurs interactions intellectuelles et pratiques naîtra la science médicale moderne.

(Coll. Médecine à travers les siècles, 174 p., 18 euros)

ISBN : 978-2-343-17539-3, EAN EBOOK : 9782140121494

ART DENTAIRE EN PRÉHISTOIRE

Mathilde Longueville

Des cavités dentaires vieilles de 14 000 ans, d'autres âgées de 6 500 ans où les archéologues ont retrouvé des traces de cire d'abeille en guise de plombages ou encore le plus vieil implant dentaire dont les origines remontent à 7 000 ans. Des découvertes faites par les chercheurs sur des sites disséminés, qui démontrent que les problèmes dentaires existent depuis des millénaires et que l'Homme a tenté de les traiter. Mathilde Longueville nous révèle un pan de vie insoupçonné de l'Homme préhistorique: une alimentation générant des pathologies bucco-dentaires ayant créé le besoin chez notre ancêtre de les soigner. Xavier Riaud

(Coll. Médecine à travers les siècles, 120 p., 17 euros)

ISBN : 978-2-343-13351-5, EAN EBOOK : 9782140120626

JE SUIS UN CORPS QUI PENSE

Pour une thérapie corps-esprit

Marc Tocquet

Ce n'est pas une surprise : l'être humain est une unité psycho-corporelle. Dans ce livre, Marc Tocquet décrit cette méthode thérapeutique, ses concepts spécifiques, sa pratique originale et l'illustre de nombreuses descriptions cliniques. Nous voyons notamment comment le travail thérapeutique au coeur des situations, la façon d'appréhender ce que la personne a vécu dans ces moments, mais aussi ce qu'elle n'y a pas vécu, ouvre vers une transformation thérapeutique durable.

(Coll. Psychanalyse, médecine et société, 248 p., 25 euros)

ISBN : 978-2917714-25-6, EAN EBOOK : 9782140120374

RECONSTITUTIONS FACIALES CHEZ LES MOMIES ÉGYPTIENNES

Préface du Docteur Xavier Riaud

Morgane Morice

L'Egypte... Une terre aride traversée par le fleuve le plus long du monde. Désert et oasis, cités pleines de vie et cités de pierre, vestiges d'un passé et d'une civilisation ancienne dont les richesses archéologiques et les mystères ne cessent d'émerveiller encore de nos jours les chercheurs de toutes nationalités. Ceux-ci ont contribué à l'émergence d'une science, l'égyptologie, qui s'attarde notamment sur la découverte et la connaissance des rois d'Egypte. Les rencontrer, les comprendre, découvrir leurs rites, leurs moeurs, leurs us et coutumes, c'est appréhender d'une certaine façon un peu de l'Egypte antique.

(Coll. Médecine à travers les siècles, 96 p., 12 euros)

ISBN : 978-2-343-17287-3, EAN EBOOK : 9782140118524

US ET COUTUMES DE LA SALLE DE GARDE

Gerard Terrier

La salle de garde est un lieu "mythique". Malheureusement, avec l'évolution de la société, et le monde médical ne fait pas exception à la règle, les traditions se perdent. Ce petit ouvrage vous fait pénétrer au sein de coutumes et de rites qui remontent à la nuit des temps. Ces derniers sont souvent l'objet d'inexactes interprétations, voire de fantasmes. Cette description, vue "de l'intérieur", permet de faire connaissance avec un milieu où les traditions, les us et coutumes et les symboles, bien qu'ancrés depuis des siècles, sont en train de s'étioler voire de tomber en désuétude.

(Coll. Médecine à travers les siècles, 82 p., 11,5 euros)

ISBN : 978-2-343-17138-8, EAN EBOOK : 9782140118371

Structures éditoriales du groupe L'Harmattan

L'Harmattan Italie
Via degli Artisti, 15
10124 Torino
harmattan.italia@gmail.com

L'Harmattan Hongrie
Kossuth l. u. 14-16.
1053 Budapest
harmattan@harmattan.hu

L'Harmattan Sénégal
10 VDN en face Mermoz
BP 45034 Dakar-Fann
senharmattan@gmail.com

L'Harmattan Cameroun
TSINGA/FECAFOOT
BP 11486 Yaoundé
inkoukam@gmail.com

L'Harmattan Burkina Faso
Achille Somé – tengnule@hotmail.fr

L'Harmattan Guinée
Almamya, rue KA 028 OKB Agency
BP 3470 Conakry
harmattanguinee@yahoo.fr

L'Harmattan RDC
185, avenue Nyangwe
Commune de Lingwala – Kinshasa
matangilamusadila@yahoo.fr

L'Harmattan Congo
67, boulevard Denis-Sassou-N'Guesso
BP 2874 Brazzaville
harmattan.congo@yahoo.fr

L'Harmattan Mali
Sirakoro-Meguetana V31
Bamako
syllaka@yahoo.fr

L'Harmattan Togo
Djidjole – Lomé
Maison Amela
face EPP BATOME
ddamela@aol.com

L'Harmattan Côte d'Ivoire
Résidence Karl – Cité des Arts
Abidjan-Cocody
03 BP 1588 Abidjan
espace_harmattan.ci@hotmail.fr

L'Harmattan Algérie
22, rue Moulay-Mohamed
31000 Oran
info2@harmattan-algerie.com

L'Harmattan Maroc
5, rue Ferrane-Kouicha, Talaâ-Elkbira
Chrableyine, Fès-Médine
30000 Fès
harmattan.maroc@gmail.com

Nos librairies en France

Librairie internationale
16, rue des Écoles – 75005 Paris
librairie.internationale@harmattan.fr
01 40 46 79 11
www.librairieharmattan.com

Lib. sciences humaines & histoire
21, rue des Écoles – 75005 Paris
librairie.sh@harmattan.fr
01 46 34 13 71
www.librairieharmattansh.com

Librairie l'Espace Harmattan
21 bis, rue des Écoles – 75005 Paris
librairie.espace@harmattan.fr
01 43 29 49 42

Lib. Méditerranée & Moyen-Orient
7, rue des Carmes – 75005 Paris
librairie.mediterranee@harmattan.fr
01 43 29 71 15

Librairie Le Lucernaire
53, rue Notre-Dame-des-Champs – 75006 Paris
librairie@lucernaire.fr
01 42 22 67 13

www.ingramcontent.com/pod-product-compliance
Lightning Source LLC
LaVergne TN
LVHW011451061026
849535LV00004BA/1040
* 9 7 8 2 3 4 3 1 8 1 7 7 6 *